现代常见病

XIANDAI CHANGJIANBING ZHONGYI BIANZHENG

中医辨证

主编 高 燕 崔清慧 闫恒山 焦丕业

U0393382

上海交通大学出版社
SHANGHAI JIAO TONG UNIVERSITY PRESS

内容提要

　　本书分为基础与临床两部分，基础部分包括辨证的基本要求、辨证的一般原则、辨证论治的步骤和中医常用辨证纲要，引人入胜，使读者对中医辨证论治有一个清晰的认知。临床部分以中医五脏系统为脉络，详细介绍了心脑系病证、肺系病证、脾胃系病证、肝胆系病证、肾系病证的中医辨证及治疗相关内容。本书适合中医各科的临床医师及从事中医教学、科研的工作者阅读。

图书在版编目（CIP）数据

　　现代常见病中医辨证 / 高燕等主编. --上海：上海交通大学出版社，2021.12
　　ISBN 978-7-313-26256-1

　　Ⅰ．①现…　Ⅱ．①高…　Ⅲ．①常见病—辨证论治　Ⅳ．①R241

　　中国版本图书馆CIP数据核字（2021）第277440号

现代常见病中医辨证
XIANDAI CHANGJIANBING ZHONGYI BIANZHENG

主　　编：高　燕　崔清慧　闫恒山　焦丕业
出版发行：上海交通大学出版社　　　　　　　地　　址：上海市番禺路951号
邮政编码：200030　　　　　　　　　　　　　电　　话：021-64071208
印　　制：广东虎彩云印刷有限公司
开　　本：710mm×1000mm　1/16　　　　　　经　　销：全国新华书店
字　　数：231千字　　　　　　　　　　　　　印　　张：13.25
版　　次：2023年1月第1版　　　　　　　　　插　　页：2
书　　号：ISBN 978-7-313-26256-1　　　　　印　　次：2023年1月第1次印刷
定　　价：198.00元

主　编

高　燕（山东省泰安市中医二院）

崔清慧（山东省聊城市人民医院）

闫恒山（山东省莘县中医医院）

焦丕业（山东省诸城市皇华中心卫生院）

副主编

阳素英（湖北省咸丰县人民医院）

刘　伟（山东省济宁市中西医结合医院）

席慧平（甘肃省白银市第三人民医院）

林明润（山东省青州市妇幼保健院）

前　言

　　中医学是中国古代科学中唯一全面系统流传至今的科学,以整体观念和辨证论治为特点。中医认识和治疗疾病包括辨证和论治两个过程,辨证是论治的基础,只有取得明确的辨证结论,才能确定相应的治疗方法。

　　证是对机体在疾病发展过程中的某一阶段病理的概括,囊括了病变的部位、性质、原因,揭示了病理变化本质,比症状更全面、更深刻、更正确地阐释了机体的疾病状态。因此,在中医临床工作中,必须既辨病又辨证。中医认为同一疾病,在不同的发展阶段,可以出现不同的证型;而不同的疾病,在其发展过程中,有可能出现同样的证型。因此,治疗疾病时,分别采取同病异治,或异病同治的原则和方法。"同病异治"即对同一疾病在不同阶段出现的不同证型,采用不同的治法。"异病同治"是指不同的疾病,在发展过程中而出现性质相同的证型,而采用同样的方法治疗。这种针对疾病发展过程中所出现证候的性质,而采用相应治疗方法的辨证论治是中医诊治疾病的特色。这种诊治特色符合当代医学目的和维护健康服务的发展趋势,并且顺应了当今医学模式的改变,显示其独特而旺盛的生命力。在继承发扬中医学优势特色的基础上,充分借鉴现代科学技术推动中医学的创新发展,以满足时代发展和民众医疗保健的需求,是时代赋予我们的历史责任。因此,我们组织多名中医专家,精心编写了这本《现代常见病中医辨证》。

　　本书首先论述了中医辨证的基础内容,包括辨证的基本要求、辨证的一般原则、辨证论治的步骤和中医常用辨证纲要,使读者对中医辨证论治有一个清晰的认知。然后以中医五脏为脉络详细介绍了心脑系、肺系、脾胃系、肝胆系、肾系临床常见病证的中医辨证及治疗相关内容,包括疾病概念、病因病机、诊断与鉴别诊断、辨证论治等方面。本书在继承历代医家的学术思想和临床经验的同时,又汲取了现代中医在理论与实践方面的新成就、新进展、新技术,可供中医各科的临床医师及从事中医教学、科研的工作者阅读,也可作为中医院校学生初进临床的参考书。

由于编者编写经验不足,加之时间有限,书中难免存在疏漏之处,望读者批评指正!

《现代常见病中医辨证》编委会

2021 年 10 月

目 录

第一章

中医辨证概述

第一节　辨证的基本要求

一、全面分析病情

完整收集真实的"四诊"材料,参考现代物理和实验室检查,是全面分析病情,取得正确辨证结果的客观依据。片面的或不真实的"四诊"材料,往往是误诊、误治的原因。内科病证是复杂多变的,有时其临床显现的脉症,也不免有假象,有的假在脉象上,有的假在症状上,有的假在舌象上,故临诊时应仔细鉴别和辨识。如果四诊不全,便得不到全面、确切的资料,辨证分析就难准确,容易发生误诊。

中医学的整体观,是全面分析病情,指导内科临床辨证的重要思想方法。整体观在内科临床上的具体应用,可从人体本身与自然环境对人体疾病的影响两方面来说明。因为人体的形体、官窍和经络都与脏腑息息相关,内外相通,彼此联系,人体一旦发生疾病,不论局部和全身,都会出现病理反应。即局部的病可以影响全身,全身的病可以反映于某一局部;内部的病可以表现于外,外部的病也可传变入里;情志变化可以影响内脏功能,内脏的病变也可以引起情志活动的异常。所以临证时既要诊察局部,也要审察全身;既要诊察"神",也要审察"形",两者不可偏废。

证候的表现常受体质的影响,这也是运用整体观指导辨证时应重视的内容。因为每个患者的禀赋有虚实强弱之别、体质有阴阳寒热之分,因此虽患同一疾病,其临床表现则不尽相同,治疗用药亦当有所差别。如患者的年龄、性别、职业、工作条件等,与某些疾病的发生也有一定关系,辨证时均应注意。

自然界对人体疾病的影响，包括四时气候与地理环境，也是属于中医整体观的内容，在全面分析病情，进行临床辨证时，对这些条件必须给予重视。例如，春夏两季，气候偏温，阳气升发，人体腠理因而疏松开泄，对风寒表证，则不宜过用辛温发散之品，以免开泄太过，耗气伤阴；秋冬之季，气候偏冷，阴旺阳衰，人体腠理致密，阳气潜藏于内，若病非大热，就应慎用苦寒之品，以免伤阳。再如，对同样风寒表证之治疗，在北方严寒地区，辛温药量则可加重，而在南方温热地区，辛温药量就宜减轻，或改用轻淡宣泄之品。以上说明气候和地理环境与疾病的表现和治疗都有一定的关系。

此外，由于中医学和西医学的理论体系不同，在临床上经常可以遇到一些经西医学检查诊断，并无阳性结果的疾病，这些疾病有的较为难治，而中医对此辨证论治，则常可收到良好疗效。也可看到一些经中医辨证论治认为治愈的病例，用西医学的化验检查时，则认为并未真正治愈的病例。对待这类病例，则应尊重客观，既要参考化验检查的结果，更应重视中医辨证的依据，扬长补短，尽可能地全面分析病情，使辨证更趋准确，治疗效果更好。

综上所述，整体观在内科临床辨证上的应用，实际上就是因人、因地、因时制宜。因人制宜，是指在辨证时，不宜孤立地只看到病证，还必须重视患者的整体和不同患者的特点。因时、因地制宜，是指诊治疾病时，不仅要重视人的特点，还要看到自然环境对人体疾病的影响。此外，对化验检查结果，也应参考。只有从整体观念出发，全面考察问题、分析问题，善于因人、因时、因地制宜，才能取得比较符合实际的辨证。

二、掌握病证的特点和变化

内科病证，都有各自的临床特点和变化规律，以便有别于他科病证。因此，在辨证时掌握不同类别病证的特点和变化，也是非常重要的环节。

中医内科病证，大体可分为外感疾病（包括伤寒和温病）和内伤杂病两大类，两者各有不同的病因病机、临床证候及发展演变的特点。外感疾病主要根据六经、卫气营血和三焦来进行辨证论治；内伤杂病主要以脏腑、病因病机来指导辨证论治。这样就将伤寒温病、内伤杂病的病因、发病、病机变化和临床特点进行详细而明确的区分。

（一）六经病证的特点和变化

六经病证，是指《伤寒论》中六经所属脏腑病机变化表现于临床的各种证候。它包括太阳、阳明、少阳、太阴、少阴、厥阴等，反映了伤寒 6 种不同的病位、病性、病机和病势归类及证候特点,并作为辨证的依据。凡寒邪在表,或者表邪入里化热,且属正盛邪实的太阳、阳明、少阳,均为阳证,治疗当以祛邪为主;凡病位入里,且属正虚抗病力减弱的太阴、少阴和厥阴均为阴证,治疗当以扶正为主。

伤寒的病因,以人体感受寒邪为主,以皮毛肌腠为入侵途径,循经脉由表入里,传至脏腑。其病机变化为六经及其所系脏腑受寒邪侵袭,由表入里,由阳转阴,故其临床特点,病初必见伤寒表证,寒邪入里化热,则转为里实热证。在伤寒日久不愈,正虚阳衰的情况下,则多传肝、脾、肾三脏,出现腹满自利、但欲寐、厥逆等一系列损阳伤正的病机反应。

由于六经各系一定的脏腑,故各经病证常会累及其所系的脏腑,反映出脏腑的证候。如太阳经受病之初,多表现为太阳经证。当表邪不解,影响到太阳腑的时候,就会出现蓄水证或蓄血证。当寒邪入里,又可因人体正气的强弱而有不同的变化。正气衰弱则病由实转虚,可出现累及心肾的少阴病;正气盛则病转实,而出现病在胃肠的阳明病。因此,六经病证实际上就是六经所系脏腑在病理条件下反映于临床的证候。

六经病证既然是脏腑经络病机变化的临床反映,因此一经的病证,常会涉及另一经,从而出现传变、合病和并病。一般认为,"传"是指病情随着一定的趋势发展;"变"是指病情在某些特殊条件下起着性质的转变。疾病的传变与否,常取决于两个主要因素:一为邪正消长的力量比较,一为治疗处理的得当与否。如自表而里,由阳而阴,这是一般邪胜正衰的传变规律;若在正胜邪退的情况下,则病势能由里达表,由阴出阳。

合病和并病,都是不能单独用一经的病证来归纳的复杂证候。凡2经或3经的证候同时在一个患者身上出现者,称为"合病"。《伤寒论》中有太阳阳明合病、太阳少阳合病、阳明少阳合病和三阳合病4种。凡一经的病证未罢,又出现另一经的证候者,称为"并病"。《伤寒论》中有太阳阳明并病和太阳少阳并病两种。

此外,还有因误治之后、正气太虚、病情恶化危重者,称为"坏病"。《伤寒论》中特别提出了"观其脉证,知犯何逆,随证治之"的论述,作为诊治"坏病"的原则。

(二)卫气营血病证的特点及其变化

卫气营血,是人体感受四时不同温热病邪所引起的多种急性温热病过程中4种阶段的总称。温病临床分类繁多,有以季节气候定名,有以四时主气定名,也有以发病或流行特点而定名。尽管临床分类众多,但就其病变性质而论,一般可归纳为温热和湿热两大类。温邪入侵人体的途径,系由口鼻而入,循卫气营血而分属于上、中、下三焦所属脏腑。其病机变化,主要由于温邪入侵卫、气、营、血后,最易化火灼伤津液,耗血动血,故其临床特点是化热最速,极易产生一系列火炽伤阴等病机反映,它包括卫分、气分、营分、血分4个不同阶段的证候。卫分是温病的初期阶段,病位主要在肺卫;气分为温病的中期,乃温邪由表入里,病情渐重,病位在肺、胃、脾、胆、肠,高热为其主症;营分乃温邪更为深入,致津液耗伤,病位主要是心与心包,为温病的较重阶段,身热夜甚,时有谵昏为其主症;温邪进入血分,其主症为高热出血,神志受扰,病位在心、肝、肾,属温病晚期的严重阶段。

卫、气、营、血证候的传变过程,一般多从卫分开始,按由卫—气—营—血的演变发展,称为"顺传"。它反映出病邪由表入里、由浅而深,病情由轻而重、由实而虚的传变过程。临床观察表明,这与西医学关于急性传染病的由前驱期—症状明显期—极期—衰竭期的演变程序是基本一致的。

由于患者体质强弱及其反应状态的不同,致病温邪类别有异,常可出现"逆传"的证候。所谓"逆传",是指邪入卫分后,不经过气分阶段,而直接深入营分和血分。实践证明,"逆传"是一种特殊临床类型,它和"顺传"过程中出现的营分、血分证候,在内脏病变的本质上无明显差异,临床脉证也基本相同,其主要区别在于传变过程的渐进性与暴发性的不同。

卫气营血证候的传变无固定形式,有初起不见卫分病证而径见气分或营分病证者;有卫分证未罢,又兼见气分证而致"卫气同病"者;也有气分证尚存,同时出现营分证或血分证者,称"气营两燔";更有严重者,邪热充斥表里,遍及内外,出现卫气营血同时累及的局面。不过卫气营血的证候传变,病在卫气,病情较浅较轻;病入营血,病情较深较重。不过其浅、深、轻、重的程度是相对的,所以临证时则应详细观察,避免贻误诊治。

(三)脏腑病证的特点及其变化

脏腑、经络、气血是中医学独特的生理系统,是构成人体的一个有密切联系的整体。病理情况下表现的脏腑病证,是致病因素导致的脏腑病机变化,反映于临床的不同证候。以脏腑辨证,始见于《黄帝内经》"风论""痹论""痿论"和"咳论"诸篇,以后《金匮要略》《备急千金要方》《中藏经》渐有发展,至钱乙《小儿药证直诀》的"五脏辨证"、张元素的《脏腑标本虚实寒热用药式校释》问世后,相继有以脾胃立论的、以命门立说的、以专温肾和养阴等各学派的兴起,逐渐形成了用脏腑、寒热、虚实来分析疾病发生和演变的学术主张,充实和奠定了脏腑病证的理论基础,其辨证论治的规律性也逐步被认识和总结出来。中华人民共和国成立以来,通过广泛的临床、教学和科研实践,对脏腑病证的理论和证治研究,又有了一定的进展。从20世纪60年代始,全国中医药院校各版教材已将脏腑病证列为内科学的总论,被公认为指导中医内科临床的基本理论之一。

脏腑病证的范围较广,所以临床表现的证候极为复杂。就其病因而言,虽然多属内伤杂病的范畴,有时亦兼外感,或由外感演变而成。以内伤而论,既有七情、劳伤、起居饮食等不同,又有彼此的夹杂参合,故病机变化也较复杂。不过以脏腑病证分类,就能执简驭繁,纲举目张,从而认识疾病的本质。

从病因与脏腑病证的病机关系分析,由七情、劳伤致病的,必耗气伤阴,多先伤心、肝、肾三脏,在临床上多表现为抑郁不快、心烦不安、失眠梦遗、倦怠乏力、饮食减少、心悸气短等为特征的证候;由饮食失节致病的,或为食滞,或属湿热,或属虚寒,多先损伤脾胃,出现胃纳呆滞、脘腹痞满,或大便溏泄等为特征的证候;若起居无常,寒暖失调,则外邪易乘之而入,肺卫首当其冲,或感于肺,或为皮毛所受,即出现鼻塞咳嗽、恶风发热等为特征的表证。

由于脏腑之间有互为表里和五行生克的生理关系,所以在疾病演变过程中,反映出来的病机变化和证候,多具有一定规律和范围。如心之生理功能是主血脉和神志,小肠与心互为表里,因此在病理条件下,反映在临床上的证候,就离不开血脉运行障碍、情志思维活动异常和心移热于小肠的证候,其病证范围则以心悸、心痛、健忘、失眠、癫狂、昏迷、吐血、衄血、舌疮、梦遗、尿血等为常见;肝之生理功能是主疏泄和藏血,司全身筋骨关节之屈伸,胆与肝互为表里,在病理条件下,主要表现为情志异常、惊恐、血失所藏的证候,其病证范围则以卒中、眩晕、头痛、痉、痛、昏厥、积聚、吐血、衄血、惊恐、不寐、耳鸣、耳聋、疝气、麻木、颤证等为常见;脾胃的生理功能主要为主受纳和运化水谷,其病理表现则为水谷消化吸收的失调,其病证范围主要表现为泄泻、黄疸、胃脘痛、呕吐、呃逆、水肿、鼓胀、痰饮、吐血、便血等;肺的生理功能为主气司呼吸,肺与大肠互为表里,故病理表现主要为气机出入升降的失常,其病证范围以感冒、咳嗽、哮喘、肺痈、肺痨、肺痿、肺胀、咳血、失音、胸痛等为常见;肾的主要生理功能为主藏精,为生殖发育之源,主水液以维持体内津液之平衡,与膀胱互为表里,在病理情况下,则反映为精气津液失调,其病证范围以消渴、痿、水肿、喘、尿血、淋浊、癃闭、小便失禁、遗精、阳痿、腰痛、耳鸣、耳聋等为常见。

由于脏腑的生理功能是与经络密切联系的,因此不少经络病证的证候,常常通过脏腑的病机变化反映出来,如肝经的主要见证为巅顶头痛、两胁痛、目赤、面青等,以五脏病机分析,则可概括为肝气化火和肝阳上亢的实证;如以经络病机分析,因肝之经脉布胁肋,连目系,下颊环喉,会于巅,故上述诸症之出现,均与经络循行部位有密切关系。因此,各种内科杂病,既是脏腑的不同证候,也包括经络病机变化反映在临床上的不同证候。

由于气血既是脏腑功能的反映,又是脏腑活动的产物,因此,人体病机变化无不涉及气血。因气血来源于脾胃,出入升降治节于肺,升发疏泄于肝,帅血贯脉而周行于心,统摄于脾,故脏腑一旦受病,就直接或间接地反映出气血的病机变化,出现不同气血的病证。

痰湿既是脏腑病机变化的产物,也是脏腑病证的临床表现,又是直接或间接的致病因素。痰为湿之变,湿则分为外湿和内湿。外湿系六淫之邪,多由体表肌肤侵入,浅则伤及皮肉筋脉,流注关节,深则可入脏腑,脾阳素虚者易从寒化,胃热之体易从热化;过用寒凉易于寒化,妄加温燥易于热化。内湿多因饮食不节,恣食酒醴、肥甘、损伤脾胃,运化失调,水失敷布,内聚为患,或为泄泻,或为肿满,或为饮邪,或为痰阻。此即《素问·至真要大论篇》所说"诸湿肿满,皆属于脾"的病机。

由此可见,脏腑的病证多与气血、痰湿的运行和代谢障碍密切相关,气血、痰湿的病理表现,又是脏腑病证的直接体现。

三、明析辨证与辨病的关系

病和证,都是人体阴阳平衡失调,出现了病机变化的临床反映。它不仅是概括一组症状的综合证候群,而且是反映内外致病因素作用于机体后,表现的不同特征、性质和病理机转。因此,病和证都是对人体在病理情况下,概括其病因、病位、病机、病性、病势,以及邪正消长,阴阳变化的临床综合诊断。

中医学的辨证论治,既讲辨证,也讲辨病。汉代张仲景的《伤寒论》是一部论述辨证论治的典籍。《金匮要略》则是论述辨病的专著,其中的卒中、疟疾、肺痈、消渴、肠痈等篇,开辨病论治之先河。

辨证与辨病是密切相关的。一方面,疾病的本质和属性,往往是通过"证"的形式表现于临床的,所以"证"是认识疾病的基础,辨"证"即能识"病";另一方面,"病"又是"证"的综合和全过程的临床反映,只有在辨"病"的基础上,才能对辨脉、辨证和论治等一系列问题,进行较全面的讨论和阐述。具体地说,"辨证"多属反映疾病全过程中某一阶段性的临床诊断;"辨病"则较多反映疾病全过程的综合诊断。不过"病"和"证"的区别,还不能简单地全部用疾病的"全程"和"阶段"来解释。因为古代不少的病,如黄疸、咳嗽、水肿等,现在看来乃属一种症状。

同样，一些古代的证，如痉、脱等，今日已逐渐发展成为单独的疾病。

"病"和"证"的关系，还表现在同一疾病可以出现不同的"证"，不同的疾病也可以出现相同的"证"。前者称"同病异证"，后者称"异病同证"。这里的"证"，不是指病程阶段不同而出现不同的"证"，主要是与致病病因和人的体质差异的结果。如感冒一病，有因风寒袭表和风热上犯的差异，而有风寒表证和风热表证的不同，同属风寒袭表，由于体质差异，又有表实证与表虚证之别。又如在痢疾、泄泻、淋证等不同病的某一阶段，均可出现"下焦湿热"的相同证候。在治疗处理上，前者"病"虽同而"证"不同，则治疗不同；后者"病"虽异，而"证"相同，故治疗相同。此即所谓"同病异治"和"异病同治"。

虽然"病"和"证"的关系如此密切，但在具体临床上还必须熟练掌握好辨证，才能更好地达到辨病的目的。古人为此创造了丰富多彩的辨证方法，如八纲辨证、六经辨证、卫气营血辨证，以及脏腑辨证、气血津液辨证、病因辨证等。它们都是从不同的角度和不同的高度，反映疾病共性的规律性认识，是从具体的疾病中概括和总结出来的，又反过来指导对疾病的辨证。

四、周密观察，验证诊断

收集四诊材料，全面分析病情，根据疾病的特点和变化，进行辨证和辨病，从而立法、选方、遣药，但辨证论治正确与否尚需用治疗效果来验证。若其辨证论治收到预期疗效，则表示辨证论治正确无误。临床上，由于受到认识水平和技术水平的限制，部分地或全部地修改原有的辨证结果和论治方法，也是常见的。因为一些疑难的或临床表现不典型的病例，往往需要经过深入和系统的动态观察，才能得到正确的辨证。如呕吐一证，既可起于外感，又可发于内伤，起于外感又有因寒因热的不同，发于内伤则有气滞和湿浊之别。不论外感内伤，呕吐乃胃气上逆所导致，而胃气上逆又不仅限于胃腑本身的病，有时也可由肝气横逆而引起，或肾气衰败而导致。这些鉴别和辨证，都必须进行全面、动态的观察，才能辨识出来。若初察患者之吐，非由外感引起，乃发于情绪不舒之后，又见胁痛胀满、吞酸嗳气、脉弦，先辨为肝气犯胃的呕吐，遣以疏肝和胃之方药，药后仅胁痛胀满、吞酸嗳气之症稍缓，而呕吐未平，且出现小便不利、面足水肿，脉转细弦而缓，追问病史，以往曾有反复水肿、腰痛头昏之候。按此详察分析，其吐虽与肝气不疏有关，但致吐之由乃是肾气衰败、浊邪上干所致，可改用疏肝益肾、化浊和胃之法。系统地进行动态观察，随证施治，不断验证辨证，这样才有可能得到符合临床实际的正确辨证。

此外,必须强调指出,对急症和重危病例,如卒中昏迷或急性中毒的患者,在四诊材料一时无法全面收集之前,则当及时提出应急的"急则治其标"的辨证和诊断,迅速采取有效的治疗措施,及早进行必要的处理,切不可只顾于辨证和诊断细节问题的纠缠,置患者于侧而不进行必要的抢救,以致贻误时机。

第二节 辨证的一般原则

辨证的过程,就是诊察、辨析和处理疾病的过程。这一过程中,医师要熟练掌握中医学的系统理论和诊疗方法,包括掌握和运用辨证的一般原则,才能辨证确切,处理得当。这些原则,概括起来就是分主次,辨真假,审标本,别虚实。

一、分清证的主次,注重主证转化

对于内科一个具体的病证,在诊疗时,应从其临床表现的复杂证候群中,首先辨明其主证,抓住其主证,这是辨证中的关键所在。判断主证,不能单从症状出现的多少和明显与否来决定,而是要侧重于病因病机的分析比较,何种证能反映病机本质,对病情发展起关键作用,其即是主证。例如,某些黄疸患者,病情比较复杂,既有胁痛、抑郁等肝郁的见症,又有倦怠、纳呆、腹满、泄泻等脾虚症状,甚至还有其他见症。若按病机分析,抓住脾虚为其主证,治以调理脾胃为主,随证加减,往往可使各种症状好转。而另一些患者则表现为胁痛剧烈、眩晕、口苦、易怒、失眠,虽见其他一二兼证,但按病机分析,应以肝郁化火为主证,治以疏肝清热为主,就有可能收到预期效果。因此,辨明主证,抓住主证,即能抓住主要矛盾,就有助于确定主要和次要的治法方药。

同时必须注意,作为主证并不是始终不变的。在一定条件下,寒证可以转化为热证,热证可以转化为寒证;虚证可以转化为实证,实证可以转化为虚证。然而证的转化,是以一定因素作为条件的,包括体质、气候、饮食、情志、药物等各种因素。在密切观察证情变化中,医者尤应注意观察病证转化的条件,作为分析判断的参考。例如,一些肺痨患者,初期多表现为阴虚内热,或骨蒸潮热,烦躁失眠,干咳痰血等,经过一段较长时间养阴清热之后,一部分患者治愈或好转,一部分患者可转化为虚寒证,出现畏寒肢冷、气短自汗、便溏、阳痿等。这是由于病程过久,正气受损,阳气衰微,或因用药失当,过用寒凉,削伐元阳之气。这些因素都是导致主证转化的条件,必须充分注意观察,若主证一旦转化,就应及时采取相应的治疗措施。

在观察分析证的转化过程中,必须分清主次。有的是主证发生了根本的转化,有的则是非主证发生了转化,变成了主要矛盾。如溃疡病,症见胃脘隐痛、胀满不舒、嗳气吐清涎、喜按喜暖且得温而缓、便溏溲清、脉濡而缓,此乃脾胃虚寒之证,治宜温中散寒,但在治疗过程中,出现吐血便血、胃腹胀痛加剧、脉转滞涩,此主证遂成寒凝血瘀,治当改以温阳祛瘀之法。又如素有饮证,风热外加,出现高热烦渴、脉洪大、喜冷饮,此乃气分高热为其主证,当以清热生津为法,挫其热势。但病后不久,热邪方退,由于风热引动饮邪,出现喘息不得卧、痰涎稀白而多、脉转沉,此乃宿饮诱发所致,治当改用肃肺涤饮之法。以上举例,说明在注意证的转化时,也要分清主次。

二、辨明寒热真假,抓住病证本质

在临床诊断过程中,典型证候较易认识,但不典型的证候也为数不少,有时一些症状还互相矛盾,甚至出现假象,最常见的就是寒热的真假,即所谓"真寒假热""真热假寒""阴盛格阳""阳盛格阴",由此而不容易明确病证的本质。在这种情况下,必须克服片面性和表面性,要从极其复杂的一组证候中,透过现象看本质,分清真假,辨明主次。要做到这一点,首先应抓住关键性证候,不要被假象所迷惑。有时假象很多,而反映本质的症状或体征只有一两个,但唯此才是主要的依据。一般说来,舌脉之象最具辨别寒热真假的参考价值。虚寒的脉象迟而无力,舌质淡嫩而湿润;实热的脉象数而有力,舌质干红而苔燥。但问诊也不可忽视,从四诊合参之中,寻找主要依据。例如寒证,口不渴而喜热饮,畏寒蜷卧,虽身热不欲去衣,舌淡白湿润,脉象重按无力,虽有其他假热的症状,只要抓住上述脉症,就可以判为寒证。其次,要全面分析各种因素,包括从体质、年龄、病史、病程、饮食、情志、服药史等去找线索,进行详细的比较,才能辨明其寒热的真假。现将寒热真假鉴别诊断列表 1-1 如下。

三、详审病证标本,掌握先后逆从

审察病证之标本,以定治法之先后逆从,这是辨证的重要内容。《素问·标本病传论篇》曾这样强调:"知标本者,万举万当,不知标本,是谓妄行。"所谓标,就是疾病表现于临床的标志和现象;所谓本,就是发生疾病的根本。疾病的标本不是固定不变的,它往往随具体疾病和具体患者各有不同。以病因而论,引起疾病发生的病因为本,所表现于外的各种临床征象是标;以病变部位而论,原发病变部位为本,继发病变部位是标;以症状本身而论,原发症状是本,继发症状是标;以病之新旧而论,旧病是本,新病是标。病证虽多,但总不离标本,一切复杂的证候,都可以分析出它的标本,即透过其现象分析其本质,从而确立正确的辨证和实施合理的治疗。

表1-1　寒热真假鉴别诊断

鉴别要点	真寒假热,阴证似阳	真热假寒,阳证似阴
寒热	身虽热,但欲近衣	身寒,反不欲近衣
渴饮	口虽渴,但不欲饮,或喜热饮	口不甚渴,但喜冷饮
面色	面虽赤,但色嫩,见于两颧	面色虽晦,但目光有神
神态	虽烦躁,但形瘦神靡	虽神昏,但有谵语、躁动
红肿	身虽肿,但无红热	身虽无肿,但见红热
四肢	四肢虽热,但身前不热	四肢厥冷,但身前灼热
小便	小便虽利,但清而不浊	小便虽长,但浊而不清
大便	大便虽结,但少而不热	大便虽利,但量多而臭
脉象	脉虽大,但按之不实	脉虽沉,但按之有力
舌质	舌虽红,但润滑	舌虽淡,但少津
舌苔	苔虽厚,但色不黄	舌虽薄,但色多黄

　　病证的标本审明之后,治疗上的原则,先治其本或先治其标,不是千篇一律的,当视具体病情的轻重缓急而定。一般而论,在本病急、本病重的情况下,固然是先治其本,不过在标病急、标病重的情况下,则又须先治其标,或者标本同治。但是,由于标本是可逆的,是互相影响的,所以治标也可以达到治本效果,治本也可以达到治标效果。如临床治疗上的扶正以祛邪,治本即所以治标;祛邪而扶正,治标即所以治本。由此可知,病证之标本,本可以及标,标也可以及本,因而在治疗上,也可以本病治标,标病治本,就是这个道理。

　　审明标本,定出先后处理的原则之后,采用"逆治"或"从治"就不难掌握了。所谓"逆""从",即治疗上的正治与反治之法。"正治",即"逆治"之法,是采取与证候相反的药性来矫正其偏胜的临床表现,也就是一般所说的"寒者热之,热者寒之,虚者补之,实者泻之",以热治寒,以寒治热,以补对虚,以泻对实,证药完全相反的治法。而"反治",即"从治"之法,则是采取与证候(指某些假象)相同的药性来矫正其偏胜的临床表现,也就是我们一般所说的"寒因寒用,热因热用,通因通用,塞因塞用",以热治热,以寒治寒,以泻治通,以补治塞,证药完全相反的治法。如以呕吐一证为例,既可起于脾虚运化失权,也可因于食物中毒而发。前者脾虚是本,呕吐是标,当采用正治之法,以治其本,用补脾和胃之剂以止其呕吐;后者邪毒犯胃为本,呕吐是标,当采用反治之法,以治其本,用催吐、下泻之剂,使其再吐、再泻,以求其邪毒完全排出,达到止吐、止泻效果。这说明根据中医学的整体观,运用于临床,详审病证的标本,掌握治法的先后逆从,确能将理法方药统一起来,使辨证和治疗更能符合实际。

四、识别邪正虚实,合理施以补泻

辨邪正虚实,是对病邪和正气消长与病情发展演变关系的客观估价和分析,也是临床辨证的重要原则之一。它对于疾病的诊断是否正确,治疗处理是否得当,都有十分重要的意义。

"虚"是精气亏损而不足,"实"是邪气盛而有余,故虚是正虚,实是邪实。"实"是指致病因素、病理产物所导致的较为强烈的病理反应;"虚"是指人体防御能力、代偿能力或修复能力不足的病机情况。两者之间互相影响,不能截然分开。邪气盛则正气受到郁遏或损耗,导致正气亦虚,因而邪气愈盛则正气愈虚的情况较为常见。识别虚实,一般不外辨表里之虚实,阴阳之虚实,气血之虚实,脏腑之虚实。凡外感之病多有余,内伤之病多不足。不过常见的虚证中多夹有实,实中多兼有虚,临证时,应详细识别。

从邪正虚实的关系上看,正气的充沛,有赖于全身脏腑经络功能的正常运转,如肺气的肃降、心血的循行、肝气的条达、脾胃的运化、肾气的气化、经络的流通等,如果外邪内袭,破坏了这种运转功能,便出现病态。不解除这种破坏,便不能恢复脏腑经络的正常功能。张从正曾说:"邪未去,而不可言补,补之则适足资寇。"因此对于正气受损的虚证,要特别注意有无实邪为患,如夹有实邪,单纯用补法,疗效往往不够理想。对这类患者的补泻,多主张"以通为补"或"通补兼施",达到"邪去则正自安"的效果。如部分心痛、心悸患者,虽然临床上表现为一派虚象,仍然要以祛瘀除痰为主治,适当配合补法,疗效更好。当然也有以虚证为主,需用扶正之补法者。如有些长期发热的心痛、心悸患者,多数先由痰瘀而致阴虚或阳虚,在适当时期,还须用养阴益气或扶阳之法,才能达到退热开痹止痛的效果;若仍以大剂祛瘀清热,攻伐寒凉之品,往往症虽减而复发,正气更虚而邪气更实。因此,只有辨清虚实,才能合理施以补泻,收到预期的治疗效果。

第三节 辨证论治的步骤

内科辨证论治的具体步骤,从临床实用出发,一般可归纳为诊察、议病、辨性、定位、求因、明本、立法、选方、遣药及医嘱10个方面。

一、诊察

诊察,就是四诊合参,审察内外,通过望、闻、问、切四诊对患者做周密观察和全面了解,既要了解患者的病史和临床表现,又要了解外在环境对疾病发生、发展的可能影响。将诊察所得,进行分析归纳,运用从外测内、见症推病、以常衡变的方法,来判断患者的病情,以此作为辨证立法、处方用药的依据。这是辨证论治的第一步,也是最重要的一个环节。

四诊资料是否搜集恰当,是否切合病情,与辨证准确与否有着密切关系。因此,在进行四诊时,不但要做到全面系统,还要做到重点突出,详而有要,简而不漏。既要防止无目的的望,不必要的闻,又要避免当问不问和应切未切等缺失,使四诊资料更好地为辨证提供必要依据。

二、议病

议病即辨明病证,包括辨清疾病类别在内,临床上有显著特征的疾病,一般较易辨识,但对于某些复杂疾病,必须通过对病因病机的深入分析,周密鉴别,甚至通过试探性、诊断性治疗,方能最终识别与确定病证。

三、辨性

辨性,即是辨别病证的性质。疾病的发生,根本在于邪正斗争引起的阴阳失调,故病性无非阴阳的偏盛偏衰,阳盛则热,阴盛则寒,故病性具体表现在寒热属性上。而虚实是邪正消长盛衰的反映,也是构成病变性质的一个重要方面。寒热虚实是一切病变中最基本的性质,各种疾病均不离于此。由于基本病变是虚实寒热,所以治疗的总原则,就是补虚、泻实、清热、温寒。辨清病变性质的目的,在于对病证有一个基本的认识,治疗上有一个总的原则,故辨识病证性质是辨证中的一项重要内容。

四、定位

定位,指判定病变部位。定位是辨证论治中至关重要的问题。因为病位不同,病证性质随之不同,治疗措施也就不同。定位一般包括表里定位,多用于外感疾病;脏腑、经络定位,多用于杂病;气血定位,通常杂病要分气分病、血分病,温病要辨清卫、气、营、血与三焦。这些定位方法或简或繁,各有其适用范围,有时需结合应用。其中的脏腑定位,不但广泛应用于杂病,也常应用于外感疾病,脏腑定位涉及的病变范围较广,定位也比较具体。现代中医学家方药中在其所著的《辨证论治研究七讲》一书中,将有关脏腑辨证的内容,结合其临床实践加以归纳,提出了从7个方面进行脏腑定位的方法:①根据脏腑归属部位及所属经络循行部位,从临床表现特点进行定位;②根据各脏腑功能特点进行定位。③根据各脏腑在体征上的特点进行定位;④根据各脏腑与季节气候的特殊联系进行定位;⑤根据各脏腑与病因方面的关系和影响来进行定位;⑥根据各脏腑与体型、体质、年龄、性别的关系和影响进行定位;⑦根据发病时间及临床治疗经过上的特点进行定位。这7个方面是相互联系的,临证时必须四诊合参,综合分析,才可能使定位符合实际。

五、求因

求因就是审证求因,它是辨证的进一步深化,是根据患者一系列具体证候,包括对患者症状、体征的四诊所得和某些化验检查结果,加以综合分析,求得疾病的症结所在,为临床治疗提供确切依据。这里所求的"因",其含义有广义和狭义两个方面。广义之"因",包括对病因、病机和病情进行全面的分析和了解,也就是从临床一系列具体征象中,分析确定其病因是什么,病在何经何脏,其病机和发展演变如何,务使其分析所得的辨证、辨病,能切合病情的实际。狭义之"因",乃是根据患者的临床表现,辨明其具体病因,掌握病因,针对病因,从根本上治疗疾病。临证时不仅要明确广义的"因",而且要明确具体的"因",这样才能达到真正审证求因的目的。

六、明本

"治病求本"是诊治疾病的根本原则,无论是针对病因治疗或是针对病机治疗都必须遵循这一原则。而这里所说的"明本",是指在分析发病的病理机转中,根据疾病的发生、发展、变化的全过程,来探求哪一个脏腑或哪一种病机变化在其中起主导作用,为治病求本提供先决条件。例如,患者在剧烈吐泻或慢性腹泻后,出现拘急痉挛,谓之土虚木乘,则脾虚为本,肝风为标,当以实脾为主,佐以平肝解痉。又如在温病过程中发生肝风内动,或热极生风者,应凉肝息风,通过凉泻肝热而平息肝风;若系肾阴受损,不能涵养肝木,又宜滋阴息风,通过滋肾养肝而平息其风。两者均以风为标,但前者以热盛为本,而后者以阴虚为本。"明本"是针对病机而"求因"的具体化,它使病机的主次以及因果关系得到明确,是确定治法的可靠依据。

七、立法

立法,就是确立治疗方法,它是根据辨证的结果而确立的。每一种证候都有相应的治法,如肝火犯肺的咳嗽,采用清肝肃肺的治法;脾虚痰湿的咳嗽,采用健脾化痰的治法。治则是对疾病提出治疗处理的原则,而治法乃是针对具体病证实施的治疗方法。治则指导治法,治法体现治则,这便是两者的辩证关系。

八、选方

选方是依据所确立的治法而选用适当的方剂。方剂是针对证候、治法而设,具有固定的组成配伍,有其一定的适用范围。因此,要选择好恰当的方剂,必须熟悉方剂的组成、方义和药物配伍关系及其适用范围。

方剂是前人临床经验的总结,是历代医家在有关学术理论指导下,和对某些病证认识的基础上所创制的。我们应该重视、继承、运用它,并在前人的基础上不断发展和创新。刘完素《素问病机气宜保命集·本草论第九》:"用方不对病,非方也;剂不蠲疾,非剂也"。因此,临床上要防止杂药凑合,有法无方的弊病。当然,也有不拘成方,随证遣药,而法度井然者。在临床实践中,两者都必须不断总结和提高。

九、遣药

遣药是在选定方剂的基础上,随证加减药物。由于病证的复杂多变,很难有一定的成方与具体病情完全吻合。所以,应根据病证的兼夹情况和照顾疾病的次要矛盾适当加减药物。这是对方剂的灵活应用,使之更能贴切病情。

十、医嘱

医嘱主要包括服药注意事项和将息调养事宜。如某些药物的先煎后下、药物的具体服法、饮食宜忌,以及情志劳逸、房事调摄等,以便消除不利于康复的因素,使治疗更好发挥作用,促使疾病早日痊愈。

以上诊察、议病、辨性、定位、求因、明本 6 个方面的内容,属于辨证的范围,是辨证论治中的"理";立法、选方、遣药与医嘱,则是论治的具体体现。这样,便构成了辨证论治的理法方药的统一,只是为了叙述方便和利于学习、掌握,才分为 10 个具体的步骤和方面,在临床应用时,并不是绝对按这样的顺序,有时相互并用或结合运用。例如,诊察是搜集临床资料的阶段,是辨证论治的前提,但在诊察过程中,实际已涉及议病、辨性、定位、求因、明本,彼此之间又有着紧密不可分割的联系。所以,在临床上不必拘泥于这种格式和先后次序,可以根据具体病情和自己的熟练程度,灵活运用。

第四节　中医常用辨证纲要

中医在长期的医疗实践中,总结了一套系统的、反复验证、行之有效的辨证方法和要领,它主要包括八纲辨证、六经辨证、卫气营血辨证和脏腑辨证等。这些辨证方法各具特点,互相联系,在临床上常参合运用,现简介如下。

一、八纲辨证

八纲辨证,是从表里、寒热、虚实、阴阳相对应的 8 个方面去认识、分析和归纳病证的辨证方法。运用这种方法,就能对疾病过程中所表现的复杂临床现象加以概括,使之条理化、规律化。八纲之中,阴阳是总纲,用以概括其他六纲。表、热、实属阳;里、寒、虚属阴。

(一)表里

表里是辨别病变部位深浅的纲目。一般而论,表是指人体表浅的部分,是外感疾病初起阶段的病位概念,古人每用"皮毛""肌表""太阳""卫分"等术语加以表述;里是指人体较深的部位,是一切疾病病位较深的概念,多指已直接影响到脏腑、气血、阴阳等功能的病证。表证为六淫、疠气等外邪从外侵袭肌表,病变部位较浅,病情也较轻;里证则为外邪入里或因七情内伤、饮食劳逸等,病从里发,病变部位较深,病情也多较重。

1.表证

多见于外感疾病的早期阶段。

主症:恶寒、发热同时并见,头身疼痛,鼻塞流涕,脉浮,苔薄白。

病机:邪袭卫表,卫表功能失常。

分型:由于邪气性质不同,人体正气差异,表证有表寒、表热、表虚、表实之分,其主要鉴别如表 1-2 所示。

表 1-2　表证鉴别

证别	症状	舌脉
表寒	恶寒重,发热轻,无汗,头痛,项背强痛	苔薄白,脉浮
表热	恶寒轻,发热重,多有汗,头痛,口渴	舌尖红,脉浮数
表虚	汗出,恶风	舌淡,脉浮缓有力
表实	无汗,恶寒	苔薄白,脉浮有力

治法:解表发汗为表证主要治法。因寒热虚实不同,表寒用辛温解表法;表热用辛凉解表法;表虚则不可多汗;表实则可用辛温解表发汗作用较强的方药。另外,对于年老体弱或素有痰饮内伏、阴血亏虚而有表证者,则应分别在解表时兼用扶正、涤饮、滋阴等法。

2.里证

里证分两类,一种多见于外感疾病发展过程中,表证已解,邪气传里,累及脏腑;另一种由内伤所起,病发于里者均属里证。里证的临床表现是多种多样的,不仅有寒热虚实之分,而且因所病脏腑的不同而有异。

主症:壮热或潮热,烦躁口渴,便秘腹痛或呕吐泄泻,神昏谵语,脉沉,苔黄或黑等(此仅指外感疾病由表入里的常见主症)。

病机:外邪由表入里,内伤病发于里,脏腑气血阴阳失调。

分型:里证不仅有寒热虚实之分,而且交错出现,极为复杂。现仅就里寒、里热、里虚、里实诸证鉴别如表 1-3 所示。

治法:里证复杂,涉及面广,或清或温,或攻或补,须临证具体掌握。

表 1-3　里证鉴别

证别	症状	舌脉
里寒	肢冷不渴,恶寒喜热,腹痛便溏,尿清长	苔白滑,脉沉迟
里热	壮热口渴,目赤唇红,烦热不宁,尿黄赤	舌红苔黄,脉沉数
里虚	气弱懒言,食减倦怠,头昏心悸	舌胖苔白,脉沉弱
里实	壮热气粗,谵语神昏,大便秘结	苔老黄

3.半表半里证

既不在表,也不在里,而介于表里之间的属半表半里证。主症为往来寒热,胸胁苦满,心烦喜呕,口苦咽干,目眩,脉弦等。治以和解表里,多选用小柴胡汤加减。

4.表里同病

临床表现既有表证又有里证时,则为表里同病。表里同病分两种情况,一类是表证未罢而里证已现;一类是旧病未愈而又有新感。属前一类的如柴葛解肌汤证,属后一类的如小青龙汤证等。在治法上,前一类多用表里同治之法,后一类则多取先表后里之法。

(二)寒热

寒热是辨别病证属性的纲目。辨明寒热是指导临床用寒凉药或温热药的依据。辨寒热主要是根据患者口渴与否,二便情况,四肢冷热,舌质舌苔及脉象等方面进行识别。

1.寒证

导致寒证的原因有二:一是寒邪侵袭,阴胜则寒(实寒);二是阳气衰退,阳虚则寒(虚寒)。

主症:怕冷,四肢不温,口不渴或喜热饮,尿清长,大便溏,舌质淡、苔白,脉沉细等。

病机:阴寒入侵,阳气受损;阳气不足,寒自内生。

分型:寒证有实寒与虚寒之分。实寒证多系寒邪盛而正气未衰,虚寒证则为正气不足。实寒证以寒为主,如见四肢厥冷,腹部冷痛,肢节痹痛,脉沉弦或沉迟有力,然虚象不甚明显;虚寒证以虚为主,如见乏力、食少、口淡、便稀,脉微细或沉弱无力,兼有一定寒象。

治法:虚寒证以"寒者热之"的温法为主,可针对不同病情,或用辛温,或用甘温,或用温补。实寒证则又当采用温通法。

2.热证

导致热证的原因有二:或为邪热入侵,阳胜则热;或因素有阴虚,阴虚则热。

主症:发热面红,渴喜冷饮,烦躁不安,尿少便结,脉洪大而数,舌红苔黄。

病机:邪热内扰或虚热内生。

分型:热证也有虚实之别。实热可见高热烦渴,谵语或狂,声音粗壮,舌红苔黄,脉滑数或沉实。虚热多属低热或潮热,虚烦不寐,消瘦盗汗,舌淡红少苔或舌绛无苔,脉细数无力。

治法:热证以"热者寒之"的清法为主,可针对不同病情,实热多用苦寒清热法,虚热多用养阴清热法。

现将寒证和热证在临床四诊的鉴别要点比较如表1-4所示。

表 1-4　寒证、热证四诊鉴别比较

四诊	寒证	热证
望	喜缩足蜷卧,沉静,面色苍白,目清,唇淡白或青紫、爪甲青紫,舌苔白滑而湿润,舌淡胖嫩,痰多稀白	喜伸足仰卧,身轻易转,烦躁不安,目赤,唇干或红,爪甲红紫,舌苔粗糙而黄或生芒刺或干黑,舌质坚敛苍老,痰多黄稠
闻	静而少言声低	烦而多言声高
问	不渴或喜热饮、唾液多、小便清长、大便溏泄	口渴或喜冷饮、唾液少、小便短赤、大便秘结
切	脉沉细、迟缓无力,手足厥冷	脉浮洪数有力,手足温暖

3.寒热错杂

寒热错杂是指临床上寒热交错并见的证候。其有表寒里热、表热里寒和上寒下热、上热下寒等的不同。表寒里热和表热里寒,属表里同病的寒热错杂;上寒下热或上热下寒,则属于里证寒热并见的寒热错杂。临证时应辨明寒热的在表在里、在上在下,以及寒热的孰多孰少,才能拟出切合病情的理法方药。

(三)虚实

虚实是辨别正气强弱和邪气盛衰的纲目,决定治疗用攻用补的依据,对指导临床治疗有很重要的意义。虚实辨证的关键,主要在于辨患者的体质、病程、脉象、舌象等方面。一般体强多实,体弱多虚;新病多实,旧病多虚;脉有力多实,无力多虚;舌质坚敛苍老者多实,淡润胖嫩者多虚。

1.虚证

多见于先天不足,禀赋亏虚;后天失养,脾胃虚弱;过度劳累,身心疲惫;病后体弱,正虚待复;年迈之体,形神不支等。

主症:面色不华,精神萎靡,气弱懒言,心悸气短,食少便溏,自汗盗汗,舌淡嫩,脉无力。

病机:精气夺则虚。正气不足为主,邪气不明显。

分型:阴虚、阳虚、气虚、血虚、脏虚、腑虚等不同。

治法:分别用补阴、补阳、补气、补血和调补脏腑等法。

2.实证

见于邪气入侵或病理产物积聚而正气未虚者,发病多较急骤,病势多呈亢盛。

主症:可见高热,口渴,烦躁,谵语,便秘腹痛而满,舌质苍老,苔黄干燥,脉有力。

病机:邪气盛则实。邪气亢盛为主,正虚不明显。

分型:实证因有六淫、疠气侵犯,七情所伤,水湿、痰饮、瘀血、积食、结石等病理产物积聚等不同,故同为实证,证型各异。

治法:主要以祛邪法治之,针对实证病因与证型,治法各有不同。

3.虚实

正虚与邪实并存,关键在于辨虚实的孰多孰少。凡"甚实甚虚者治其虚,微虚微实者治其实";病有"二虚一实,治虚为主,兼治其实";病有"二实一虚,治实为主,兼治其虚"。以上论述,可作为决定攻补的主次及轻重的参考。

(四)阴阳

阴阳是八纲辨证的总纲。阴阳辨证在临床辨证诊断上的重要意义,正如《黄帝内经》所说:"善诊者,察色按脉,先别阴阳。"张景岳所谓:"医道虽繁,而可以一言蔽之者,曰阴阳而已。"首先把病证的阴阳辨别清楚,就为进一步辨证与治疗,指明了方向。

1.阴阳转化

疾病在发生、发展和治疗过程中,不是一成不变的,可因治疗的正确及时,以及正气的恢复,病情逐渐好转;也可因失治、误治或邪盛而正衰,病情逐渐加重。同一病证在不同的阶段,可表现为不同性质的证候,这就产生了阴阳的转化。例如,温热病的气分阶段,邪热炽盛,本为阳证。但若出现厥逆气脱等症,则是已转化为正气被夺之阴证。这就说明疾病在一定情况下,可发生本质的变化。一般说来阳证转阴是病情加重,阴证转阳是病情减轻;表证入里是病情加重,里证出表是病情减轻;热证转寒表示正气衰,寒证转热表示邪气盛;虚转实是病退,实转虚为病进。临证必须随时抓住病情的阴阳转化,正确及时地进行治疗处理。

2.亡阴亡阳

亡阴亡阳是疾病发展的严重阶段,它是指机体阳气或阴气受到严重损伤的证候。亡阴亡阳多继发于某些疾病后期阶段,也有因故而猝然发生的。导致亡阴亡阳的原因,主要有两方面:一是病情的发展或突变;二是治疗的错误,如过用或误用汗法,可导致亡阴亡阳。在治疗上则有回阳救逆与救阴生津等法。亡阴、亡阳临床鉴别要点见表1-5。

八纲中的表里、寒热、虚实都是可变的,依一定条件而转化。且临床常见证候很少是单纯的,多是表里、寒热、虚实交织在一起。在辨证过程中,不仅要掌握八纲的每一方面,还需要掌握其相互之间关系,否则难以辨证准确。

表 1-5　亡阴亡阳临床鉴别要点

证候	寒热	汗	口渴	舌	脉	病机
亡阴	身热,手足温	汗多而黏热,味咸	渴喜冷饮	红干	数而无力	阴气将绝
亡阳	身寒,手足冷	汗多而凉冷	口不渴	白润	脉微欲绝	阳气欲绝

二、六经辨证

六经辨证是用来概括外感热病发展过程中 6 个阶段的变化,把复杂的临床表现归纳为 6 类不同性质的病证,成为外感热病辨证论治的纲领,分为太阳病、阳明病、少阳病、太阴病、少阴病、厥阴病 6 类。

(一)太阳病

太阳病是外感病的初期阶段。太阳为六经之"藩篱",外邪入侵,太阳首当其冲。因病邪强弱和体质虚实不同。太阳病一般分为经证和腑证。

主症:头项强痛,恶寒发热,肢体疼痛,脉浮等。

病机:寒袭肌表,营卫失和。

证治如下。

1.经证

为寒邪外袭,卫阳被束,分卒中、伤寒两证。

中风证:发热恶风,汗出,头痛项强,脉浮缓,亦称表虚证。治宜解肌发表,以桂枝汤为主方。

伤寒证:恶寒发热,头项强痛,肢节疼痛,无汗而喘,脉浮紧,又称表实证。治宜辛温解表,以麻黄汤为主方。

2.腑证

经证不解,内传膀胱,邪入气分则为蓄水证,邪入血分则为蓄血证。

蓄水证:发热恶风,小便不利,消渴或渴欲饮水,水入即吐,脉浮。治宜解表利水,以五苓散为主方。

蓄血证:少腹硬满,小便自利,时或如狂。治宜攻逐瘀血,以桃核承气汤为主方。

(二)阳明病

阳明病是外感病过程中,邪热炽盛的极期阶段。按其证候的性质和部位来说属于邪热入里,表现为胃肠的里实热证。邪热虽盛,肠中无燥屎阻结的称为经证;邪热内传与肠中糟粕相结而成燥屎的,谓之腑证。

主症:身热、汗出、烦渴、便秘、不恶寒反恶热、脉实大。

病机:邪热阻结胃肠。

证治如下。

1.阳明经证

高热汗出,烦渴引饮,不恶寒反恶热,舌苔黄燥,脉洪大而数。治宜清热生津,以白虎汤为主方。

2.阳明腑证

潮热汗出,腹部胀满疼痛,大便秘结,神昏谵语,脉沉实。治宜苦寒泻下,以承气汤为主方。

(三)少阳病

少阳病的病邪既不在表,又不在里,而在表里之间,既可由本经起病,也可由他经传变而来,故亦称半表半里证。

主症:往来寒热,胸胁苦满,心烦喜呕,默默不欲饮食,口苦,咽干,目眩等。

病机:邪结少阳,正邪相争,相持不下,气机不畅,升降不利。

证治:如单纯少阳证,则以和解表里为主,不可用汗、吐、下、利法。如太阳少阳合病,即兼头痛身痛、汗出等,治当和解透表法,用柴胡桂枝汤为主方;如少阳阳明合病,即主症兼见腹脘胀满、心下痞硬、便秘,治当和解攻里法,用大柴胡汤为主方。

(四)太阴病

太阴病多由三阳传变而来,也可由于风寒之邪直接侵袭,损伤脾阳而起。太阴病为邪入于阴的早期阶段,其临床主要表现为脾胃虚寒的证候。

主症:腹满而吐,食不下,自利,时腹自痛,脉象缓弱等。

病机:脾弱不振,运化失权。

证治:单纯的太阴证,治当温中散寒,用理中汤为主方。临床上亦可见到太阴兼表或表未解之太阴病,此时如里不急,则先应解表,或表里兼治。

(五)少阴病

少阴包括心肾二经。病情发展到少阴,多属后期的危重阶段。少阴病可由他经传来,也可直中发病,为心肾虚弱的严重证候。

主症:但欲寐,脉微细。

病机:心肾两虚,阴寒内盛。

证治如下。

（1）少阴虚寒证：神倦欲睡，畏寒，手足逆冷，或下利清谷，小便清长，脉微细。治宜回阳救逆，以四逆汤为主方。

（2）少阴水肿证：全身水肿，或四肢沉重疼痛，小便不利，畏寒肢冷，神疲欲睡，或见腹痛，脉微细。治宜温阳行水，用真武汤为主方。

（3）少阴虚热证：此为少阴病变。症见心烦，失眠咽干，口渴，舌红而干，脉细数无力。治宜滋阴清热，用黄连阿胶汤为主方。

（六）厥阴病

厥阴病属于伤寒后期，病较复杂，常呈寒热互见、阴阳错杂的证候。

主症：消渴，气上冲心，心中疼热，饥不欲食，食则吐蛔。

病机：证属上热下寒，寒热错杂，气机逆乱，水谷失运。

证治：一般厥阴证的治疗为温清并用，以乌梅丸为主方。厥阴也有单纯性寒证或热证，分述如下。

1.厥阴寒证

手足厥冷，头顶冷痛，干呕吐涎沫，脉细欲绝。治宜温经散寒、活血通脉，用当归四逆加吴茱萸生姜汤为主方。

2.厥阴热证

热利，里急后重，口渴，脉数。治宜清热利湿，用白头翁汤为主方。

三、卫气营血辨证

卫气营血乃是概括温热病 4 个不同临床阶段的不同证候，以此反映温热病在病程发展过程中病位的深浅、病情的轻重、病势的进退的规律性，为温热病的辨证论治提供依据。

（一）卫分证

卫分是指身体的表浅部分，是人体的最外层，其主要功能为抗御外邪的入侵。一般温热邪毒首先侵袭卫分，故卫分证是温热病的初期阶段。

主症：发热恶寒，口微渴，咳嗽，舌苔薄白，舌尖边红，脉浮或浮数。

病机：温邪袭表，肺卫失宣。

证治如下。

1.风温卫分证

脉症如上，治当辛凉解表，常用银翘散加减。

2.暑温卫分证

主症为发热恶寒，头痛无汗，身重脘闷，舌质稍红，苔白腻，脉濡数。治当解表清暑,常用新加香薷饮加减。

3.湿温卫分证

主症为恶寒发热,无汗或微汗,头涨重,身重而痛,面色黄淡,胸闷不饥,舌苔白腻,脉濡缓。治当解表化湿,常用三仁汤加减。

4.秋燥卫分证

主症为发热恶寒,头痛无汗,咽干唇燥,鼻干,干咳,舌苔薄白而干,脉浮细。治分凉燥与温燥两种。凉燥宜散寒解表,宣肺润燥,常用杏苏散;温燥宜辛凉解表,宣肺润燥,常用桑菊饮。

上述证候,风温卫分证较多见。舌苔由白转黄,一般反映病邪由卫分入气分。由于卫分证病程较短,故应注意其传变,及时进行处理。

(二)气分证

卫分证入里化热,即属气分证。气分证是温热病的第 2 阶段,它的主症为壮热不恶寒,口渴、脉数。各型卫分证传入气分后,都化为热证,此时应按入脏、入腑之不同,或湿重、热重之区别辨证论治。

1.气分大热

主症:身大热,面赤,恶热,心烦,大汗出,大渴欲冷饮,舌苔黄燥,脉洪大。

病机:里热炽盛,正邪剧争。

治法:清热生津,常用白虎汤。渴甚加芦根、天花粉;如汗出过多,伤津耗气,脉似洪大,而重按无力者,可加人参,即人参白虎汤。

2.痰热壅肺

主症:身热,咳嗽气喘,痰黄稠黏,或见胸痛、苔黄腻、脉滑数。

病机:肺热壅遏,气机郁闭。

治法:清肺泄热,化痰平喘,常用麻杏石甘汤,或千金苇茎汤加味。

3.热结胃肠

主症:高热或午后潮热,恶热,面目俱赤,呼吸气粗,大便秘结,或泻下黄臭稀水,腹胀满,按之作痛,烦躁或时有谵语,手足多汗,舌苔黄燥,脉沉数有力。

病机:胃肠热结,腑气不通。

治法:泻下泄热,常用调胃承气汤。热重伤阴者加生地黄、麦冬。

4.里热夹湿

主症:身热,午后较甚,脘闷纳呆,肢体困倦,渴不欲饮,大便结或溏,恶臭,苔腻,脉濡。或见黄疸,甚则可见神昏谵语。具体辨证有湿重和热重之分。

病机:脾湿不化,湿邪蕴热。

治法:清热化湿为主。如湿重于热,则以化湿为主,佐以清热,用藿朴夏苓汤加减;如热重于湿,则以清热为主,佐以化湿,用连朴饮加减;若湿热蒙蔽清窍,有神昏谵语者,应清利湿热兼开窍,用菖蒲郁金汤加减。治疗湿温,切不可过用寒凉或误用滋腻药物。

(三)营分证

营分证多是气分证的进一步发展,亦可由卫分传来,也有初病即在营分的。此期主要影响心、肝两脏,为温热病的严重阶段。

1.热在营分

主症:发热夜重,口不甚渴,心烦躁扰,或神昏谵语,斑疹隐隐,舌绛无苔,脉细数。

病机:热灼营阴,心神被扰。

治法:清营泄热,常用清营汤。

2.热入心包

主症:高热神昏谵语,或四肢厥冷,抽搐,舌绛,脉滑数。

病机:热入心包,心神被扰。

治法:清营泄热,清心开窍,常用清营汤煎服,并加服安宫牛黄丸、紫雪丹、至宝丹之类。清心作用以安宫牛黄丸较强,开窍作用以至宝丹为佳。

3.热极生风

主症:高热,躁扰不宁,抽搐,或四肢拘急,项强,角弓反张,舌颤,舌质红或绛,脉弦数,有时伴有昏迷。

病机:热盛于营,肝风内动。

治法:清热息风,常用羚角钩藤汤,或白虎汤加羚角、钩藤之类。

(四)血分证

血分证为营分证的进一步发展,是温热病的危重阶段。主要表现为发热并见斑疹显露、出血、舌质绛紫等症。

1.热在血分

主症:发热夜重,心烦少寐,出血(如吐血、咯血、衄血、便血、尿血),皮肤出现紫黑斑疹,谵妄神昏,或见抽搐,舌质绛紫,少苔或无苔,脉细数。

病机:热盛迫血,上扰心神。

治法:清热凉血解毒,常用犀角地黄汤(犀角可用水牛角 30～60 g 代)加减。出血多的加旱莲草、仙鹤草、白茅根等;出现紫黑斑疹加玄参、丹参、大青叶等。

2.气血两燔

主症:高热汗出,烦躁口渴,斑疹隐隐,舌绛苔黄,脉细数。

病机:热毒炽于气分和血分。

治法:气血两清,用玉女煎加凉血活血开窍之品治之。若热毒充斥表里,卫气营血均受病,表现寒战高热、头痛剧烈,视物模糊,并见出血、神昏者,用清瘟败毒饮加减。

要掌握卫气营血的辨证规律,首先应区别卫气营血不同证候的临床特点。卫分证属表证,是温热病的初期,临床特征为发热恶寒、头身痛、苔白脉浮;气分证是温热病的第 2 阶段,特征为高热不恶寒,口渴,舌红苔黄,脉数或洪大;营分证是温热病的深重阶段,特征是发热夜甚,斑疹隐隐,舌绛苔少,脉细数;血分证是温热病的危重阶段,邪盛正衰,特征是高热出血,斑疹明显,谵妄神昏,抽搐,舌紫绛,脉沉细数。

温热病的变化,与舌诊有密切联系。苔白转黄提示由表入里,由卫转气;舌润或燥或干裂,反映津液存亡;舌质或红,或绛,或紫,可以区别病在气分、营分或血分,以及伤津程度。不同特点的发热、口渴、出汗、烦躁、昏迷、斑疹等,都对卫气营血的辨证论治有重要意义,临证必须仔细地观察区别。

四、三焦辨证

三焦之名,首见于《黄帝内经》。其将人体从咽喉至二阴,根据不同功能及不同部位,划分为上、中、下三焦。从咽喉至胸膈称上焦,包括心肺二脏;膈下至胃下口的上腹部称中焦,包括脾胃等脏腑;由胃下口至二阴的少腹部位,称下焦,包括肝、肾、膀胱、大小肠等脏腑。

清代吴鞠通根据《黄帝内经》划分三焦的精神,并在叶天士卫气营血辨证理论的基础上,进一步阐明了三焦部位所属脏腑在温热病过程中的病机变化,作为辨证论治的依据,这就是三焦辨证。

(一)上焦证候

上焦包括手太阴肺和手厥阴心包的病证。温病的发病,初起邪在卫分,即与肺有关,如发热恶寒、咳嗽、气喘、脉浮等。严重时逆传心包,则出现神昏谵语、舌强、肢冷、舌质红绛等症。这是温热病的早期,相当于卫分证候及其逆传营血的证候。

(二)中焦证候

中焦包括足太阴脾、足阳明胃、手阳明大肠的病证。热在胃肠,可见发热不恶寒、反恶热、面红目赤、便秘尿少、舌苔黄、脉数有力等症。若脾蕴湿热，可见身热不扬、胸脘痞满、便溏不爽、身重肢倦、苔腻脉缓等症。这是温热病的极期，相当于气分证。

(三)下焦证候

下焦主要是指足少阴肾、足厥阴肝的病变。温热病传入下焦，每至阴枯液涸而为邪少虚多之证。邪热久羁，耗伤肾阴可见手足心热甚于手足背，口燥咽干，舌绛不鲜，干枯而萎，脉虚等症。肾阴亏导致肝阴亏，则肝风内动，可见手足蠕动或瘈疭，心中憺憺大动，舌干绛而萎等症，这是温热病的末期，相当于营分和血分的证候。

综上所述，三焦证候与卫气营血分证，在很大程度上既有其共同的地方，也有区别之处。从辨证方面来看，手太阴肺的证候，有表证的，相同于卫分证；热壅于肺而无表证的，则属气分证范围，而气分证并不相等于热壅于肺，因中焦足阳明胃和足太阴脾的证候，亦属气分证范围。邪在营分和热入心包的证候，虽都有营阴耗损和神志方面见证，但热入心包，神志证候更为严重，且常伴有痰热内闭之象，所以热入心包虽可归属邪在营分，而其证治确实不同。至于热入血分和邪在肝肾之病证，虽都属病邪深入阴分之候，但见证显然有别。前者是热迫血溢，其证属实；后者是肝肾阴伤，邪少虚多。从传变方面看，由上焦手太阴肺开始传入中焦足阳明胃，相当于由卫入气的顺传过程；如病由肺而传心包的，则相当于由卫入营的逆传过程；如热壅肺胃的气分证，进而发斑的，即由气而入营入血的传变过程。由此可见三焦辨证与卫气营血辨证有相同之处，也有不同之处，临床常将两者参合运用。现将三焦辨证列表 1-6 比较如下。

表 1-6　三焦辨证病机、证候比较

	证别	病机	证候
上焦	手太阴(肺)	邪袭肺卫，肺失清肃	发热，微恶风寒，咳嗽，头痛，口微渴，舌苔薄白欠润，脉浮数等
		邪热壅肺，肺气郁闭	身热，汗出，气喘，口渴，咳嗽，苔黄，脉数等
	手厥阴(心包)	热陷心营，内闭心包	舌质红绛，神昏谵语，或昏愦不语，舌謇，肢厥等
中焦	足阳明(胃)	胃热亢盛，正邪剧争	发热不恶寒，反恶热，面目红赤，汗出，口渴，气粗，苔黄燥，脉洪数等
	手阳明(大肠)	肠道热结，腑气不通	潮热，便秘，语声重浊，苔黄黑、焦燥，脉沉实有力等
	足太阴(脾)	脾湿不化，湿邪蕴热	身热不扬，胸脘痞满，泛恶欲吐，身重肢倦等
下焦	足少阴(肾)	热灼真阴，阴精欲竭	身热面赤，手足心热甚于手足背，口燥，咽干，脉虚等
	足厥阴(肝)	水不涵木，虚风内动	肢厥，心中憺憺大动，手足蠕动，甚或瘈疭等

五、脏腑辨证

脏腑辨证是各种辨证方法的基础,也是内科疾病诊断最主要和最常用的辨证方法。由于各脏腑的功能是多方面的,而脏与脏之间,脏与腑之间,五脏与经络、气血、五官、身躯、体表之间,在生理与病机上,都存在着密切的联系,因此在疾病演变过程中反映出来的证候是错综复杂的。脏腑辨证,就是根据脏腑生理功能失常的表现,分析病证的重点所在,指出病位的不同层次,并寻找出其发展变化的规律,从而使理、法、方、药一线贯通,为临床正确的诊断和治疗打下基础。脏腑辨证是按照互为表里的脏和腑来进行归类分析的。例如,肝主疏泄,又主藏血,濡养筋与爪甲,开窍于目,其经脉络胆,会巅,绕阴器。胆附于肝,互为表里。故肝阳亢者,胆火亦旺,出现目赤、面红、头痛、口苦等症;肝血不足,则胆气亦衰,出现头晕、视力减退、目涩、雀盲、少寐易惊等。又如肾为水火之脏,命门附于两肾,内寄真阴真阳,主藏精,有温润五脏的功能,为人身精气之源泉,故称先天之本。骨坚、脑健、发荣、耳聪、齿固,均为肾气充盛之体现;生育、发育、月事亦为肾所司。肾与膀胱互为表里,膀胱主藏津液,其开合亦赖肾气的气化,所以肾有病,就会出现骨不坚、脑不健、发不荣、耳不聪、齿不固,甚至生育、发育也发生障碍,月事紊乱;且气化失职,而为肿满、喘逆、尿闭、遗尿等症。其他脏腑均可依此类推。所以,脏腑辨证作为各种辨证方法的中心应用于临床,只有对脏腑的生理特点和病证归属有明确的了解,才能正确掌握脏腑辨证方法。

兹分别就心与小肠、肺与大肠、脾与胃、肝与胆、肾与膀胱等脏腑的生理、病机、证候分类,以及辨证论治要点,分述如下。心包为心之外卫,三焦是内脏的外腑,前者附入于心,后者基本上包括在所有脏腑的病证范围之内,故不另列专题论述。

(一)心病

心之生理功能主要为主血脉和主神志,因此在病理条件下,反映在临床上的证候就离不开血脉运行的障碍和情志思维活动的异常。又心包为心之外卫,故温邪逆传,多为心包所受。心本脏之病,多起于内伤,如禀赋薄弱,脏气虚弱,或病后失调,以及思考过度,耗伤心神等,是导致心病虚证的原因。而心病实证,则多由痰、火、瘀、饮等原因引起。其辨证要点如下。

1.虚证

(1)心气虚,心阳虚。

辨证:以心悸、气短、脉弱而数或结代、舌淡苔白为基本症状。心悸的特点为心中空虚,惕惕而动,动则愈甚。气短表现为气促,行动尤甚。心气虚则兼见自汗,倦怠乏力,面色㿠白,喜出长气。心阳虚则兼见形寒、肢冷。若见大汗淋漓、四肢厥冷、唇甲青紫、呼吸微弱、脉微疾数散乱欲绝,则是心阳虚脱。心气虚通常是心阳虚的先导。心阳根于肾阳,故心阳虚亦与肾阳虚衰有关。

治疗:益心气,温心阳。用养心汤、四逆汤之类。

(2)心血虚,心阴虚。

辨证:以心悸、怔忡、健忘、失眠多梦、脉细为基本症状。心悸的特点为悸动而烦,惊惕不安。心血虚则心失所养,多兼见面色不华、唇舌淡白、脉细或结代。心阴虚则火旺阳亢,多兼见低热、心烦、盗汗、面颊潮红、口咽干燥、舌红少津、脉细数。心阴虚以具有虚热症状而不同于心血虚。

治疗:补心血,养心阴。用归脾汤、天王补心丹之类。

2.实证

(1)痰火内扰。

辨证:以心悸、癫狂、不寐、舌质红赤或干裂、少苔、脉滑数等为基本症状。其心悸为时时动悸,胸中躁动烦热。癫狂的特点为神志痴呆、语无伦次,甚则哭笑无常、如癫如狂。不寐多因乱梦纷纭,躁扰难寝。此外,或见面赤、口渴喜冷饮、吐血、衄血、小便热赤、溲血淋痛等症。

治疗:清心,豁痰,泻火。用清气化痰汤、礞石滚痰丸之类。

(2)饮阻心阳。

辨证:以心悸、眩晕、呕吐、舌苔白腻、脉象弦滑或沉紧为基本症状。本病心悸而胸闷、气机不畅、眩晕多伴泛恶欲吐,呕吐皆为痰涎。有时兼见畏寒、痞满、肠鸣。

治疗:化饮除痰。用苓桂术甘汤、导痰汤之类。

(3)心血瘀阻。

辨证:以心悸不宁、胸前刺痛或闷痛且有时牵引肩背、舌质暗红或见瘀斑、瘀点、脉涩或结代为基本症状,严重时可见面青、唇爪青紫。

治疗:活血通络行瘀。用血府逐瘀汤之类。

3.兼证

(1)心脾两虚:面色萎黄,食少倦怠,气短神怯,健忘,多梦,少寐,妇女月经不调,脉细软弱无力,苔白质淡。治宜补益心脾,用归脾汤之类。

(2)心肾不交:虚烦不眠,梦寐遗精,潮热盗汗,咽干,目眩,耳鸣,腰酸腿软,夜间尿多,脉虚数,舌红无苔。治宜交通心肾,用黄连阿胶汤或交泰丸之类。

在心病辨证论治中须注意：心阳虚与饮阻心阳相关，亦与脾阳不运相关；心阴虚、痰火内扰与肝肾亦有相关，在治疗上应综合考虑。小肠病由心移热者，当为实证；而小肠本经之病，多与脾、胃、大肠相关。

4.小肠病

小肠之病，其病理表现主要为清浊不分，转输障碍，症见小便不利、大便泄泻，临床上常见有虚寒、实热、气痛3证。其辨证要点如下。

（1）小肠虚寒：小腹隐痛喜按，肠鸣溏泄，小便频数不爽，舌淡苔薄白，脉细而缓。治以温补小肠，用吴茱萸汤之类。

（2）小肠实热：心烦口疮，咽痛耳聋，小便赤涩，或茎中痛，脐腹作胀，矢气后稍快，脉滑数，质红苔黄。治以清利实热，用导赤散或凉膈散之类。

（3）小肠气痛：小腹急痛，上及腰背，下及睾丸，苔白，脉沉弦或弦滑。治以行气散结，用天台乌药散之类。

（二）肝病

肝病可概为虚实两证，而以实证为多见。肝主藏血，体阴而用阳，由于情志所伤，致肝气不得疏泄，郁而化火，火动则阳失潜藏，阳亢则风自内生，风火相煽，上升巅顶，或横窜脉络，以致血随气火而并走于上，这就是肝风发生的病机。根据其病情轻重之不同，又可分为肝气郁结、肝火上炎、肝阳妄动等实热证候。外寒入侵，滞留于肝脉，亦属肝之实证。若肾阴亏虚，水不涵木，肝失濡养，则成肝阴不足，虚阳上扰的虚证。此外，还有肝气虚、肝阳虚的病变，不过较为少见而已。

1.虚证

（1）肝阴虚。

辨证：以眩晕头痛、耳鸣耳聋、目干咽干、两胁隐痛、急躁易怒、舌质红干少津、苔少、脉弦细数为基本症状。其眩晕、头痛为头目昏眩欲倒，不欲视人，昏而涨痛，绵绵不停。耳鸣、耳聋系逐渐而起，鸣声低微，经久不已。还有麻木、震颤，甚者四肢痉挛拘急、雀目。此外，尚可见面部烘热、午后颧红、少寐多梦等阴虚而阳亢的症状。

治疗：柔肝滋肾，育阴潜阳。用一贯煎或杞菊地黄丸之类。

（2）肝血虚。

辨证：以眩晕头痛，两胁苦满，肢体麻木、震颤，唇色淡白，面色萎黄，月经量少或闭止不行，失眠多梦，舌质淡白，脉沉细为基本症状。肝血虚与肝阴虚的区别，在于前者无阳亢脉症，后者有阳亢脉症。

治疗:补肝血。用四物汤加味。

在肝病虚证中尚有肝气虚与肝阳虚证。因肝为罢极之本,又主谋虑,肝气虚、阳虚主要表现在这两方面的功能失常,而以极度疲乏、胆怯忧虑为基本症状。

2.实证

(1)肝气郁结。

辨证:以胁痛、呕逆、腹痛便泄、便后不爽、积聚、苔薄、脉弦等为其主要症状。其胁痛以胀痛为主,或流窜作痛,不得转侧。呕逆,嗳气频作,呕吐吞酸或呕出黄绿苦水。腹痛便泄,有便后不爽之特点,或时有少腹作痛不适,泻后不减,每因情志不遂而发。积聚之部位在胁下,癖积或左或右,或聚散无常,时觉胀痛或刺痛。此外尚可出现易怒、食欲缺乏等。

治疗:疏肝理气,破积散聚。用柴胡疏肝散之类。

(2)肝火上炎。

辨证:以胁痛、呕吐、眩晕、头痛、狂怒、耳鸣、耳聋、目赤、吐血、舌边尖红、苔黄或干腻、脉象弦数等为其主要症状。其胁痛为灼痛而烦。呕吐为苦水或黄水。眩晕、头痛自觉筋脉跳动,额热而痛,痛若刀劈,或为涨痛。耳鸣、耳聋为暴作,鸣声如潮,阵作阵止,按之不减。目赤多兼暴痛或肿。吐血亦为骤然发作,血涌量多,冲口而出。此外,尚可见大便干燥、小便热涩黄赤、面赤而热、口苦而干等。

治疗:泻肝胆热。用龙胆泻肝汤之类。

(3)风阳妄动。

辨证:以昏厥、痉挛、麻木、眩晕、头痛、舌体歪斜颤动、舌质红、苔薄黄、脉弦数等为其主要症状。其昏厥为猝然晕仆,不省人事,或抽搐,或吐涎。痉挛表现为项强,四肢挛急,不能屈伸,角弓反张。麻木为手足面唇等部有如蚁行。眩晕、头痛为头晕眼花,行走飘浮,头部抽掣作痛。此外,或在昏厥之后,出现口眼歪斜、语言謇涩、半身不遂等症。

治疗:平肝息风潜阳。用天麻钩藤饮之类。

(4)寒滞肝脉。

辨证:以少腹胀痛、睾丸坠胀或阴囊收缩、舌润滑、苔白、脉象沉弦或迟为其主要症状。少腹胀痛常牵及睾丸偏坠剧痛,受寒则甚,得热而缓。阴囊收缩,为寒滞厥阴,致少腹之脉收引,故多与少腹痛胀同时并见。此外,或见形态虚怯、挛缩。

治疗:温经暖肝。用暖肝煎之类。

3.兼证

(1)肝气犯胃:胸脘满闷时痛,两胁窜痛,食入不化,嗳气吐酸,舌苔薄黄,脉弦。治以泻肝和胃,用四逆散合左金丸之类。

(2)肝脾不和:不思饮食,腹胀肠鸣,便溏,苔薄,脉弦缓。治以调理肝脾,用逍遥散之类。

(3)肝胆不宁:虚烦不寐,或噩梦惊恐,触事易惊或善恐,短气乏力,目视不明,口苦,苔薄白,脉弦细。治以养肝清胆宁神,用酸酸枣仁汤之类。

(4)肝肾阴虚:面色憔悴,两颧嫩红,头眩目干,腰膝酸软,咽喉干痛,盗汗,五心烦热,或大便艰涩,男子遗精,女子经水不调或带下,舌红无苔,脉细。治以滋阴降火,用大补阴丸之类。

(5)肝火犯肺:胸胁刺痛,咳嗽阵作。咳吐鲜血,性急善怒,烦热,口苦,头眩目赤,苔薄质红,脉弦数。治以清肝泻肺,用黛蛤散和泻白散之类。

在肝脏病的辨证论治中还须注意,肝属春木而主风,性喜升发,故肝病多见阳亢的证候。肝之寒证,以寒凝少腹厥阴经脉为主。在肝病的实证中,肝气郁结、肝火上炎、风阳妄动三者同出一源,多由情志郁结,肝气有余,化火上冲。三者的关系极为密切,不可截然分割,临床应掌握主次,随证施治。风阳妄动,有上冲巅顶和横窜经络之不同。上冲者宜息风潜阳,横窜者宜和络息风,挟痰则兼以涤痰。实证久延,易于耗伤肝阴,形成本虚标实,临床颇为常见,辨证时须加注意。肝病虚证,多因肾阴不足,水不涵木,以致肝阴不足,阳亢上扰,应与实证对照,详细鉴别,其病机与肾阴亏乏有极密切的关系,故临床上多采取肝肾并治之法。

(6)胆病:胆因寄附于肝,禀春木之气以通降为顺,故在病理情况下多表现为火旺之证。因火热可煎灼津液而为痰,故胆病又多兼痰,痰火郁遏,常扰心神,所以在辨证施治时,既要注意泻胆化痰,又要清心安神。①胆虚证:头晕欲吐,易惊少寐,视物模糊,脉弦细,苔薄滑。治以调补肝胆,用酸酸枣仁汤之类。②胆实证:目眩耳聋,头晕,胸满胁痛,口苦,呕吐苦水,易怒,寐少梦多,或往来寒热,脉弦数实,舌红苔黄。治以泻胆清热,用龙胆泻肝汤之类。如胆气阻滞,呈现胁痛、呕吐,或黄疸,当清泻胆腑,用大柴胡汤之类。

(三)脾病

脾胃的功能主要为受纳和运化,所以其致病因素多系饥饱劳倦所伤,影响水谷的消化吸收,使脾胃之受纳、腐熟、转输、运化等功能失调。脾之为病,其证候不外虚、实、寒、热等方面。如脾阳虚衰,中气不足属虚证;寒湿困脾,湿热内蕴属实证。因脾虚不运则水湿不化,故脾病多与湿有关,出现本虚标实的证候,并且脾虚也常影响他脏,而出现兼证。

1.虚证

(1)脾阳虚衰。

辨证:以面黄少华、脘冷或泛清水、纳少腹胀且食入腹胀更甚、喜热饮、便溏、舌淡、苔白、脉濡弱为其主要症状,或见肌肉消瘦、四肢不温、少气懒言等。

治疗:温运中阳。用理中丸之类。

(2)中气不足。

辨证:以纳食减少、言语气短、四肢乏力、肠鸣腹胀、大便溏薄而便意频繁、舌淡、苔薄白、脉缓或濡细等为其主要症状,或见肌肉消瘦、动则气坠于腰腹、脱肛等。

治疗:升阳补气。用补中益气汤之类。

(3)脾不统血。

辨证:以面色萎黄无华、气短懒言、食少倦怠,或便血,或皮肤紫癜,或月经过多,舌质淡、脉细弱为主要症状。脾气虚失却统摄约束血液的能力,而出现各种出血,多见于一些慢性疾病过程中。

治疗:益气健脾摄血。用归脾汤之类。

(4)脾阴不足。

辨证:以经常性大便秘结、口干、食少乏力、舌干少津或有薄苔、脉弱而数为主要症状,或伴干呕、呃逆。

治疗:滋养脾阴。用参苓白术散、麻子仁丸之类。

2.实证

(1)寒湿困脾。

辨证:以脘闷、胃满、食减、口黏、头身困重、大便不实或泄泻、舌苔白腻、脉濡细为主要症状。

治疗:运脾化湿。用胃苓汤之类。

(2)湿热内蕴。

辨证:脘腹痞胀、不思饮食、身重体困、面目身黄、皮肤发痒、小便色赤不利、脉濡数、苔黄而腻等为主要症状,或见口苦、口渴、便溏、发热等症。

治疗:清热利湿。用茵陈蒿汤、四苓散之类。

3.兼证

(1)脾胃不和:胃脘痞满,隐痛绵绵,食入难化,嗳气作呃,便溏甚则呕吐,脉细,苔薄白。治以益气运中,调和脾胃,用香砂六君子汤之类。

(2)脾肾阳虚:少气懒言,腰膝酸冷,便溏或五更泄泻,舌淡苔薄白,脉沉细。治以健脾温肾,用附子理中汤合四神丸之类。

(3)脾湿犯肺:咳吐痰涎,胸闷气短,胃纳不佳,苔白微腻,脉滑。治以燥湿化痰,用二陈汤或平胃散之类。

在脾病的辨证论治中要注意:脾病的虚证和实证是相对的。脾虚失运,水湿潴留,多属本虚标实。一般轻证,先当健脾化湿,标实之证则应攻补兼施。脾病与湿的关系非常密切,无论虚、实、寒、热诸证,均可出现湿之兼证,如寒证的寒湿困脾、热证的湿热内蕴、实证的水湿内停、虚证的脾不健运。因而治疗时应结合病情,参以燥湿、利湿、逐水、化湿之品,湿去则脾运自复。脾与胃的病机可相对来看,古人认为"实则阳明,虚则太阴",所以脾病多虚多寒,胃病多热多实。

4.胃病

胃为水谷之海,凡饮食不节,饥饱失常,或冷热不适,都能影响胃的功能,发生病变。胃为燥土,本性喜润恶燥,所以一般以食结郁热、口渴便秘等燥热之证属之于胃。又胃主受纳,如胃失和降,常见恶心、呕吐之症。兹将辨证要点分别简述如下。

(1)胃寒:胃脘疼痛,绵绵不止,喜热恶寒,泛吐清水,呕吐呃逆,脉迟,苔白滑。治以温胃散寒,用高良姜汤之类。

(2)胃热:口渴思冷饮,消谷善饥,呕吐嘈杂,或食入即吐,口臭,牙龈肿痛、腐烂或出血,脉滑数,舌红苔黄少津。治以清热和胃,常用清胃散之类。

(3)胃虚:口干唇燥,干呕,纳少,大便干燥,舌红少苔。脉细数。治以养胃生津,用益胃汤之类。

(4)胃实:食滞胃脘,脘腹胀满,大便不爽,口臭嗳腐,或呕吐,脉滑,苔薄黄。治以消导化滞,用保和丸之类。

(四)肺病

肺主气,肺气的宣发和肃降,能维持肺司呼吸和通调水道的功能。肺之病机变化,主要是宣肃、通调失司,气机升降出入失常。又因肺为娇脏,不耐寒热,又为呼吸之孔道,所以感受外邪,以及疫毒侵袭,常先犯肺。又肺气贯百脉而通它脏,故它脏有病,也常累及于肺。肺的病证,可分为虚实两大类。虚证又分阴虚、气虚,阴虚多系津液消耗、肺失濡养所致;气虚多为久病亏耗,或被他脏之病所累。实证则多由痰浊水湿壅滞、寒邪外束和邪热乘肺而起。

1.虚证

(1)肺阴虚。

辨证:阴虚则肺燥,故咳呛气逆、干咳无痰或痰少质黏、咯吐不利,咳而痰中带血,或为血丝,或见血块。阴虚则阳亢,故可见潮热盗汗、午后颧红、失眠、口干咽燥,或舌红少苔,脉细数。

治疗:滋阴润肺。用百合固金汤之类。

(2)肺气虚。

辨证:咳而短气,痰液清稀,倦怠懒言,声音低怯,畏风形寒,自汗,舌淡苔薄白,脉虚弱,或常易感冒。

治疗:补益肺气。用补肺汤之类。

2.实证

(1)痰浊阻肺。

辨证:咳嗽气喘,喉中痰鸣,痰黏稠,胸胁支满疼痛,倚息不得卧,苔腻色黄,脉滑。

治疗:泻肺降火,涤饮去壅。用葶苈大枣泻肺汤或控涎丹之类。

(2)风寒束肺。

辨证:风寒在表,则恶寒发热,头痛身楚,无汗,鼻塞流涕,咳嗽痰稀薄,苔薄白,脉浮紧。寒饮内阻,则咳嗽频剧,气急身重,痰黏白量多,苔白滑,脉弦滑。

治疗:发散风寒,或温化寒饮。用麻黄汤或小青龙汤之类。

(3)邪热乘肺。

辨证:咳声洪亮,气喘息粗,痰稠色黄,或吐出腥臭脓血,咳则胸痛引背,鼻干,或鼻扇,或流脓涕,气息觉热,身热,烦渴引饮,咽喉肿痛,大便干结,小便赤涩不利,舌质干红,舌苔黄燥,脉数。

治疗:清肺泻热。用千金苇茎汤或泻白散之类。

3.兼证

(1)脾虚及肺:纳呆便溏,咳嗽痰多,倦怠肢软无力,甚则面足水肿,苔白,脉濡弱。治以培土生金,用六君子汤之类。

(2)肺肾阴亏:咳嗽夜剧,腰腿酸软,动则气促,骨蒸潮热,盗汗遗精,舌红苔少,脉细数。治以滋阴养肺,用八仙长寿丸、生脉散之类。

在肺病的辨证论治中还须注意,肺为娇脏,清虚而处高位,选方多宜轻清,不宜重浊,这就是古人所说"治上焦如羽,非轻不举"的道理。又治疗肺气之病,大法当用肃降,且娇脏不耐寒热,辛平甘润最为适宜。肺之病证,可以依据脏腑关系而做间接治疗,如虚证可用补脾(补母)、滋肾(补子),实证可用泻肝等治法。肺与大肠互为表里,所以肺经实证、热证可泻大肠,使肺热从大肠下泄而气得肃降。因肺气虚致大肠津液不布而便秘者,可用补养肺气之法,以通润大肠。

4.大肠病

因大肠为"传导之官",所以大肠的病机,主要反映在大便不调方面,引起大便秘结之原因主要在于大肠津液不足。一切热证,都可灼伤津液而致便秘;肺脏清肃之气不能下降,或肾水不足,肠中津液不足,也能导致大便秘结。此外,因大肠属于脾胃,故凡脾胃虚弱,运化失健,可直接影响大肠,而致传导功能失常。寒湿之邪入侵,或湿热客于大肠,以致传化失常,可以导致大便溏泄,其辨证要点如下。

(1)大肠实寒证:腹痛肠鸣,大便溏泄,溲清,脉缓,舌苔白滑。治以散寒止泻,用胃苓汤之类。

(2)大肠燥热证:口燥唇焦,大便秘结腐臭,肛门灼热肿痛,小便短赤,脉数,苔黄燥。治以清热泻火,用凉膈散之类。若症见下痢赤白或脓血、里急后重、发热身重、脉滑数、舌苔黄腻,为湿热痢疾。治以清利湿热,用白头翁汤之类。

(3)大肠虚寒证:久痢泄泻,肛门下脱,四肢不温,脉细数。治以厚肠固脱,用真人养脏汤之类。

(4)大肠实热证:腹痛拒按,或发热呕逆便秘,或热结旁流,或便而不爽,脉沉实,苔黄。治以清热导滞,用承气汤之类。

(五)肾病

肾为先天之本,藏真阴而寓元阳,只宜固藏,不宜泄露,所以肾多虚证。其病因多为禀赋薄弱,劳倦过度,房事不节,久病失养,以致耗伤肾中精气。临床表现为阴虚、阳虚两大类型,阳虚包括肾气不固、肾不纳气、肾阳不振、肾虚水泛;阴虚包括肾阴亏虚和阴虚火旺。又肾与膀胱互为表里,肾气不化,直接影响膀胱气化,故膀胱虚证,也就是肾虚的病机表现。

1.虚证

(1)肾气不固。

辨证:面色淡白,腰脊酸软,听力减退,小便频数而清,甚则不禁,滑精早泄,尿后余沥,舌淡苔薄白,脉细弱。

治疗:固摄肾气。用大补元煎、秘精丸之类。

(2)肾不纳气。

辨证:短气喘逆,动则尤甚,咳逆汗出,小便常因咳甚而失禁,面浮色白,舌苔淡薄,脉虚弱。

治疗:纳气归肾。用人参胡桃汤或参蛤散之类。

(3)肾阳不振。

辨证:面色淡白,腰酸腿软,阳痿,头昏耳鸣,形寒尿频,舌淡白,脉沉弱。

治疗:温补肾阳。用右归丸或金匮肾气丸之类。

(4)肾虚水泛。

辨证:水溢肌肤,则为周身水肿,下肢尤甚,按之如泥,腰腹胀满,尿少;水泛为痰,则为咳逆上气,痰多稀薄,动则喘息;舌苔淡白,脉沉滑。

治疗:温阳化水。用真武汤或济生肾气丸之类。

(5)肾阴亏虚。

辨证:形体虚弱,头昏耳鸣,少寐健忘,腰酸腿软,或有遗精,口干,舌红少苔,脉细。

治疗:滋养肾阴。用六味地黄汤之类。

(6)阴虚火旺。

辨证:颧红唇赤,潮热盗汗,腰脊酸痛,虚烦不寐,阳兴梦遗,口咽干痛;或呛咳,小便黄,大便秘,舌质红苔少,脉细数。

治疗:滋阴降火。用知柏地黄汤之类。

2.兼证

(1)肾虚脾弱:大便溏泄,完谷不化,滑泻难禁,腹胀少食,神疲形寒,肢软无力,舌淡苔薄,脉沉迟。治以补火生土,用附子理中丸、四神丸之类。

(2)肾水凌心:心悸不宁,水肿,胸腹胀满,咳嗽短气不能平卧,口唇青紫,四肢厥冷,舌苔淡薄,脉虚数。治以温化水气,用真武汤之类。

在肾病的辨证论治中还须注意:一般而论,肾无表证与实证。肾之热,属于阴虚之变,肾之寒,由于阳虚,临床上必须注意掌握。肾虚之证,一般分为阴虚、阳虚两类。总的治疗原则是"培其不足,不可伐其有余"。阴虚者忌辛燥,忌过于苦寒,宜甘润壮水之剂,以补阴配阳,使虚火降而阳归于阴,所谓"壮水之主,以制阳光";阳虚者忌凉润,忌辛散,宜甘温益气之品,以补阳配阴,使沉阴散而阴从于阳,所谓"益火之源,以消阴翳"。至于阴阳俱虚,则精气两伤,就宜阴阳两补。肾阴虚者,往往导致相火偏旺,此为阴虚生内热之变,治法均以滋阴为主,参以清泻相火,如知柏地黄丸之类。肾阳虚者,在温肾补火的原则下,必须佐以填精益髓等血肉有情之品,资其生化之源。肾与膀胱互为表里,膀胱病变属虚寒者,多由肾阳虚衰,气化失职所致,当以温肾化气为主。倘为实热癃闭不利,可由他脏移热而致，也可由于膀胱本腑之湿热蕴结而成，当以清利通窍为主。肾与其他脏腑的关系非常密切，如肾阴不足，可导致水不涵木，肝阳上亢；或子盗母气，耗伤肺阴；或水不上承，心肾不交。肾阳亏虚，又易形成火不生土，脾阳不振。这些病证，通过治肾及参治他脏，对提高疗效颇有意义。

3.膀胱病

由于膀胱有化气行水的功能，故其病机变化主要为气化无权，表现为小便不利、癃闭、频数、失禁等。因肾主水液，与膀胱互为表里，肾气不化，也能影响膀胱气化，这是膀胱虚证的主要病机。至于膀胱实热病证，则由他脏移热所致，或本腑湿热蕴结而成。

（1）膀胱虚寒：小便频数，淋沥不尽，或遗尿，舌淡苔润，脉沉细。治以固摄肾气，用桑螵蛸散之类。

（2）膀胱实热：小便短赤不利，或混浊不清，尿时茎中热痛，甚则淋沥不畅，或见尿血，砂石，舌红苔黄，脉数。治以清利湿热，用八正散之类。

六、气血辨证

(一)气病

气病之因，可为外感，亦可为内伤。例如外感疾病中，风寒外束，则会引起肺气失宣，而为咳嗽；寒与气结，则为疝为瘕；风热上乘内炽，肺气失于肃降，而咳吐黄痰，鼻扇；邪热袭入心包，心气逆乱而神昏惊厥；痰浊阻遏气机，则肺气壅塞而喘逆，脾气不升而泄泻。至于劳损过度，则气耗血虚；饮食失节，则胃气失和；七情无制，怒则气上，喜则气缓，悲则气消，恐则气下，惊则气乱，思则气结。说明劳倦、饮食、情志等内伤因素，都与气病的发病有一定关系。综上所述，外感内伤，均可引起气病，由于病因、病机的不同，则其病机变化所反映出来的证候也就不同。

气病与脏腑的关系非常密切，因气来源于脾肾，出入升降治节于肺，升发疏泄于肝，帅血贯脉而周行于心，故脏腑一旦受病，就会直接或间接地反映出气的病机变化，出现不同的气病证候。如肺气不宣，则为胸闷喘咳；肺气不足，则神倦气短；心气不足，则心悸怔忡；脾胃不和，胃气上逆则泛恶呕吐；脾失运化，胃气虚衰则纳呆泄泻；肝气郁结，则胸胁满闷；肝胆气虚，则心惊胆怯；肾气虚弱则遗泄、喘息。

气病证候在各脏腑不同的证候之中已有论述，现仅将气病概括为虚实两证如下。

1.气虚

凡由禀赋素虚、劳伤过度、久病失养、年迈体弱等而耗损元气者,皆属于气虚,主要表现为少气,懒言,语声低微,自汗,心悸,怔忡,头晕,耳鸣,倦怠乏力,食少,小便清或频,脉虚弱或虚大等。此外,脱肛及子宫脱垂等,亦属气虚范畴的疾病。

2.气实

气实证多由痰火、湿热、食滞、郁结等所致,或因外感治疗失当而引起,主要表现有胸痞,脘闷,痰多喘满,气粗,腹胀,大便秘结,脉弦滑或数实等。

气病治疗的基本原则是气虚宜补气,气实宜理气、行气、降气。气虚者,其补气主要是补脾、肺、肾之气,因脾胃为元气生化之源,脾胃虚衰则元气不足,其他脏腑亦因元气不足而虚弱,如《脾胃论》说:"则脾胃之气既伤,而元气亦不能充,此诸病之所由生也。"肺司吸入清气,参与人体之气的生成。肺气出入升降失常,加重病情的发展。肾为先天之本,主藏精气又司气化,如肾气不足,就会引起一系列气化无力或失常的病证。因此气虚的治疗,一般是根据气虚的不同病机,以补脾、肺、肾之气为主。

至于气之实证,主要由于气郁、气滞、气逆,以及外邪侵犯所致,与肝、脾、肺之关系较为密切,所以多用疏肝、理脾、宣肺、降逆、散寒、化结等法。一般气实之证多较复杂,就应分别其与脏腑的关系而进行治疗。如肺气壅阻的宜开,胃气积滞的宜导,肝气上逆的宜降,肝气郁结的宜疏,胆气阻滞的宜和,肝胆火盛的宜泻,气滞而痛的宜调。若食、痰、湿、火等夹杂为患,又当分析具体情况,分缓急轻重,加以处理。

(二)血病

血病的表现,一般分为出血、瘀血、血虚三者的病因病机,既有区别,又有联系。如出血是血虚的病因,又可能因其留于体内而成为瘀血的病机。

正常情况下血液循行于脉中,若脉络受伤,血溢于外,就是出血。阳络伤,则血从上而出,称为上溢,如咳血、吐血、衄血等;阴络伤,则血从下而出,称为下溢,如便血、尿血、崩漏等。出血之病机,大多由火而起,但也有因气虚不能摄血、血瘀不循经脉而导致出血的。如过食烟酒辛辣动火之品,或厚味肥甘蓄积为患;其他如七情因素之激扰,五志之火之内燔,纵情色欲之虚火伤络,跌打损伤之外因等。因此,归纳出血的病机,不外风火燥热,损伤脉络,或气不摄血,阳离阴走。

此外,离经之血未出体外,停滞于内,或脉中之血为痰火或湿热所阻,也能成瘀。其病机是邪毒入营,损伤脉道;瘀血内留或产后恶露不下,血不循脉等。

血虚之因,不外失血过多或生血不足。例如吐血、产后以及外伤性出血等,血去过多,新血未生;或因脾胃素弱,水谷之精微不能化生营血;以及久病不愈,肠中虫积,劳神过度等,以致阴血消耗,均能使脏腑百脉失养,而出现一系列出血的病理反应。血病之辨证要点如下。

1.出血

多以出血之部位或器官而分证,如随咳嗽痰沫而出者,为肺系之出血;如随食物呕吐而出者,为胃之出血;随大小便而出者,为便血、尿血;由鼻、龈、耳、目、肌肤等处出血者均为衄血。

2.瘀血

主要表现为疼痛,痛的部位随瘀血所在之处而定,痛处不移,得寒温不解,常兼痞闷胀满,自觉烦热,面色晦滞,眼睑乌黑,皮肤紫斑,或有血缕,甚则甲错,舌可见紫斑,脉细涩。

3.血虚

面色苍白、唇舌爪甲色淡无华、头目眩晕,心悸怔忡、疲倦乏力,或手足发麻、脉细等。

血病的治疗主要是根据上述证候,血虚者补血,出血者止血,血瘀者宜活血化瘀。凡由火热引起出血的,以泻热止血为主法,如肝胆火热内炽出血的,用龙胆泻肝汤之类;血热妄行出血的,用犀角地黄汤之类;胃火内炽出血的,用大黄黄连泻心汤之类;阴虚火炎咯血的,用小蓟饮子之类。如因脾不统血或气不摄血的,可用归脾汤或补中益气汤之类。瘀血的治疗,视病情而不同,如瘀血内结,可行血破结,用桃仁承气汤或抵当汤之类;瘀血阻滞,可行气活血,或活血逐瘀,用血府逐瘀汤之类;寒滞经脉而血瘀,可温经活血,用温经汤之类。血虚主要是补气补血,用人参养荣汤或十全大补汤气血双补。妇人血虚,多用四物汤或当归补血汤之类。

七、风火湿痰辨证

风、火、湿、痰,多六淫之气为致病因素,且又多为脏腑功能异常产生的病理产物或病理状态。

(一)风病

风有内外之分。外风为六淫外邪之一,内风系身中阳气动复而成,多因火热炽甚或肝阳偏亢所致的一系列气血逆乱的证候。现将辨证要点分述如下。

1.外风

病起急骤,身热而渴,恶风,或兼咳嗽,肢体酸痛,或骨节红肿,游走不定,或皮肤发生风疹作痒等。

风寒:如感冒伤风,症见头痛项强、恶寒或发热无汗、鼻塞、苔薄白、脉浮紧等。治以疏风散寒,用葱豉汤或荆防败毒散之类。

风热:风热外感,多犯上焦,症见咽红肿痛、发热微恶寒,或少汗恶风;也可见头面红肿痛、乳蛾、鼻渊、脉数等。治以疏风清热,用桑菊饮或银翘散之类。

风湿:风湿为患,表现于肌表经络的证候,如头痛如裹、肢体困重、走窜不定、湿疹、风疹、水疱;表现于肠胃的证候,如肠鸣腹痛、泄泻、泻出清水等。治以祛风化湿,在肌表经络用羌活胜湿汤之类,在肠胃用藿香正气散之类。

2.内风

多由肝阳、肝火所产生,或由于情志起居、饮食失节等因素而诱发。根据病情轻重不同,多有头目眩晕、抽搐震颤、癫狂,或卒中、口眼歪斜、语言謇涩、半身不遂等。由热极生风者,则有惊厥神昏等;血虚生风,必兼血虚内燥症状。

(1)热极生风:凡热极之证,必灼伤津液,消烁营血;营血既伤,心肝受病,邪热上扰,可出现惊厥神昏证候。

(2)肝风内动:主要症状为头目眩晕、心绪不宁、手足颤动,重者突然出现抽搐昏迷、口眼歪斜、角弓反张、半身不遂等。

(3)血虚生风:血虚则头目、肌肤、筋膜失养,出现瘛疭、眩晕、痉厥或皮肤瘙痒、脱屑过多等症。

综上所述可以看出,内风为病,多与心、肝、肾三脏有关。此外,内风又与痰有一定关系。如内有痰火郁结,则更易生风;反之,肝风内动,痰浊也随之上逆,易出现卒中。

内风的治疗,凡热极生风,宜清热平肝息风,用羚角钩藤汤之类,并可酌情加用安宫牛黄丸、至宝丹、紫雪丹;如虚阳妄动者,宜滋阴潜阳,用大定风珠之类;血虚生风者,宜养血息风,用加减复脉汤之类。

(二)火病

火既是六淫之一,也可由疾病过程中产生。火有虚实之分,其为病不外外感和内伤两个方面。外感多由感受火热之邪而来,也可由感受他邪演化而生。感受他邪者,须经一段化热的病程,如由寒化热,热极而后生火;湿蕴化热,热甚而成痰火等。内伤也可以生火,如劳伤过度,情志抑郁,淫欲妄动,影响脏腑正常生理功能,使气血失调,或久病失养,精气亏耗,均可导致内火发生。一般来说,外感引起的火,多属实火;内伤所致的火,多属虚火。

火为热之盛,其性炎上,故火的症状与热相似,但比热更重。其证候主要特点如下:实火常由外感而起。病势急速,每有壮热、面红目赤、口渴心烦、喜冷饮,甚者狂躁、昏迷、小便短赤,大便秘结,唇焦口燥,舌红起刺,苔黄燥,脉洪数等。虚火由内伤而起。病势缓慢,见潮热盗汗、午后颧红、虚烦少眠、口干咽燥、干咳无痰或痰中带血、耳鸣健忘、腰酸遗精、舌红少津、光剥无苔、脉细数等。

辨火之证,首别虚实,虚者宜补宜敛,实者宜清宜泻。由于受病的脏腑不同,其中虚实又有区别,必须详细辨证。

1.实火

(1)心火炽盛:主症为面红目赤、五心烦热、少寐多梦、口燥唇裂、舌尖红等。治以清泻心火,用泻心汤之类。

(2)肝胆火盛:主症为耳聋胁痛、面红目赤、烦躁而怒、口苦筋痿,或淋浊尿血等。治以清泻肝胆,用龙胆泻肝汤之类。

(3)肺火壅盛:主症为气粗鼻扇、咳吐稠痰、烦渴欲饮、大便燥结,或鼻干咳血等。治以清热泻肺,用千金苇茎汤或泻白散之类。

(4)胃火壅盛:主症为烦渴引饮、牙龈腐烂而痛或出血、呕吐嘈杂、消谷善饥等。治以清泻胃热,用清胃散之类。

(5)大肠火热:主症为大便秘结不通,或暴泻黄赤、肛门灼热等。治以泻下积热,用大承气汤之类。

(6)小肠火热:主症为少腹坠胀、血淋热浊、心烦少寐、舌尖红等。治以清心降火,用导赤散之类。

(7)膀胱火热:主症为癃闭淋沥、尿痛尿赤、尿血、腹痛等。治以清利湿热,用八正散之类。

(8)火热入心,蒙蔽清窍:主症为神昏谵语,抽搐等。治以清心宣窍,用安宫牛黄丸、至宝丹及其他清心凉血之品。

2.虚火

(1)肺虚火旺:主症为干咳气急、潮热骨蒸、盗汗、消瘦等。治以养肺清火,用百合固金汤之类。

(2)肾虚火动:主症为升火烘热、腰酸耳鸣、男子梦遗、女子梦交。治以滋阴降火,用知柏地黄丸之类;骨蒸者用清骨散之类。

(3)脾胃虚火:主症渴喜热饮、懒言恶食等。治以甘温除热,用补中益气汤或黄芪建中汤之类。

(三)湿病

湿有内外之分。外湿为六淫之一,常先伤于下。如湿与热结,或为下利,或为黄疸。内湿为病理产物,与脾的病机变化有密切的关系。湿为阴邪,得温则化,得阳则宣。但湿邪黏腻而滞,故不易速去,常经久不已。外湿起病,与气候环境有关,如阴雨连绵,或久居雾露潮湿之处,均易发生湿病。又脾胃素弱,也容易感外湿。其临床表现多有身重体酸、关节疼痛,甚者屈伸不利、难以转侧,其痛常限于一处不移,脉濡缓,苔白微腻等。内湿之证,都与脾虚有关,故以脾胃症状为主,如口淡乏味而腻,食欲缺乏,或食而不多,胸脘痞闷,泄泻,肢软无力,头痛身重,苔白腻而厚,脉濡缓等。现分别叙述如下。

1.外湿

寒湿:全身疼痛而重,以关节疼痛为甚,多得温则缓,行动不便,汗出不彻,大便稀,或见四肢水肿,苔白腻,脉濡迟。治以蠲痹通络,用蠲痹汤之类。

湿热:发热心烦,口渴自汗,四肢关节肿痛,胸满黄疸,小便黄赤,舌苔黄腻,脉濡数。治以清热化湿,如白虎汤加苍术之类。以关节肿痛为主者用白虎加桂枝汤之类,以黄疸为主者用茵陈五苓散之类。

暑湿:呕吐泄泻,发热汗出,胸闷腹满,不思饮食,苔白滑,脉虚濡。治以芳香化浊,用藿香正气散之类。

2.内湿

脾为湿困:肢体无力,困倦疲惫,脘闷饱胀,大便稀溏,或见呕逆,脉濡缓,苔白腻。治以理脾除湿,用香砂六君子汤之类。

湿从热化:湿热蕴于心经,则口舌生疮糜烂。湿热注于下焦,或为痢疾,或为淋浊,血尿,癃闭,或为带下。湿热浸淫肌肤,则为疥疮。

(四)痰(饮)

痰和饮,都是脏腑病理变化的产物,是由于水液停积于体内而出现的证候。古人谓"积水成饮,饮凝成痰"。水、饮、痰三者的区别,即稠浊者为痰,清稀者为饮,更清者为水。痰与饮之产生,与肺、脾、肾三脏关系较为密切。

从发病的部位而言,饮多见于胸腹四肢,故与脾胃关系较为密切。痰之为病,则全身各处均可出现,无处不到,与五脏之病均有关系。正如张景岳说:"饮惟停积肠胃,而痰则无处不到。水谷不化,而停为饮者,其病全由脾胃;无处不到而化为痰者,凡五脏之伤,皆能致之。故治此者,当知所辨,而不可不察其本也。"痰饮的临床表现很复杂,尤其是痰证,涉及各脏腑系统,往往缺少固定的共同脉症。一般来说,痰之主症:胸部痞闷,咳嗽痰多,恶心呕吐,腹泻,心悸,眩晕,癫狂,皮肤麻木,关节痛或肿胀,皮下肿块,或溃破流脓,久而不合,苔白滑或厚,脉滑。饮之主症:临床症状多随饮之部位而不同,如肠中漉漉有声,为痰饮;饮在四肢肌肉,为溢饮;咳喘气逆,不能平卧,为支饮;饮在胸膈,咳唾引痛,为悬饮。现将常见证候的辨证要点分述如下。

1.痰证

(1)风痰咳嗽:即一般伤风有表证的咳嗽。治以宣肺化痰,用杏苏散之类。

(2)痰湿犯肺:咳嗽痰多,色白痰稀。治以温化痰湿,用二陈汤之类。

(3)痰热伏肺:肺有伏热,痰黏而黄。治以清化痰热,用清金化痰汤之类。

(4)痰蒙心窍:猝然昏仆,痰涎壅塞。治以开窍涤痰,用稀涎散之类。

(5)痰核瘰疬:治以消痰软坚,用消核散之类。

(6)痰气搏结:气为痰滞,痰因气结,痰涎壅盛,喘咳气急,胸膈噎塞。治以降气化痰,用苏子降气汤之类。

(7)痰饮流入四肢:肩臂或身体酸痛,苔腻,脉沉细或小滑,治以化痰行气,用指迷茯苓丸之类。

2.饮证

(1)痰饮:咳嗽心悸,恶水不欲饮,胃肠中有漉漉水声,呕吐清水,胸腹胀满,苔白,脉弦滑。治以温化痰饮,用苓桂术甘汤之类。

(2)悬饮:饮在胸胁,咳唾引痛,心下痞硬,发热汗出,舌苔白,脉沉或弦。治以逐饮行水,用十枣汤之类。

(3)溢饮:干呕发热而渴,面目四肢水肿,身体疼痛,舌苔白或微黄,脉浮。治以发汗逐饮,用大青龙汤或小青龙汤之类。

(4)支饮:咳逆倚息,短气不能平卧,身体微肿,苔白,脉弦滑。治以泻肺逐饮,用葶苈大枣汤之类。

第二章

心脑系病证

第一节 头 痛

头痛是指由于外感或内伤而引起,导致脉络不畅或失养,清窍不利,以患者自觉头部疼痛为特征的一种常见病证。本病可单独出现,也可见于多种急、慢性疾病过程中,有时亦是某些相关疾病加重或恶化的先兆。若头痛属某一疾病过程中所出现的兼症,则不属本节讨论范围。

头痛之记载源于《黄帝内经》,在《素问·风论》中称为"脑风""首风",提出外感内伤均可导致本病发生,如《素问·风论》曰:"新沐中风,则为首风";《素问·五脏生成论》云:"是以头痛巅疾,下虚上实。"并指出六经病变皆可导致头痛。

汉代张仲景在《伤寒论》中指出了太阳病、阳明病、少阳病、厥阴病头痛的见证,创立了不同头痛的治疗方药。李东垣在《东垣十书》中将头痛分为外感与内伤两类,根据病因和症状不同,指出头痛有湿热头痛、偏头痛、真头痛、气虚头痛、血虚头痛、厥逆头痛等,还在《黄帝内经》和《伤寒论》的基础上,补充了太阴头痛和少阴头痛,为头痛分经用药奠定了基础。

《丹溪心法·头痛》中又提出了痰厥头痛和气滞头痛,并指出头痛"如不愈,各加引经药:太阳川芎,阳明白芷,少阳柴胡,太阴苍术,少阴细辛,厥阴吴茱萸",至今对临床仍有指导意义。

部分医著中还有"头风"的记载,实际上仍属于头痛。如《证治准绳·头痛》说:"医书多分头痛、头风为二门,然一病也,但有新久去留之分耳。浅而近者名头痛,其痛卒然而至,易于解散速安也。深而远者为头风,其痛作止不常,愈后遇触复发也。皆当验其邪所从来而治之。"

清代医家王清任在《医林改错·头痛》中论述血府逐瘀汤证时说:"查患头痛者,无表证,无里证,无气虚、痰饮等证,忽犯忽好,百方不效,用此方一剂而愈。"提出了瘀血导致头痛的学说。至此,对头痛的辨证施治理论已基本完备。

头痛见于西医学之内、外、精神、神经、五官等各科疾病中。本节主要讨论内科范畴的头痛,如血管性头痛、紧张性头痛、三叉神经痛、外伤后头痛、神经官能症等,其他各科头痛也可参考本节内容辨证论治。

一、病因病机

头痛的发生是因外感或内伤导致邪扰清窍,或脉络失养而为病。外感者以风邪为主,内伤者与肝、脾、肾关系密切。

(一)感受外邪

多由起居不慎,感受风、寒、湿、热之邪,邪壅经络,气血受阻而发为头痛。因风为百病之长,"伤于风者,上先受之""高巅之上,惟风可到",故六淫之中以风邪为主要病因。

若夹寒邪,寒凝血滞,脉络不畅,不通则痛;若夹热邪,风热上炎,侵扰清窍而为头痛;若夹湿邪,风伤于巅,湿困清阳,蒙蔽清空而为头痛。若感湿较重,湿邪困脾,尚可致痰湿内生,清窍蒙蔽,形成外感与内伤并存。

(二)情志内伤

情志不遂,忧郁恼怒,肝失疏泄,郁而化火,上扰清窍,可发为头痛;若火郁日久,火盛伤阴,肝失濡养,肾精被伐,肝肾精血不能上承,也可引发头痛。

(三)先天不足或房事不节

先天禀赋不足或纵欲过度,可使肾精亏虚。肾主骨生髓,脑为髓海,肾精亏损日久,可致髓海空虚而为头痛。少数肾虚头痛与阴损及阳、清阳不升有关。

(四)饮食劳倦或久病体虚

饮食不节或劳倦过度可使中焦脾胃受伤,脾为气血生化之源,脾虚气血生化乏源,气血不能上荣脑髓脉络,则发为头痛。

久病、产后、失血等也可形成营血亏损,脑髓失充,脉络失荣而头痛。若脾失健运,痰湿内生,痰浊闭阻清窍,清阳不升,又可形成痰浊头痛。

(五)头部外伤或久病入络

跌仆闪挫,头部外伤,或久痛不解,均可导致气滞血瘀,脑络痹阻,不通则痛;久病瘀血不去,新血不生,常在瘀血之中夹有血虚,形成虚实错杂之证。

总之，头痛的病位虽在头，但病变涉及脾、肝、肾等脏腑，风、火、痰、瘀、虚为致病之主要因素，脉络阻闭、清窍失养为其主要病机。

二、诊断

（一）诊断要点

1.病史

常有感受外邪、情志不遂、劳倦过度、头部外伤等诱因，或有反复发作病史。疼痛持续时间、发作频率、疼痛轻重等常与病程有关。病程长者多发作频繁、持续时间长、疼痛重；病程短者多偶尔发作、持续时间短、疼痛轻。

2.临床特征

突然发病或反复发作，以前额、额颞、巅顶、顶枕部或全头部疼痛为主症，多表现为跳痛、涨痛、昏痛、刺痛、隐痛等。有突然而作，痛无休止者；也有反复发作，时痛时止者；头痛发作可持续数分钟、数小时、数天或数周不等。

（二）辅助检查

外感头痛可伴有血常规异常，内伤头痛常有血压改变，必要时做脑脊液、脑电图检查，有条件者可做经颅多普勒超声、颅脑 CT 和 MRI 等检查，以排除器质性疾病。

（三）类证鉴别

本病应与下列头痛症状突出的疾病相鉴别。

1.真头痛

表现为突然剧烈头痛，或持续痛而阵发加重，甚至呈喷射状呕吐不已，以致肢厥、抽搐，是临床急重症之一。

2.眩晕

眩晕与头痛可单独出现，也可同时出现。眩晕以头晕眼花，站立不稳，甚则天旋地转为主要特征，多为虚证，以内伤为主要病因；头痛以头部疼痛为主，多为实证，其病因有外感和内伤之分。

三、辨证要点

（一）辨疼痛轻重

一般来说，以外感者疼痛较重，内伤者疼痛较轻；寒厥头痛、偏头痛较重，气虚、血虚、肝肾阴虚头痛较轻；气虚头痛早晨加重；血虚头痛午后加重。

(二)辨疼痛性质

痰湿头痛多重坠或胀;肝火头痛多跳痛;寒厥头痛刺痛伴有寒冷感;阳亢者头痛而胀;气血、肝肾阴虚者隐痛绵绵或空痛。

(三)辨部位

前额为阳明头痛,后部为太阳头痛,两侧为少阳头痛,巅顶为厥阴头痛。一般气血亏虚、肝肾阴虚以全头作痛为多;阳亢者痛在枕部,多连颈肌;寒厥者痛在巅顶;肝火者痛在两颞。

(四)辨影响因素

气虚头痛与过劳有关;肝火头痛因情志波动而加重;寒湿头痛常随天气变化而变化;肝阳上亢头痛常因饮酒或暴食而加重;肝肾阴虚者每随失眠加重而加重;偏头痛者常遇风寒则痛发。

(五)辨外感内伤

外感头痛起病急,一般疼痛较重,多表现为跳痛、灼痛、重痛、掣痛、胀痛,痛无休止,多有感邪病史,属实证;内伤头痛起病缓,一般疼痛较轻,多表现为隐痛、昏痛、空痛,痛势悠悠,时作时止,遇劳或情志刺激加重,属虚证或虚实错杂证。

四、中药治疗

本病的发生是因脉络痹阻或清窍失养而成,因此治疗时须以缓急止痛为基本原则。外感者宜祛邪活络,内伤者宜调理脏腑气血阴阳;实证者攻邪为主,虚证者补虚为要。

(一)外感头痛

1.风寒头痛

证候:起病较急,头痛剧烈,连及项背,恶风畏寒,遇风尤剧,口淡不渴,舌淡苔薄白,脉多浮紧。

证候分析:本证以风寒侵袭,脉络痹阻为主要病机。寒性收引凝滞,风寒袭表,脉络痹阻较甚,故头痛剧烈;风寒首犯太阳,太阳主一身之表,故见恶风畏寒、脉浮紧等表证;太阳经脉布于项背,故痛连项背;口淡不渴、脉浮紧均为风寒外袭之征。本证以头痛剧烈,连及项背,遇风尤剧,脉浮紧为辨证要点。

治法:疏风散寒。

方药:川芎茶调散加减。若风寒表证明显,重用川芎,加苏叶、生姜,减薄荷;鼻塞者加苍耳子、辛夷;素体阳虚,恶寒较重者,加制川乌、麻黄、桂枝。

若巅顶头痛,干呕,吐涎沫,甚则四肢厥冷,苔白,脉弦,为寒犯厥阴,治当温散厥阴寒邪,宜用吴茱萸汤加半夏、藁本、川芎。

若头痛、背冷、脉沉细或弦紧,为寒邪客于少阴,治当温散少阴寒邪,宜用麻黄附子细辛汤加白芷、川芎。

2.风热头痛

证候:头涨痛,甚则头痛如裂,发热或恶风,口渴喜饮,面红目赤,便秘溲黄,舌红苔黄,脉浮数。

证候分析:本证以风热上扰清窍,脑络失和为主要病机。风热上扰,故见头涨痛,甚则头痛如裂;风热袭表,故见发热或恶风,口渴喜饮;热伤津液,故见便秘溲黄;面红目赤、舌红苔黄、脉浮数均为风热袭表之象。本证以头涨痛,甚则头痛如裂,发热或恶风,舌红苔黄,脉浮数为辨证要点。

治法:疏风清热。

方药:芎芷石膏汤加减。热盛者去藁本,改用黄芩、薄荷、蔓荆子、山栀子辛凉清热;若热盛伤津,症见舌红少津,加知母、麦冬、石斛、天花粉清热生津;若大便秘结,口舌生疮,腑气不通者,合用黄连上清丸,以苦寒通腑泄热。

3.风湿头痛

证候:头痛如裹,肢体困重,胸闷纳呆,腹胀,或大便稀溏,苔白腻,脉濡滑。

证候分析:本证以风湿上蒙清窍,阻遏清阳为主要病机。湿性黏滞,易阻遏阳气,而头又为诸阳之会,故风湿最易致清阳不升而出现头痛如裹,肢体困重;湿邪最易困阻脾胃,故见胸闷纳呆,腹胀,便溏;苔白腻,脉濡滑均为湿象。本证以头痛如裹,肢体困重,苔白腻,脉濡滑为辨证要点。

治法:祛风胜湿。

方药:羌活胜湿汤加减。若症见胸闷纳呆、便溏,证属湿浊中阻,加苍术、厚朴、陈皮等燥湿宽中;若恶心呕吐者,加生姜、半夏、藿香等化浊降逆止呕;若身热汗出不畅,胸闷口渴,为暑湿所致,宜用黄连香薷饮加藿香、佩兰等清暑化湿。

(二)内伤头痛

1.肝阳头痛

证候:头胀痛,眩晕,心烦易怒,或兼胁痛,夜寐不宁,口干口苦,舌红苔薄黄,脉沉弦有力。

证候分析:本证的病机主要是肝阳上亢,风阳上扰。虚阳亢于上,气血并走于头面,故见头涨痛;阳亢生风,故见眩晕;阳热有余,故见心烦易怒,夜寐不宁,口干口苦;舌红苔薄黄、脉沉弦有力均属肝阳上亢之征。本证以头涨痛,眩晕,舌红苔薄黄,脉沉弦有力为辨证要点。

治法:平肝潜阳。

方药:天麻钩藤饮加减。眩晕重者加生龙牡以加强重镇潜阳之力;若头痛朝轻暮重,或遇劳加剧,脉弦细,舌红苔薄少津,属肝肾阴虚,酌加生地黄、何首乌、女贞子、枸杞子、旱莲草滋养肝肾;失眠重者,加酸枣仁、柏子仁,配合琥珀粉冲服。

2.痰浊头痛

证候:头痛昏蒙,胸脘痞闷,呕恶痰涎,苔白腻,脉沉弦或沉滑。

证候分析:本证的病机主要是痰浊中阻,上蒙清窍。痰为阴邪,易阻滞气机,并可随气升降,若痰浊内盛,既可阻滞清阳上升,又可占据阳位而上蒙清窍,故可引起头痛昏蒙;痰湿中阻脾胃,脾失健运,升降失和,故见胸脘痞闷,呕恶痰涎;苔白腻、脉滑均为痰浊内盛之征。本证以头痛昏蒙,胸脘痞闷,呕恶,苔白腻为辨证要点。

治法:健脾化痰,降逆止痛。

方药:半夏白术天麻汤加减。若痰郁化热显著,症见舌苔黄腻、口干苦,加竹茹、枳实、黄芩清热燥湿化痰;胸脘痞闷重,加厚朴、枳壳、瓜蒌;呕恶痰涎,加生姜、砂仁、藿梗。

3.瘀血头痛

证候:头痛如刺,固定不移,经久不愈,或头部有外伤史,舌紫或有瘀斑、瘀点,苔薄白,脉沉细或细涩。

证候分析:本证的病机主要是瘀血阻窍,络脉不通,不通则痛。瘀血为有形之邪,阻滞经络较甚,故见头痛固定,痛如锥刺;瘀血化解较难,故多病势缠绵,经久不愈;舌紫脉涩均为瘀血之征。本证以头痛如刺,固定不移,舌紫或有瘀斑、瘀点,苔薄白,脉沉细或细涩为辨证要点。

治法:活血化瘀通窍。

方药:通窍活血汤加减。头痛日久酌加全蝎、蜈蚣等虫类药搜逐风邪、活络止痛;病久多伴气血两虚,可加四君子汤健脾益气,另加当归养血活血,以助活络化瘀之力;若因受风寒而头痛加重,可加细辛、桂枝,待痛缓再予调理。

4.血虚头痛

证候:头痛而晕,心悸不宁,失眠多梦,面色萎黄,舌淡苔薄白,脉沉细而弱。

证候分析:本证的病机主要是营血不足,脑络失养。"血主濡之",血对各脏腑组织具有营养作用,血虚头目失养则头痛而晕;心失所养则心悸失眠多梦;肌肤失养则面色萎黄;舌淡苔薄白、脉沉细而弱也是血虚之征。本证以头痛眩晕,心悸失眠多梦,舌淡苔薄白,脉沉细而弱为辨证要点。

治法:养血疏风止痛。

方药:加味四物汤加减。方以四物汤加菊花、蔓荆子组成,具有养血疏风之功,临证可酌加阿胶、龟板胶、鸡子黄等血肉有情之品;若心悸失眠,加龙眼肉、酸枣仁、远志、茯神;兼气虚者,加党参、黄芪,或以八珍汤加减;本证常有食少纳呆等脾虚见症,可酌加山楂、麦芽、神曲等助运化,以促气血化生。

5.气虚头痛

证候:头痛绵绵,遇劳则重,神疲乏力,面色㿠白,自汗,气短,畏风,食欲缺乏,舌淡苔薄,脉细无力。

证候分析:本证病机主要是气虚清阳不升,清窍失养。头为诸阳之会,清阳不升,头目失养,故头痛绵绵,面色㿠白;劳则气耗,故遇劳则重;气虚运化无力,故食欲缺乏;气虚鼓动无力,故神疲乏力,气短;气虚卫外不固,故自汗,畏风;舌淡苔薄、脉细无力亦气虚之象。本证以头痛绵绵,遇劳加重,神疲乏力,舌淡苔薄,脉细无力为辨证要点。

治法:益气升清。

方药:顺气和中汤加减。以补中益气汤加细辛、蔓荆子、川芎组成,有益气升清止痛之功,为气虚头痛的有效方剂。自汗、气短、畏风者加五味子、煅牡蛎,或配合玉屏风散常服;若心悸失眠,属气血两虚,可加龙眼肉、酸枣仁、茯神,待痛减以归脾丸善后。

6.肾虚头痛

证候:头空痛,眩晕,耳鸣少寐,腰痛酸软,遗精,带下,神疲乏力,舌红少苔,脉沉细无力。

证候分析:本证的病机主要是肾精亏虚,髓海不足,脑失所养。脑为髓海,肾主骨生髓,肾虚髓海空虚,故头空痛,眩晕;肾虚腰府失养,故腰痛酸软,耳鸣少寐;肾气亏虚,精关、带脉不固,故遗精、带下;舌红少苔、脉沉细无力均为肾虚之象。本证以头空痛,眩晕,耳鸣少寐,舌红少苔,脉沉细无力为辨证要点。

治法:补肾养阴。

方药:大补元煎加减。眩晕重者加菊花、枸杞子、钩藤;遗精或带下者加芡实、煅牡蛎、益智仁;耳鸣重者加磁石、生龙骨、珍珠母;待病情好转,可常服杞菊地黄丸或六味地黄丸补肾阴、潜肝阳以巩固疗效。

若肾虚头痛属肾阳不足者,多伴畏寒肢冷,小便清长,舌淡胖,脉沉细,可用右归丸加减以温补肾阳、填精补髓。若兼见外感寒邪者,可予麻黄附子细辛汤。

上述各证的治疗应根据头痛部位而选用不同的引经药,如太阳头痛选羌活、防风;少阳头痛选用川芎、柴胡;阳明头痛选白芷、葛根;太阴头痛选用苍术;少阴头痛选用细辛;厥阴头痛选用吴茱萸、藁本等。

此外,临床可见头痛如雷鸣,头面起核或憎寒壮热,名曰"雷头风",多为湿热夹痰所致,宜用清震汤加味以清宣升散、除湿化痰。

另外还有偏头风,其病暴发,痛势甚剧,或左或右,或连及眼、齿,痛止如常人,又称偏头痛,此多为肝经风火所致,治宜平肝息风为主,可予天麻钩藤饮或羚角钩藤汤。

五、其他疗法

(1)风热头痛用银翘解毒片(丸)、羚翘解毒片、桑菊感冒冲剂、维C银翘片等。

(2)风湿头痛用藿香正气丸(水、液、软胶囊)等。

(3)气虚头痛用补中益气丸等。

(4)肾虚头痛用六味地黄丸、肾气丸、左归丸、右归丸等。

(5)血虚头痛用归脾丸等。

六、预防与调护

(1)头痛在急性发作期应适当休息,保证睡眠,不宜食用炸烤辛辣等厚味生热助火食物,同时限制烟酒。

(2)若患者精神紧张,情绪不稳,宜疏导劝慰以稳定情绪。

(3)在头痛缓解后应注意情志、饮食及寒温等的调护,以防复发。

(4)可根据中医辨证运用食疗、气功等辅助治疗。

第二节　眩　晕

眩晕是以目眩与头晕为主要表现的病证。目眩即眼花或眼前发黑,视物模糊;头晕即感觉自身或外界景物摇晃、旋转,站立不稳。两者常同时并见,故统称为"眩晕"。

一、历史沿革

眩晕最早见于《黄帝内经》,称为"眩冒""眩"。《黄帝内经》对本病病因病机的论述主要包括外邪致病，如《灵枢·大惑论》说："故邪中于项，因逢其身之虚……入于脑则脑转。脑转则引目系急，目系急则目眩以转矣。"因虚致病，如《灵枢·海论》说："髓海不足，则脑转耳鸣，胫酸眩冒。"《灵枢·卫气》说："上虚则眩。"与肝有关，如《素问·至真要大论》云："诸风掉眩，皆属于肝。"与运气有关，如《素问·六元正纪大论》云："木郁之发……甚则耳鸣眩转。"

汉代张仲景对眩晕一病未有专论，仅有"眩""目眩""头眩""身为振振摇""振振欲擗地"等描述，散见于《伤寒论》和《金匮要略》中。其病因，或邪袭太阳，阳气郁而不得伸展；或邪郁少阳，上干空窍；或肠中有燥屎，浊气攻冲于上；或胃阳虚，清阳不升；或阳虚水泛，上犯清阳；或阴液已竭，阳亡于上；或痰饮停积胃中（心下），清阳不升等多个方面，并拟订出相应的治法方药。例如，小柴胡汤治少阳眩晕；刺大椎、肺俞、肝俞治太少并病之眩晕；大承气汤治阳明腑实之眩晕；真武汤治少阴阳虚水泛之眩晕；苓桂术甘汤、小半夏加茯苓汤、泽泻汤等治痰饮眩晕等，为后世论治眩晕奠定了基础。

隋、唐、宋代医家对眩晕的认识，基本上继承了《黄帝内经》的观点。如隋代巢元方《诸病源候论·风头眩候》说："风头眩者，由血气虚，风邪入脑而引目系故也……逢身之虚则为风邪所伤，入脑则脑转而目系急，目系急故成眩也。"唐代王焘《外台秘要》及宋代《圣济总录》亦从风邪立论。唐代孙思邈的《备急千金要方》则提出风、热、痰致眩的论点。在治疗方面，诸家方书在仲景方药的基础上，又有发展，如《外台秘要》载有治风头眩方9首，治头风旋方7首；《圣济总录》载有治风头眩方24首。

金元时期，对眩晕从概念、病因病机到治法方药等各个方面都有所发展。金代成无己在《伤寒明理论》中提出了眩晕的概念，还指出了眩晕与昏迷的鉴别："伤寒头眩，何以明之？眊非毛而见其毛，眩非玄而见其玄。眊为眼花，眩为眼黑。眩也，运也，冒也，三者形俱相近。有谓之眩运者，有谓之眩冒者。运为运转之运，世谓之头旋者是也矣。冒为蒙冒之冒，世谓之昏迷者是矣。"金代刘完素在《素问玄机原病式·五运主病》中给眩晕下的定义："掉，摇也；眩，昏乱旋运也。"并主张眩晕的病因病机应从"火"立论："所谓风气甚，而头目眩运者，由风木旺，必是金衰不能制木，而木复生火，风火皆属阳，多为兼化，阳主乎动，两动相搏，则为之旋转。"张子和则从"痰"立论，提出吐法为主的治疗方法，他在《儒门事亲》中说："夫头风眩运……在上谓之停饮，可用独圣散吐之，吐讫，后服清上辛凉之药。凡眩运多年不已，胸膈痰涎壅塞，气血颇实，吐之甚效。"李杲《兰室秘藏·头痛》所论恶心呕吐，不食，痰唾稠黏，眼黑头旋，目不能开，如在风云中，即是脾胃气虚、浊痰上逆之眩晕,主以半夏白术天麻汤。认为:"足太阴痰厥头痛,非半夏不能疗,眼黑头旋风虚内作,非天麻不能除。"元代朱丹溪更力倡"无痰不作眩"之说,如《丹溪心法·头眩》说:"头眩,痰挟气虚并火,治痰为主,挟补气药及降火药。无痰则不作眩,痰因火动,又有湿痰者……"

明、清时期对眩晕的论述日臻完善。对眩晕病因病机的分析颇为详尽。如明代徐春甫的《古今医统大全·眩运门》以虚实分论,提出虚有气虚、血虚、阳虚之分;实有风、寒、暑、湿之别。并着重指出"四气乘虚""七情郁而生痰动火""淫欲过度,肾家不能纳气归元""吐血或崩漏,肝家不能收摄荣气"是眩晕发病之常见原因。刘宗厚《玉机微义》、李梴《医学入门》等书,对《黄帝内经》"上盛下虚"而致眩晕之论,做了进一步的阐述,认为"下虚者乃气血也,上盛者乃痰涎风火也"。张景岳则特别强调因虚致眩,认为:"无虚不能作眩""眩运一证,虚者居其八九,而兼火兼痰者不过十中一二耳"(《景岳全书·眩运》)。陈修园则在风、痰、虚之外,再加上火,从而把眩晕的病因病机概括为"风""火""痰""虚"4字。此外,明代虞抟提出"血瘀致眩"的论点,值得重视。虞抟在《医学正传·眩晕》中说:"外有因呕血而眩冒者,胸中有死血迷闭心窍而然。"对跌仆伤致眩晕已有所认识。

关于眩晕的治疗,此期许多著作,集前人经验之大成,颇为详尽。如《医学六要·头眩》即分湿痰、痰火、风痰、阴虚、阳虚、气虚、血虚、亡血、风热、风寒、死血等证候立方。《证治汇补》亦分湿痰、肝火、肾虚、血虚、脾虚、气郁、停饮、阴虚、阳虚。程国彭除总结了肝火、湿痰、气虚、肾水不足、命门火衰等眩晕的治疗大法外,并着重介绍了以重剂参、附、芪治疗虚证眩晕的经验。叶天士《临证指南医案·眩晕》华岫云按,认为眩晕乃"肝胆之风阳上冒",其证有夹痰、夹火、中虚、下虚之别,治法亦有治胃、治肝之分。"火盛者,先生用羚羊、山栀、连翘、花粉、元参、鲜生地、丹皮、桑叶以清泻上焦窍络之热,此先从胆治也;痰多者必理阳明,消痰如竹沥、姜汁、菖蒲、橘红、二陈汤之类;中虚则兼用人参,外台茯苓饮是也;下虚者,必从肝治,补肾滋肝,育阴潜阳,镇摄之治是也"。

此外,元、明、清部分医家还认识到某些眩晕与头痛、头风、肝风、中风诸证之间有一定的内在联系,如朱丹溪云:"眩运乃中风之渐。"张景岳亦谓:"头眩有大小之异,总头眩也……至于中年之外,多见眩仆卒倒等证,亦人所常有之事。但忽运而忽止者,人皆谓之头运眼花;卒倒而不醒者,人必谓之中风中痰。"华岫云在《临证指南医案·眩晕》按语中更明确地指出:"此证之原,本之肝风;当与肝风、中风、头风门合而参之。"这些论述也是值得注意的。

总之,继《黄帝内经》之后,经过历代医家的不断总结,使眩晕的证治内容更加丰富、充实。近代学者对前人的经验与理论进行了全面的整理,并在实践的基础上加以提高,在本病的辨证论治、理法方药等方面都有进一步的发展。

二、范围

眩晕作为临床常见症状之一,可见于西医学的多种病症。如椎-基底动脉供血不足、颈椎病、梅尼埃病、高血压、低血压、阵发性心动过速、房室传导阻滞、贫血、前庭神经元炎、脑外伤后综合征等。临床以眩晕为主要表现的疾病,或某些疾病过程中出现眩晕症状者,均可参考本节有关内容辨证论治。

三、病因病机

眩晕,以内伤为主,尤以肝阳上亢、气血虚损,以及痰浊中阻为常见。眩晕多系本虚标实,实为风、火、痰、瘀,虚则为气血阴阳之虚。其病变脏腑以肝、脾、肾为重点,三者之中,又以肝为主。

(一)肝阳上亢

肝为风木之脏,体阴而用阳,其性刚劲,主动主升,如《黄帝内经》所说:"诸风掉眩,皆属于肝。"阳盛体质之人,阴阳平衡失其常度,阴亏于下,阳亢于上,则见眩晕;或忧郁、恼怒太过,肝失条达,肝气郁结,气郁化火,肝阴耗伤,风阳易动,上扰头目,发为眩晕;或肾阴素亏不能养肝,阴不维阳,肝阳上亢,肝风内动,发为眩晕。正如《临证指南医案·眩晕门》华岫云按:"经云:'诸风掉眩,皆属于肝',头为六阳之首,耳目口鼻,皆系清空之窍,所患眩晕者,非外来之邪,乃肝胆之风阳上冒耳。"

(二)肾精不足

脑为髓之海,髓海有余则轻劲多力,髓海不足则脑转耳鸣,胫酸眩晕。而肾为先天之本,主藏精生髓。若年老肾精亏虚;或因房事不节,阴精亏耗过甚;或先天不足;或劳役过度,伤骨损髓;或阴虚火旺,扰动精室,遗精频仍;或肾气亏虚,精关不固,滑泄无度,均使肾精不足而致眩晕。

(三)气血亏虚

脾胃为后天之本,气血生化之源,如忧思劳倦或饮食失节,损伤脾胃,或先天禀赋不足,或年老阳气虚衰,而致脾胃虚弱,不能运化水谷,生化气血;或久病不愈,耗伤气血;或失血之后,气随血耗。气虚则清阳不振,清气不升;血虚则肝失所养,虚风内动,皆能发生眩晕。如《景岳全书·眩晕》所说:"原病之由,有气虚者,乃清气不能上升,或汗多亡阳而致,当升阳补气;有血虚者,乃因亡血过多,阳无所附而然,当益阴补血,此皆不足之证也。"

(四)痰浊中阻

饮食不节、肥甘厚味太过损伤脾胃,或忧思、劳倦伤脾,以致脾阳不振,健运失职,水湿内停,积聚成痰;或肺气不足,宣降失司,水津不得通调输布,留聚而生痰;或肾虚不能化气行水,水泛而为痰;或肝气郁结,气郁湿滞而生痰。痰阻经络,清阳不升,清空之窍失其所养,则头目眩晕。若痰浊中阻更兼内生之风火作祟,则痰夹风火,眩晕更甚;若痰湿中阻,更兼内寒,则有眩晕昏仆之虑。

(五)瘀血内阻

跌仆坠损,头脑外伤,瘀血停留,阻滞经脉,而致气血不能荣于头目;或瘀停胸中,迷闭心窍,心神飘摇不定;或妇人产时感寒,恶露不下,血瘀气逆,并走于上,迫乱心神,干扰清空,皆可发为眩晕。如《医学正传·眩运》说:"外有因坠损而眩运者,胸中有死血迷闭心窍而然。"

总之,眩晕反复发作,病程较长,多为本虚标实,并常见虚实之间相互转化。如发病初期,病程较短时多表现为实证,即痰浊中阻、瘀血内阻,或阴阳失调之肝阳上亢,若日久不愈,可转化为气血亏虚、肾精不足之虚证;也有气血亏虚、肾精不足所致眩晕者,反复发作,气血津液运行不畅,痰浊、瘀血内生,而转化为虚实夹杂证。痰浊中阻者,由于痰郁化火,煽动肝阳,则可转化为肝阳上亢或风挟痰浊上扰;由于痰浊内蕴,阻遏气血运行,日久可致痰瘀互结。

四、诊断与鉴别诊断

(一)诊断

1.发病特点

眩晕可见于任何年龄,但多见于 40 岁以上的中老年人。起病较急,常反复发作,或渐进加重。可以是某些病证的主要临床表现或起始症状。

2.临床表现

本证以目眩、头晕为主要临床表现,患者眼花或眼前发黑,视外界景物旋转动摇不定,或自觉头身动摇,如坐舟车,同时或兼见恶心、呕吐、汗出、耳鸣、耳聋、怠懈、肢体震颤等症状。

(二)鉴别诊断

1.厥证

厥证以突然昏倒,不省人事为主症,或伴有四肢逆冷,一般常在短时内苏醒,醒后无偏瘫、失语、口舌歪斜等后遗症。眩晕发作严重者,有欲仆或晕旋仆倒的现象与厥证相似,但神志清醒。

2.中风

中风以猝然昏仆,不省人事,伴有口舌歪斜,半身不遂,言语謇涩为主症,或不经昏仆而仅以喎僻不遂为特征。而眩晕仅以头晕、目眩为主要症状,不伴有神昏和半身不遂等症。但有部分中风患者以眩晕为起始症状或主要症状,需密切观察病情变化,结合病史及其他症状与单纯的眩晕进行鉴别。

3.痫病

痫病以突然仆倒,昏不知人,口吐涎沫,两目上视,四肢抽搐,或口中如作猪羊叫声,移时苏醒,醒后一如常人为特点。而眩晕无昏不知人,四肢抽搐等症状。痫病昏仆与眩晕之甚者似,且其发作前常有眩晕、乏力、胸闷等先兆,痫病发作日久之人,常有神疲乏力、眩晕时作等症状出现,故亦应与眩晕进行鉴别。

五、辨证

(一)辨证要点

1.辨虚实

眩晕辨虚实,首先要注意舌象和脉象,再结合病史和伴随症状。如气血虚者多见舌质淡嫩,脉细弱;肾精不足偏阴虚者,多见舌嫩红少苔,脉弦细数;偏阳虚者,多见舌质胖嫩淡暗,脉沉细、尺弱;痰湿重者,多见舌苔厚滑或浊腻,脉滑;内有瘀血者,可见舌质紫暗或舌有瘀斑、瘀点,唇暗,脉涩。起病突然,病程短者多属实证;反复发作,缠绵不愈,或劳则诱发者多属虚证,或虚实夹杂证。

2.辨标本缓急

眩晕多属本虚标实之证,肝肾阴亏,气血不足,为病之本;痰、瘀、风、火为病之标。痰、瘀、风、火,其临床特征不同。如风性主动,火性上炎,痰性黏滞,瘀性留著等,都需加以辨识。其中尤以肝风、肝火为病最急,风升火动,两阳相搏,上干清空,症见眩晕,面赤,烦躁,口苦,脉弦数有力,舌红,苔黄等,亟应注意,以免缓不济急,酿成严重后果。

(二)证候

1.肝阳上亢

症状:眩晕,耳鸣,头胀痛,易怒,失眠多梦,脉弦。或兼面红,目赤,口苦,便秘尿赤,舌红苔黄,脉弦数;或兼腰膝酸软,健忘,遗精,舌红少苔,脉弦细数;或眩晕欲仆,泛泛欲呕,头痛如掣,肢麻震颤,语言不利,步履不正。

病机分析：肝阳上亢，上冒巅顶，故眩晕、耳鸣、头痛且胀，脉见弦象；肝阳升发太过，故易怒；阳扰心神，故失眠多梦；若肝火偏盛、循经上炎，则兼见面红，目赤，口苦，脉弦且数；火热灼津，故便秘尿赤，舌红苔黄；若属肝肾阴亏，水不涵木，肝阳上亢者，则兼见腰膝酸软，健忘遗精，舌红少苔，脉弦细数。若肝阳亢极化风，则可出现眩晕欲仆，泛泛欲呕，头痛如掣，肢麻震颤，语言不利，步履不正等风动之象。此乃中风之先兆，宜加防范。

2.气血亏虚

症状：眩晕，动则加剧，劳累即发，神疲懒言，气短声低，面白少华，或萎黄，或面有垢色，心悸失眠，纳减体倦，舌色淡，质胖嫩，边有齿痕，苔薄白，脉细或虚大；或兼食后腹胀，大便溏薄；或兼畏寒肢冷，唇甲淡白；或兼诸失血证。

病机分析：气血不足，脑失所养，故头晕目眩，活动劳累后眩晕加剧，或劳累即发；气血不足，故神疲懒言，面白少华或萎黄；脾肺气虚，故气短声低；营血不足，心神失养，故心悸失眠；气虚脾失健运，故纳减体倦。舌色淡，质胖嫩，边有齿痕，苔薄白，脉细或虚大，均是气虚血少之象。若偏于脾虚气陷，则兼见食后腹胀，大便稀溏。若脾阳虚衰，气血生化不足，则兼见畏寒肢冷，唇甲淡白。

3.肾精不足

症状：眩晕，精神萎靡，腰膝酸软，或遗精，滑泄，耳鸣，发落，齿摇，舌瘦嫩或嫩红，少苔或无苔，脉弦细或弱或细数。或兼见头痛颧红，咽干，形瘦，五心烦热，舌嫩红，苔少或光剥，脉细数；或兼见面色㿠白或黧黑，形寒肢冷，舌淡嫩，苔白或根部有浊苔，脉弱尺甚。

病机分析：肾精不足，无以生髓，脑髓失充，故眩晕，精神萎靡；肾主骨，腰为肾之府，齿为骨之余，精虚骨骼失养，故腰膝酸软，牙齿动摇；肾虚封藏固摄失职，故遗精滑泄；肾开窍于耳，肾精虚少，故时时耳鸣；肾其华在发，肾精亏虚故发易脱落。肾精不足，阴不维阳，虚热内生，故颧红，咽干，形瘦，五心烦热，舌嫩红、苔少或光剥，脉细数。精虚无以化气，肾气不足，日久真阳亦衰，故面色㿠白或黧黑，形寒肢冷，舌淡嫩，苔白或根部有浊苔，脉弱尺甚。

4.痰浊内蕴

症状：眩晕，倦怠或头重如蒙，胸闷或时吐痰涎，少食多寐，舌胖，苔浊腻或白厚而润，脉滑或弦滑，或兼结代。或兼见心下逆满，心悸怔忡，或兼头目胀痛，心烦而悸，口苦尿赤，舌苔黄腻，脉弦滑而数，或兼头痛耳鸣，面赤易怒，胁痛，脉弦滑。

病机分析：痰浊中阻，上蒙清窍，故眩晕；痰为湿聚，湿性重浊，阻遏清阳，故倦怠,头重如蒙;痰浊中阻,气机不利,故胸闷;胃气上逆,故时吐痰涎;脾阳为痰浊阻遏而不振,故少食多寐;舌胖、苔浊腻或白厚而润,脉滑、或弦滑、或兼结代,均为痰浊内蕴之征。若为阳虚不化水,寒饮内停,上逆凌心,则兼见心下逆满,心悸怔忡。若痰浊久郁化火,痰火上扰则头目胀痛,口苦;痰火扰心,故心烦而悸;痰火劫津,故尿赤;苔黄腻,脉弦滑而数,均为痰火内蕴之象。若痰浊夹肝阳上扰,则兼头痛耳鸣,面赤易怒,胁痛,脉弦滑。

5.瘀血阻络

症状:眩晕,头痛,或兼见健忘,失眠,心悸,精神不振,面或唇色紫暗。舌有紫斑或瘀点,脉弦涩或细涩。

病机分析:瘀血阻络,气血不得正常流布,脑失所养,故眩晕时作;头痛,面唇紫暗,舌有紫斑瘀点,脉弦涩或细涩均为瘀血内阻之征。瘀血不去,新血不生,心神失养,故可兼见健忘、失眠、心悸、精神不振。

六、治疗

(一)治疗原则

1.标本兼顾

眩晕多属本虚标实之证,一般在眩晕发作时以治标为主,眩晕减轻或缓解后,常须标本兼顾,如日久不愈,则当针对本虚辨证论治。

2.治病求本

眩晕的治疗应注意治疗原发病,如因跌仆外伤,鼻衄,妇女血崩、漏下等失血而致的眩晕,应重点治疗失血;脾胃不健,中气虚弱者,应重在治疗脾胃。一般原发病得愈,眩晕亦随之而愈。辨证论治中应注意审证求因,治病求本。

(二)治法方药

1.肝阳上亢

治法:平肝潜阳,清火息风。

方药:天麻钩藤饮加减。本方以天麻、钩藤平肝风治风为主药,配以石决明潜阳,牛膝、益母草下行,使偏亢之阳气复为平衡;加黄芩、栀子以清肝火;再加杜仲、桑寄生养肝肾;夜交藤、茯神以养心神、固根本。

若肝火偏盛,可加龙胆草、丹皮以清肝泻热;或改用龙胆泻肝汤加石决明、钩藤等以清泻肝火。若兼腑热便秘者,可加大黄、芒硝以通腑泄热。

若肝阳亢极化风,宜加羚羊角(或羚羊角骨)、牡蛎、代赭石之属以镇肝息风,或用羚羊角汤加减(羚羊角、钩藤、石决明、龟甲、夏枯草、生地黄、黄芩、牛膝、白芍、丹皮)以防中风变证的出现。

若肝阳亢而偏阴虚者,加滋养肝肾之药,如牡蛎、龟甲、鳖甲、何首乌、生地黄、淡菜之属。若肝肾阴亏严重者,应参考肾精不足证结合上述化裁治之。

2.气血亏虚

治法:补益气血,健运脾胃。

方药:八珍汤、十全大补汤、人参养荣汤等加减。

若偏于脾虚气陷者,用补中益气汤;若为脾阳虚衰,可用理中汤加何首乌、当归、川芎、肉桂等以温运中阳。

若以心悸、失眠、健忘为主要表现者,则以归脾汤为首选。血虚甚者,用当归补血汤,本方以黄芪五倍于当归,在补气的基础上补血,亦可加入枸杞子、山药之属,兼顾脾肾。

若眩晕由失血引起者,应针对失血原因而治之。如属气不摄血者,可用四君子汤加黄芪、阿胶、白及、三七之属;若暴失血而突然晕倒者,可急用针灸法促其复苏,内服方用六味回阳饮,重用人参,以取益气回阳固脱之意。

3.肾精不足

治法:补益肾精,充养脑髓。

方药:河车大造丸加减。本方以党参、茯苓、熟地黄、天冬、麦冬大补气血而益真元;紫河车、龟甲、杜仲、牛膝以补肾益精血;黄柏以清妄动之相火。可选加菟丝子、山茱萸、鹿角胶、女贞子、莲子等以增强填精补髓之力。

若眩晕较甚者,可选加龙骨、牡蛎、鳖甲、磁石、珍珠母之类以潜浮阳。若遗精频频者,可选加莲须、芡实、桑螵蛸、沙苑子、覆盆子等以固肾涩精。

偏于阴虚者,宜补肾滋阴清热,可用左归丸加知母、黄柏、丹参。方中熟地黄、山茱萸、菟丝子、牛膝、龟甲补益肾阴;鹿角胶填精补髓;加丹参、知母、黄柏以清内生之虚热。

偏于阳虚者,宜补肾助阳,可用右归丸。方中熟地黄、山茱萸、菟丝子、杜仲为补肾主药;山药、枸杞子、当归补肝脾以助肾;附子、肉桂、鹿角胶益火助阳。可酌加巴戟天、淫羊藿、仙茅、肉苁蓉等以增强温补肾阳之力。

在症状改善后,可辨证选用六味地黄丸或金匮肾气丸,较长时间服用,以固其根本。

4.痰浊内蕴

治法:燥湿祛痰,健脾和胃。

方药:半夏白术天麻汤加减。方中半夏燥湿化痰,白术健脾去湿,天麻息风止头眩为主药;茯苓、甘草、生姜、大枣俱是健脾和胃之药,再加橘红以理气化痰,使脾胃健运,痰湿不留,眩晕乃止。

若眩晕较甚,呕吐频作者,可加代赭石、旋覆花、胆南星之类以除痰降逆,或改用旋覆代赭汤;若舌苔厚腻水湿盛重者,可合五苓散;若脘闷不食,加白蔻仁、砂仁化湿醒胃;若兼耳鸣重听,加青葱、石菖蒲通阳开窍;若脾虚生痰者可用六君子汤加黄芪、竹茹、胆南星、白芥子之属;若为寒饮内停者,可用苓桂术甘汤加干姜、附子、白芥子之属以温阳化寒饮,或用黑锡丹。

若为痰郁化火,宜用温胆汤加黄连、黄芩、天竺黄等以化痰泻热或合滚痰丸以降火逐痰。

若动怒郁勃,痰、火、风交炽者,用二陈汤下当归龙荟丸,并可随症酌加天麻、钩藤、石决明等息风之药。

若兼肝阳上扰者,可参用上述肝阳上亢之法治之。

5.瘀血阻络

治法:祛瘀生新,活血通络。

方药:血府逐瘀汤加减。方中当归、生地黄、桃仁、红花、赤芍、川芎等为活血消瘀主药;枳壳、柴胡、桔梗、牛膝以行气通络,疏理气机。若兼气虚,身倦乏力,少气自汗,宜加黄芪,且应重用(30~60 g),以补气行血。

若兼寒凝,畏寒肢冷,可加附子、桂枝以温经活血。

若兼骨蒸劳热,肌肤甲错,可加丹皮、黄柏、知母,重用生地黄,去柴胡、枳壳、桔梗,以清热养阴,祛瘀生新。

若为产后血瘀血晕,可用清魂散,加当归、延胡索、血竭、没药、本方以人参、甘草益气活血;泽兰、川芎活血祛瘀;荆芥理血祛风,合当归、延胡索、血竭、没药等活血去瘀药,全方具有益气活血,祛瘀止晕的作用。

(三)其他治法

1.单方验方

(1)五月艾生用45 g,黑豆30 g,煲鸡蛋服食;或川芎10 g,鸡蛋1只,煲水服食;或桑葚子15 g,黑豆12 g水煎服。治血虚眩晕。

(2)羊头1个(包括羊脑),黄芪15 g,水煮服食,或胡桃肉3个,鲜荷蒂1枚捣烂,水煎服;或桑寄生120 g水煎服。治肾精不足眩晕。

(3)生地黄30 g,钩藤30 g,益母草60 g,小蓟30 g,白茅根30 g,夏枯草60 g,山楂30 g,红花9 g,地龙30 g,决明子30 g,浓煎成160 mL,每次服40 mL,每天服2次。治瘀血眩晕。

(4)生明矾、绿豆粉各等分研末,用饭和丸如梧桐子大,每天早晚各服5丸,常服;或明矾7粒(如米粒大),晨起空腹开水送下。治痰饮眩晕。

(5)假辣椒根(萝芙木根)30~90 g,或生芭蕉根60~120 g,或臭梧桐叶30 g,或棕树嫩叶15 g,或向日葵叶30 g(鲜60 g),或地骨皮30 g,或丹皮45 g,或芥菜花30~60 g,或杉树枝30 g,或鲜车前草90 g,或鲜小蓟根30 g,或鲜马兜铃30 g,任选一种,水煎服,每天1剂。治肝阳眩晕。

(6)芹菜根10株,红枣10枚,水煎服,每天1剂,连服2周;或新鲜柳树叶每天250 g,浓煎成100 mL,分2次服,6天为1个疗程;紫金龙粉每次服1 g,开水冲服;或草决明30 g,海带50 g,水煎服;或野菊花15 g,钩藤6 g,益母草15 g,桑枝15 g,苍耳草15 g,水煎服;或猪笼草60 g,糯稻根15 g,土牛膝15 g,钩藤15 g,水煎服;或芜蔚子30 g,玉兰花12 g,榕树寄生15 g,山楂子、叶各15 g,水煎服;或夏枯草、万年青根各15 g,水煎服;或小蓟草30 g,车前草30 g,豨莶草15 g,水煎服;或香瓜藤、黄藤、西瓜藤各15 g,水煎服;或桑寄生、苦丁茶、钩藤、荷叶、菊花各6 g,开水泡代茶。上述均每天1剂,治肝阳眩晕。

2.针灸

艾灸百会穴,可治各种虚证眩晕急性发作;针刺太冲穴,泻法,可治肝阳眩晕急性发作。

气血亏虚眩晕,可选脾俞、肾俞、关元、足三里等穴,取补法或灸之;肝阳上亢者,可选风池、行间、侠溪等穴,取泻法;兼肝肾阴亏者,加刺肝俞、肾俞,用补法,痰浊中阻者,可选内关、丰隆、解溪等穴,用泻法。

七、转归及预后

眩晕的转归,既包括病证虚实之间的变化,又涉及变证的出现。眩晕反复发作,日久不愈,常出现虚实转化。如气血亏虚者,日久可致气血津液运行不畅,痰瘀内生,而成虚实夹杂证;肝阳上亢者,木克脾土,脾失健运,痰湿内生,而转化为痰浊中阻证。

眩晕的预后,一般来说,与病情轻重和病程长短有关。若病情较轻,治疗护理得当,则预后多属良好。反之,若病久不愈,发作频繁,发作时间长,症状重笃,则难于获得根治。尤其是肝阳上亢者,阳愈亢而阴愈亏,阴亏则更不能涵木潜阳,阳化风动,血随气逆,夹痰夹火,横窜经隧,蒙蔽清窍,即成中风危证,预后不良。如突发眩晕,伴有呕吐或视一为二、站立不稳者,当及时治疗,防止中风的发生。少数内伤眩晕患者,还可因肝血、肾精耗竭,耳目失其荣养,而发为耳聋或失明之病证。

八、预防与护理

增强人体正气,避免和消除能导致眩晕发病的各种内、外致病因素。例如,坚持适当的体育锻炼,其中太极拳、八段锦及其他医疗气功等对预防和治疗眩晕均有良好的作用;保持心情舒畅、乐观,防止七情内伤;注意劳逸结合,避免体力和脑力的过度劳累;节制房事,切忌纵欲过度;饮食尽可能定时定量,忌暴饮暴食及过食肥甘厚味,或过咸伤肾之品;尽可能戒除烟酒。这些都是预防眩晕发病及发作的重要措施。注意产后的护理与卫生,对防止产后血晕的发生有重要意义。避免突然、剧烈的主动或被动的头部运动,可减少某些眩晕证的发生。

眩晕发病后要及时治疗,注意适当休息,症状严重者一定要卧床休息及有人陪伴或住院治疗,以免发生意外,并应特别注意生活及饮食上的调理。这些措施对患者早日康复是极为必要的。

第三节 中 风

中风是由于阴阳失调,气血逆乱,上犯于脑所引起的以猝然昏仆,不省人事,半身不遂,口眼㖞斜,语言不利为主症的病证。病轻者可无昏仆而仅见半身不遂及口眼㖞斜等症状。

由于本病发生突然,起病急骤,"如矢石之中的,若暴风之疾速。"临床见症不一,变化多端而速疾,与自然界"风性善行而数变"的特征相似,故古代医家取类比象而名之为"中风";又因其发病突然,亦称之为"卒中"。

《黄帝内经》中有关中风的论述较详。在病名方面,依据症状表现和发病阶段不同而有不同的名称,如在卒中昏迷期间称为仆击、大厥、薄厥;半身不遂者则有偏枯、偏风、身偏不用、风痱等病名。在病因方面,认识到感受外邪、烦劳暴怒可以诱发本病,如《灵枢·刺节真邪》云:"虚邪遍容于身半,其入深,内居营卫,营卫稍衰,则真气去,邪气独留,发为偏枯"。《素问·生气通天论》云:"阳气者,大怒则形气绝,而血菀于上,使人薄厥。"此外,还认识到本病的发生与体质、饮食有密切的关系。如《素问·通评虚实论》曾经明确指出:"……仆击,偏枯……肥贵人,则膏粱之疾也。"这些论述至今仍有指导意义。

在《黄帝内经》之后,历代医家对中风病因和治法的探讨大体可划分为两个阶段。在唐宋以前以"外风"学说为主,多从"内虚邪中"立论;唐宋以后,特别是金元时期,突出以"内风"立论,是中风病因学说的一大转折。刘河间主"心火暴盛",李东垣认为属"正气自虚",朱丹溪主张"湿痰生热"。元代王履提出"真中""类中"病名。明代张景岳认为本病与外风无关而倡导"非风"之说,并提出"内伤积损"的论点。明代医家李中梓将中风中脏腑明确分为闭、脱二证。以内风立论是中风病防治的进步,清代叶天士始明确以"内风"立论,并提出滋液息风、补阴潜阳以及开闭、固脱等法。王清任指出中风半身不遂、偏身麻木是由于气虚血瘀所致,立补阳还五汤治疗偏瘫,至今仍为临床常用。近代医家张伯龙、张山雷等总结前人经验,进一步探讨发病机制,认识到本病的发生主要在于肝阳化风,气血并逆,直冲犯脑,中风的病因病机和治法认识渐趋深化。

当代学者在中风病因学与辨证论治规范的研究方面做了继往开来的工作,特别是 20 世纪 80 年代以后,随着《中风病诊断与疗效评定标准》及《中风病辨证诊断标准》等行业文件的发布实施,标志着我国对中风病研究,特别是在中风病辨证诊断的客观化、定量化方面已进入一个新的发展水平。

根据中风的临床表现特征,西医学的急性脑血管疾病与之相近,包括缺血性中风和出血性中风,其他如短暂性脑缺血发作、局限性脑梗死、原发性脑出血和蛛网膜下腔出血等,均可参照本节进行辨证论治。

一、病因病机

本病多是在气血阴阳亏损的基础上,复因劳逸失度、情志不遂、饮酒饱食或外邪侵袭等触发,引起脏腑阴阳失调,血随气逆,肝阳暴张,内风旋动,夹痰夹火,横窜经脉,蒙蔽神窍,从而发生猝然昏仆、半身不遂诸症。

(一)内伤积损

素体阴亏血虚,阳盛火旺,风火易炽;或久患消渴、眩晕之病;或年老体衰,肝肾阴虚,肝阳偏亢,复因将息失宜,致使阴虚阳亢,气血上逆,上蒙神窍,突发本病。正如《景岳全书·非风》所言:"卒倒多由昏愦,本皆内伤积损颓败而然"。

(二)劳欲过度

《素问·生气通天论》说:"阳气者,烦劳则张",人身之阳气若扰动太过,则亢奋不敛,烦劳过度,形神失养,耗气伤阴,易使阳气暴张,引动风阳上旋,血随气逆,壅阻清窍;纵欲过度,房事不节,耗伤肾水,水亏于下,火旺于上,水不制火,则阳亢风动。

(三)饮食不节

饮食无节制,嗜食肥甘厚味、辛香炙爝之物,或饮酒过度,致使脾失健运,聚湿生痰,痰湿生热,热极生风,导致风火痰热内盛,窜犯络脉、上阻清窍而发病。此即《丹溪心法·论中风》所言:"湿土生痰,痰生热,热生风也。"

(四)情志所伤

五志过极,心火暴盛,可引动内风而发卒中,临床上以郁怒伤肝为多。平素忧郁恼怒,情志不畅,肝气不舒,气郁化火,则肝阳暴亢,引动心火,气血上冲于脑,神窍闭阻,遂致猝倒。或长期烦劳过度,精神紧张,阴精暗耗,虚火内燔,日久导致肝肾阴虚、阳亢风动。此外,素体阳盛、心肝火旺之青壮年人亦有遇怫郁而阳亢化风,以致突然发病者。

(五)气虚邪中

气血不足,脉络空虚,尤其在气候突变之际,风邪乘虚入中,气血痹阻,或痰湿素盛,形盛气衰,外风引动内风,痰湿闭阻经络而致㖞僻不遂。

(六)气候变化

本病虽一年四季均可发病,但发病常与气候骤变有关,一是入冬骤然变冷,寒气入侵,寒伤阳气,凝滞血脉,使气血逆乱、脑脉失养、脑络痹阻而发病;二是春季厥阴风木主令,内应于肝,风阳易动,气血逆乱而易导致本病发生。

中风的形成虽有上述各种原因,但其基本病机总属阴阳失调,气血逆乱。病位在脑,与肝、肾密切相关;病理基础则为肝肾阴虚,因肝肾之阴下虚,则肝阳易于上亢,复加饮食起居不当、情志刺激或感受外邪,气血上冲于脑,神窍闭阻,故猝然昏仆,不省人事。

中风的病理因素主要为风、火、痰、气、瘀,其形成与脏腑功能失调有关。如肝肾阴虚,阳亢化火生风,或五志化火动风;脾失健运,痰浊内生,或火热炼液为痰;暴怒使血菀于上,或气虚无力推动,皆可致瘀血停滞。五者之间可互相影响或兼见同病,如风火相煽、痰瘀互结等。严重时风阳痰火与气血阻于脑窍,横窜经络,出现昏仆、失语、㖞僻不遂。

病理性质多属本虚标实。肝肾阴虚、气血衰少为致病之本,风、火、痰、气、瘀为发病之标,两者可互为因果。发病之初邪气鸱张,风阳痰火炽盛,气血上菀,故以标实为主;如病情剧变,在病邪的猛烈攻击下,正气急速溃败,可以正虚为主,甚则出现正气虚脱。后期因正气未复而邪气独留,可留后遗症。

由于病邪所阻病位浅深以及病情轻重的不同,在病理变化和临床表现上又有中经络和中脏腑之别,轻者中经络,重者中脏腑。若肝风夹痰横窜经络,血脉瘀阻,气血不能濡养机体,则见中经络之证,表现为半身不遂,口眼㖞斜,不伴神志障碍;若风阳痰火蒙蔽神窍,气血逆乱,上冲于脑,则见中脏腑重证,络损血溢、瘀阻脑络而致猝然昏仆、不省人事。中脏腑者因邪正虚实的不同而有闭、脱之分及由闭转脱的演变。

中风的发生病机虽然复杂,但归纳起来不外乎虚(阴虚、血虚)、火(肝火、心火)、风(肝风、外风)、痰(风痰、湿痰)、气(气逆、气滞)、瘀(血瘀)6端。

二、诊断

(一)诊断要点

1.病史

多发于40岁以上年龄段的人群,发病前多有头晕、头痛、肢体一侧麻木等先兆症状,常有眩晕、头痛、心悸等病史,发病多有情志失调、饮食不当或劳累等诱因。

2.证候特征

具有突然昏仆,不省人事,半身不遂,偏身麻木,口眼㖞斜,言语謇涩等特定的临床表现。轻证仅见眩晕,偏身麻木,口眼㖞斜,半身不遂等。

3.辅助检查

中风与西医急性脑血管病相近,临床可做脑脊液、眼底及 CT、MRI 等检查。短暂性脑缺血发作检查无明显异常。局限性脑梗死患者脑脊液压力不高,常在正常范围,蛋白质含量可升高,头颅 CT 和 MRI 可显示梗死区。出血性中风在起病后1周 CT 能正确诊断大脑内直径在 1 cm 或更大的血肿。对于脑干内小的血肿或血块已变为和脑组织等密度时,MRI 的诊断比 CT 可靠。原发性蛛网膜下腔出血主要原因为动脉瘤破裂和动静脉型血管畸形,早期 CT 扫描可显示破裂附近脑池或脑裂内有无凝血块、脑内或硬膜下血肿,以及是否合并脑出血。MRI 对原发性蛛网膜下腔出血的诊断并不可靠,在无 CT 的条件下,可谨慎进行脑脊液检查。

(二)类证鉴别

1.中风与口僻

口僻俗称吊线风,主要症状是口眼㖞斜,但常伴耳后疼痛、口角流涎、言语不清,而无半身不遂或神志障碍等表现,多因正气不足,风邪入脉络,气血痹阻所致,不同年龄人群均可罹患。

2.中风与厥证

厥证也有突然昏仆、不省人事之表现。一般而言,厥证神昏时间短暂,发作时常伴有四肢逆冷,移时多可自行苏醒,醒后无半身不遂、口眼㖞斜、言语不利等表现。

3.中风与痉证

痉证以四肢抽搐、项背强直,甚至角弓反张为主症,发病时也可伴有神昏,须与中风闭证相鉴别。但痉证之神昏多出现在抽搐之后,而中风患者多在起病时即有神昏,而后可以出现抽搐。痉证抽搐时间长,中风抽搐时间短。痉证患者无半身不遂、口眼㖞斜等症状。

4.中风与痿证

痿证可以有肢体瘫痪、活动无力等类似中风之表现:中风后半身不遂日久不能恢复者,亦可见肌肉瘦削、筋脉弛缓,两者应予以区别。但痿证一般起病缓慢,以双下肢瘫痪或四肢瘫痪,或肌肉萎缩,筋惕肉瞤为多见;而中风的肢体瘫痪多起病急骤,且以偏瘫不遂为主。痿证起病时无神昏,中风则常有不同程度的神昏。

5.中风与痫病

痫病发作时起病急骤,突然昏仆倒地,与中风相似。但痫病为阵发性神志异常的疾病,猝发仆地时常口中作声如猪羊啼叫,四肢频抽而口吐白沫;中风则仆地无声,一般无四肢抽搐及口吐涎沫的表现。痫病之神昏多为时短暂,移时可自行苏醒,醒后一如常人,但可再发;中风患者昏仆倒地,其神昏症状严重,持续时间长,难以自行苏醒,须及时治疗方可逐渐清醒。中风多伴有半身不遂、口眼㖞斜等症,亦与痫病不同。

三、辨证论治

(一)辨证要点

1.辨病期

根据病程长短,分为3期。急性期为发病后2周以内,中脏腑者可至1个月;恢复期指发病2周后或1个月至半年内;后遗症期指发病半年以上。

2.辨中经络、中脏腑

中经络者虽有半身不遂、口眼㖞斜、语言不利,但意识清楚;中脏腑则昏不知人,或神志昏糊、迷蒙,伴见肢体不用。

3.辨闭证与脱证

闭证属实,因邪气内闭清窍所致,症见神志昏迷、牙关紧闭、口噤不开、两手握固、肢体强痉等。其中阳闭有瘀热痰火之象,如身热面赤、气粗鼻鼾、痰声如拽锯、便秘溲黄、舌苔黄腻、舌绛干,甚则舌体卷缩,脉弦滑而数;阴闭有寒湿痰浊之征,如面白唇紫、痰涎壅盛、四肢不温、苔白腻、脉沉滑等。脱证属虚,乃五脏真阳散脱、阴阳即将离绝之候,临床可见神志昏愦无知、目合口开、四肢松懈瘫软、手撒肢冷汗多、二便自遗、鼻息低微等。此外,还有阴竭阳亡之分,并可相互关联。

4.辨病理性质

急性期重在辨别标实证候。若素患头痛、眩晕等症,突然发生半身不遂,甚或神昏,抽搐,肢体强痉拘急,属内风动越;若发病后咳痰较多,或神昏而喉中痰鸣,舌苔厚腻,属痰浊壅盛;若面红目赤,口干口苦,甚或项强身热,燥扰不宁,大便秘结,小便黄赤,则以邪热为主;若肢体拘挛疼痛,痛处不移,舌质紫暗,有瘀点瘀斑,面色黧黑,多属血瘀。恢复期及后遗症期重在辨识本虚。若见肢体瘫软,手足肿胀,气短自汗者,多属气虚;若有畏寒肢冷,多为阳气虚衰的表现;若见心烦少寐,口干咽干,手足心热,舌红少苔,多属阴虚内热。

(二)治疗原则

中经络者以平肝息风、化痰祛瘀通络为主。中脏之闭证治当息风清火、豁痰开窍、通腑泄热;脱证急宜救阴回阳固脱;对内闭外脱之证,则须醒神开窍与扶正固脱兼用。恢复期及后遗症期多为虚实兼夹,当扶正祛邪,标本兼顾,平肝息风、化痰祛瘀与滋养肝肾、益气养血并用。

(三)分证论治

1.中经络

(1)风痰入络证:肌肤不仁,手足麻木,突发口眼㖞斜,言语不利,口角流涎,舌强语謇,甚则半身不遂;或兼见肢体拘挛,关节酸痛等症;舌质暗红,舌苔薄白、脉浮数,或见舌苔黄腻,脉滑数。

证候分析:本证以脉络空虚,风痰乘虚入中,气血闭阻为基本病机。患者素体气血不荣络脉,使络脉空虚,故见肌肤不仁,手足麻木;在此基础上由于风痰搏结于络脉则成"真气去,邪气独留"之状,使血脉闭阻、气血不通而突发口眼㖞斜,言语不利,口角流涎,舌强语謇,甚则半身不遂;经络不畅,气血不濡筋脉,故见肢体麻木,关节酸痛;舌质暗红为络脉不和之象,脉浮数示风痰阻于络脉,如脉见滑数则为痰浊内盛化热,热极生风,风痰阻于络脉。本证以肌肤不仁,手足麻木,突发半身不遂,肢体拘急,口眼㖞斜为辨证要点。

治法:祛风化痰通络。

方药:大秦艽汤。语言不清者,再加石菖蒲、远志祛痰宣窍;痰瘀交阻,舌紫有瘀斑,脉细涩者,可酌加丹参、桃仁、红花、赤芍等活血化瘀;若烦躁不安,舌苔黄腻,脉滑数者,可加黄芩、栀子以清热泻火。

(2)风阳上扰证:平素头晕头痛,耳鸣目眩,突然发生口眼㖞斜,舌强语謇,或手足重滞,甚则半身不遂;面红目赤,心烦易怒,口苦咽干,便秘尿黄;舌质红苔黄,脉弦或弦数。

证候分析:本证以阳亢化风、横窜络脉为基本病机。素体肝旺,肝阳偏亢,故时有头晕头痛,耳鸣目眩;如逢情志不遂,肝郁化火,或过食辛辣烟酒刺激之品,致肝阳骤亢,阳化风动,夹痰横窜经络,可致半身不遂,肢体强痉,口舌歪斜,言语不利;风阳上扰清窍,则见面红目赤;肝经郁热则见口苦咽干,易怒,便秘尿黄;肝火扰心则心中烦热易怒;舌质红或绛,苔黄或黄燥,脉弦或弦数均为肝阳上亢、肝经实火之征。本证以头晕头痛,面红目赤,心烦易怒,舌红脉弦为辨证要点。

治法:平肝潜阳,活血通络。

方药:天麻钩藤饮加减。夹有痰浊,胸闷,恶心,苔腻,加陈胆南星、郁金;头痛较重,加羚羊角、夏枯草以清肝息风;腿足重滞,加杜仲、桑寄生补益肝肾。

(3)阴虚风动证:半身不遂,口眼㖞斜,言语不利,手足心热,肢体麻木;五心烦热,失眠,眩晕耳鸣;舌质红或暗红,苔少或光剥无苔,脉弦细或弦细数。

证候分析:本证以肝肾阴虚,风阳内动,风痰瘀阻经络为基本病机。肝为刚脏,体阴而用阳,内寄相火,赖肾水以濡养。若房劳过度,精血暗耗,或久病失养,或操劳过度,精神紧张,耗伤真阴,皆令阴不足而阳有余,阴不制阳,相火妄动,虚风内生,虚风上扰,横窜经络,故见半身不遂,口眼㖞斜,言语不利;阴血不足,经脉失养,则肢体麻木;阴虚则生内热,虚热内扰,则心烦不寐,五心烦热;肾精不足,脑髓不充,则头晕耳鸣;舌质红、苔少或无苔、脉弦细数为阴虚内热之象,舌暗为挟瘀血之征。本证以眩晕耳鸣,五心烦热,舌红苔剥为辨证要点。

治法:滋阴潜阳,镇肝息风。

方药:镇肝熄风汤。痰热较重,苔黄腻,泛恶,加胆南星、竹沥、川贝母清热化痰;阴虚阳亢,肝火偏旺,心中烦热,加栀子、黄芩清热除烦。

2.中腑脏

(1)闭证:闭证的主要症状是突然昏仆,不省人事,牙关紧闭,口噤不开,两手握固,大小便闭,肢体强痉。

阳闭(痰火闭窍证):突然昏仆,不省人事,半身不遂,肢体强痉拘急,口舌歪斜;鼻鼾痰鸣,面红目赤,或见抽搐,两目直视,项背身热,躁扰不宁,大便秘结;舌质红或红绛,苔黄腻或黄厚干,脉滑数有力。

证候分析:本证以痰火壅盛,气血上逆,神窍闭阻为基本病机。患者素有肝阳偏盛或素体肥胖,痰湿内盛,日久痰湿郁而化热,复因劳累、饮食偏嗜、情感过极等致心火炽盛,痰随火升,上逆闭阻清窍而发病。痰火闭窍,故见昏倒,不省人事,半身不遂,肢体强痉拘急,口舌㖞斜,面红目赤,两目直视,甚则抽搐;痰火上扰,气道受阻,故鼻鼾痰鸣;痰火扰心则躁扰不宁;痰火内结阳明,腑气不通,故项背身热,大便秘结;舌质红、苔黄腻或黄厚干、脉滑数有力为痰火内盛之象。本证以鼻鼾痰鸣,面红目赤,项背身热,大便秘结,舌红或绛,舌苔黄腻或厚干为辨证要点。

治法:清热涤痰,醒神开窍。

方药:羚羊角汤配合安宫牛黄丸鼻饲。痰热盛者加鲜竹沥汁、胆南星、猴枣散以清热化痰;火盛者加黄芩、山栀子、石膏以清热泻火;烦扰不宁者加石菖蒲、郁金、远志、珍珠母以化痰开窍、镇心安神;大便秘结,口臭,腹胀满,日晡潮热者,合大承气汤以通腑泄热。安宫牛黄丸有辛凉开窍醒脑之效,每6~8小时灌服或鼻饲1~2丸。或用清开灵注射液40 mL加入5%葡萄糖液中静脉滴注,每天2~3次。合而有清热息风、育阴潜阳、开窍醒神之功。

阴闭(痰湿蒙窍证):突然昏仆,不省人事,半身不遂,肢体松懈,口舌歪斜;痰涎壅盛,面白唇暗,四肢不温,甚则逆冷;舌质暗淡,苔白腻,脉沉滑或缓。

证候分析:本证以痰浊偏盛,上壅清窍,内蒙心神,神机闭塞为基本病机。患者素体气弱痰盛,或年老体衰,气不化津,致痰湿内生,复因劳累、过食辛辣烟酒及情志不调而引动痰湿,痰湿上犯,蒙蔽清窍,故见昏仆、不省人事;痰湿流窜经络而见半身不遂,口舌歪斜;湿性黏滞重着,故见肢体松懈;痰湿之邪易伤阳气,阻遏气机,阳气受郁,故见四肢不温,甚则逆冷;卫阳之气不充肌肤,故面白唇暗;舌质暗淡、苔白腻、脉沉滑或沉缓为阳气不足、湿痰内盛之征。本证以痰涎壅盛,面白唇暗,四肢不温,舌质暗淡,苔白腻为辨证要点。

治法:燥湿化痰,醒神开窍。

方药:涤痰汤配合苏合香丸鼻饲。苏合香丸每天3~4次,每次1~2丸,与涤痰汤合用有燥湿化痰、醒神开窍之效。舌暗有瘀斑、脉涩者加桃仁、红花、丹参以活血化瘀;四肢厥冷者加制附子、桂枝、细辛以温阳散寒;兼有风象者可加天麻、钩藤以平肝息风。

(2)脱证(阴竭阳亡):突然昏仆,不省人事,汗出如珠,目合口张,肢体瘫软,手撒肢厥,气息微弱,面色苍白,瞳神散大,二便失禁;舌质淡紫,或舌体卷缩,苔白腻,脉微欲绝。

证候分析:本证多由中风闭证转化而来,邪实而正衰,元气衰微,阴阳欲绝是本证的基本病机。久病脏腑精气已衰,复因情志失调、饮食不节等诱因,突致阳浮于上,阴竭于下,阴阳离决。元气已脱,神志失守,故见神昏;五脏精气藏于内而开窍于外,五脏真气脱,四肢百骸皆无真气充养而失用,冷汗淋漓为心气绝,目合口开为脾气绝,舌卷囊缩、瞳孔散大为肝气绝,气息低微为肺气绝,二便自遗为肾气绝;肢体瘫软,手撒肢厥,面色苍白,舌质淡紫为真阳外脱、阴寒凝滞之征;阳气大虚,脉道鼓动乏力,故见脉微欲绝。本证以昏仆不省人事,汗出,目合口张,肢体瘫软,瞳神散大为辨证要点。

治法:益气回阳,扶正固脱。

方药:参附汤。汗出不止者加黄芪、煅龙骨、煅牡蛎、五味子以敛汗固脱;兼有瘀滞者,加丹参、赤芍;真阴不足,阴不敛阳致虚阳外越,或上证使用参附汤后见面赤足冷、虚烦不安、脉极虚弱或突现脉大无根者,是阳气稍复而真阴不足,此为阴虚阳脱之证,当以地黄饮子填补真阴、温壮肾阳。本证可用参麦注射液或生脉注射液静脉滴注。如生脉注射液20～40 mL静脉注射,15分钟一次,直至厥脱恢复。本证为中风临终证候,病情多凶险,应采用综合治疗措施救治。

3.恢复期

中风急性阶段经抢救治疗,若神志渐清,痰火渐平,饮食稍进,渐入恢复期,但后遗症有半身不遂、口眼㖞斜、言语謇涩或失音等。此时仍须积极治疗并加强护理。

针灸与药物治疗并进可以提高疗效。药物治疗根据病情可采用标本兼顾或先标后本等治法,治标宜搜风化痰、通络行瘀;肝阳偏亢者可采用平肝潜阳法。治本宜补益气血、滋养肝肾或阴阳并补。

(1)风痰瘀阻证:口眼㖞斜,舌强语謇或失语,半身不遂,肢体麻木;苔滑腻,舌暗紫,脉弦滑。

证候分析:本证以风痰阻络,经脉瘀阻为基本病机。风痰阻络,则口眼㖞斜;阻于心络,则舌强语謇,甚或失语;风痰流窜经络,血脉运行不利,故半身不遂,肢体麻木;苔滑腻、舌暗紫、脉弦滑皆为风、痰、瘀留阻所致。本证以肢体麻木,舌暗红,苔滑腻,脉弦滑为辨证要点。

治法:搜风化痰,行瘀通络。

方药:解语丹加减。若痰热偏盛者,加全瓜蒌、竹茹、川贝母清化痰热;兼有肝阳上亢,头晕头痛,面赤,苔黄舌红,脉弦劲有力,加钩藤、石决明、夏枯草平肝息风潜阳;咽干口燥者加天花粉、天冬养阴润燥。

(2)气虚络瘀证:肢体偏枯不用,肢软无力,面色萎黄;舌质淡紫或有瘀斑,苔薄白,脉细涩或细弱。

证候分析:本证以气血亏虚,络脉瘀阻为基本病机。气虚不能推动血液运行,血郁成瘀,脉阻络痹,则肢体偏废不用;气血亏虚,肌肤失荣,故面色萎黄;舌淡、脉细弱为气虚之征;舌有紫斑、脉细涩则为血瘀之象。本证以肢软无力,面色萎黄,舌淡紫或有瘀斑,脉细涩为辨证要点。

治法:益气养血,化瘀通络。

方药:补阳还五汤加减。若血虚甚,加枸杞子、鸡血藤、制首乌以补血;肢冷,阳失温煦者,加桂枝温经通脉;腰膝酸软者加川断、桑寄生、杜仲以壮筋骨、强腰膝。

(3)肝肾亏虚证:半身不遂,患肢僵硬拘挛变形,舌强不语,或偏瘫,肢体肌肉萎缩;舌红脉细,或舌淡红,脉沉细。

证候分析:本证以肝肾亏虚,经脉失养为基本病机。肝肾亏虚,阴血不足,筋脉失养,则患侧肢体拘挛变形;肾虚精气不能上承,则舌暗不语;精血虚衰,筋脉失养,则肌肉渐见萎缩;舌红、脉细为肝肾精血耗伤之征;若舌质淡红、脉沉细,则为肾之阴阳皆虚。本证以患肢僵硬拘挛变形,肌肉萎缩,舌红脉细为辨证要点。

治法:滋养肝肾。

方药:左归丸、地黄饮子加减。若腰酸腿软较甚,加杜仲、桑寄生、牛膝补肾壮腰;肾阳虚,加巴戟天、肉苁蓉补肾益精;加附子、肉桂引火归元;夹有痰浊,加石菖蒲、远志、茯苓化痰开窍。

四、其他疗法

(一)中成药

1.清开灵注射液

清热解毒,化痰通络,醒神开窍。肌内注射,每天 2～4 mL。静脉滴注可用20～40 mL 加入 5％葡萄糖注射液 250～500 mL 中,每天 1～2 次。

2.醒脑静注射液

清热泻火,凉血解毒,开窍醒神。肌内注射,每天 1～2 次,每次 2～4 mL。静脉滴注可用10～20 mL 加入 5％葡萄糖注射液 250～500 mL 中,每天 1 次。

3.灯盏细辛注射液

活血通络。肌内注射,每次 4 mL,每天 2～3 次;或静脉滴注,可用 20～

40 mL加入 0.9％氯化钠注射液 250～500 mL 中,每天 1 次,14 天为 1 个疗程。

4.安宫牛黄丸

清热解毒,镇惊开窍,适用于阳闭证。每次 1 丸,每天 1 次,口服或鼻饲。

5.苏合香丸

芳香开窍,行气止痛。适用于脑卒中属阴闭证者。每次 1 丸,每天 1～2 次口服。

6.速效牛黄丸

清热解毒,开窍镇惊,适用于痰火内盛的阳闭证。每次 1 丸,每天 2 次口服。

7.醒脑再造丸

化痰醒脑,祛风活络。适用于神志不清,语言謇涩,肾虚痿痹,筋骨酸痛,手足拘挛,半身不遂。每次1丸,每天 2～3 次口服。

8.麝香抗栓胶囊

通络活血,醒脑散瘀。适用于中风半身不遂,言语不清,手足麻痹,头痛,目眩等。每次 4 粒,每天 3 次口服。

(二)针灸治疗

1.神昏

闭证者可刺人中,或十宣放血;属脱证者灸关元、气海、神阙。

2.半身不遂

上肢针曲池、外关、合谷等;下肢针环跳、委中、阳陵泉、足三里、太冲等。

3.言语謇涩或不语

针刺廉泉、哑门等。

(三)推拿

推拿适用于中风急性期或恢复期的半身不遂,尤其是半身不遂的重症。其手法为推、攘、按、捻、搓、拿、擦。取穴有风池、肩井、天宗、肩髃、瞳池、手三里、合谷、环跳、阳陵泉、委中、承山。以患侧颜面、背、四肢为重点。

(四)功能训练

功能训练是中风病治疗中的重要措施之一,特别是早期规范的功能康复治疗对患者肢体功能的恢复有十分重要的作用,功能训练主要针对患者的半身不遂、语言障碍和唇缓流涎等功能障碍而设。

1.肢体训练

在急性期即应当把患者的肢体置于功能位,并定期翻身,清洁皮肤,适当地轻揉患肢,并进行肢体的被动训练。此时除按上肢、下肢规定的康复动作训练外,还须注意动作要轻柔、和缓,不可勉强拉扯,以免伤及肢体的肌肉和关节,双侧肢体做同样的动作。还要依照先上肢后下肢、先大关节后小关节的顺序练习。对神志清醒患者,要在被动训练的基础上进行主动训练,一定要按照医师的要求,定时完成每天规定的动作和次数。对动作不规范者,医护人员要及时予以纠正。一般经过一段时间的综合训练,大多数患者就可在他人的帮助下起床下地或行走,但要掌握循序渐进的原则。合理选用各类助行工具也是非常必要的,可使足下垂、膝后屈得以减轻。

2.语言训练

待患者神志清醒后即应鼓励患者讲话,若患者言语障碍,要首先向患者交代清楚病情,动员其配合治疗,并与之约定一些必要的信号,如喝水则张口,不喝水则摇头等,有书写能力者可令其写出要求,然后即开始语言训练。先教患者发"啊""喔"等元音,而后逐渐成词,最后成句。语言康复必须有耐心,掌握循序渐进的原则。

3.喑缓流涎者的训练

每天坚持做鼓腮、示齿等动作,并自我或由他人按摩患侧。

第四节　心　悸

心悸是指阴阳失调,气血失和,心神失养,出现心中悸动不安,甚则不能自主的一类病证。一般多呈阵发性,每因情绪波动或劳累过度而发。心悸发作时常伴不寐、胸闷、气短,甚则眩晕、喘促、心痛、晕厥。心悸包括惊悸和怔仲。

心悸的病名首见《黄帝内经》。《素问·本病论》曰:"热生于内,气痹于外,足胫酸疼,反生心悸。"《素问·气交变大论》对心悸的临床表现及脉象的变化亦有了生动的描述,如"心憺憺大动""其动应衣""心怵惕""心下鼓""惕惕然而惊,心欲动""惕惕如人将捕之"。《素问·三部九候论》曰:"参伍不调者病……其脉乍疏乍数、乍迟乍疾者,日乘四季死。"最早认识到心悸,严重脉律失常与疾病预后的关系。在病因病机方面认识到宗气外泄,突受惊恐,复感外邪,心脉不通,饮邪上犯,皆可引起心悸。如《素问·平人气象论》曰:"乳之下,其动应衣,宗气泄也。"《素问·举痛论》曰："惊则心无所倚,神无所归,虑无所定,故气乱矣。"《素问·痹论》曰："脉痹不已,复感于邪,内舍于心……心痹者,脉不通,烦则心下鼓。"《素问·评热病论》曰："诸水病者,故不得卧,卧则惊,惊则咳甚也。"汉代张仲景在《伤寒杂病论》中详述了"惊悸""心动悸""心中悸""喘悸""眩悸"的辨证论治纲领,如《伤寒论·辨太阳病脉证并治》曰："脉浮数者,法当汗出而愈。若下之,身重心悸者,不可发汗,当自汗出乃解……伤寒二三日,心中悸而烦者,小建中汤主之""伤寒,脉结代,心动悸,炙甘草汤主之。"《金匮要略·血痹虚劳病脉证治》中提到"卒喘悸,脉浮者,里虚也";《金匮要略·痰饮咳嗽病脉证并治》写道:"凡食少饮多,水停心下,甚者则悸……眩悸者,小半夏加茯苓汤主之。"《金匮要略·惊悸吐衄下血胸满瘀血病脉证并治》中有"寸口脉动而弱,动即为惊,弱则为悸"。认为心悸的病因病机为惊扰、水饮、虚损、汗后受邪等,记载了心悸时结、代、促脉及其区别,所创之炙甘草汤、麻黄附子细辛汤、苓桂甘枣汤、桂甘龙牡汤、小半夏加茯苓汤等仍是目前临床辨证治疗心悸的常用方剂。

汉代以后,诸医家从心悸、惊悸、怔忡等不同方面都有所发挥,并不断补充完善了心悸的病因病机、治法方药。如宋代严用和《严氏济生方·惊悸怔忡健忘门》首先提出怔忡病名,并对惊悸、怔忡的病因病机、病情演变、治法方药做了较详细的论述。认为惊悸乃"心虚胆怯之所致",治宜"宁其心以壮其胆气",选用温胆汤、远志丸作为治疗方剂;怔忡因心血不足所致,亦有因感受外邪及饮邪停聚而致者,惊悸不已可发展为怔忡,治疗"当随其证,施以治法"。朱丹溪认为"悸者怔忡之谓",强调了虚与痰的致病因素,如《丹溪心法·惊悸怔忡》中认为"怔忡者血虚,怔忡无时,血少者多有思虑,便动,属虚。时作时止者,痰因火动"。明代《医学正传·惊悸怔忡健忘证》认为惊悸怔忡尚与肝胆有关,并对惊悸与怔忡加以鉴别。提出"夫所谓怔忡者,心中惕惕然动摇而不得安静,无时而作者是也;惊悸者,蓦然而跳跃惊动,而有欲厥之状,有时而作者是也"。明代《景岳全书·怔忡惊恐》中认为怔忡由阴虚劳损所致,指出"盖阴虚于下,则宗气无根而气不归源,所以在上则浮撼于胸臆,在下则振动于脐旁",生动地描述了心悸重证上及喉、下及腹的临床表现。其在治疗与护理上主张"速宜节欲节劳,切戒酒色。凡治此者,速宜养气养精,滋培根本",提出左归饮、右归饮、养心汤、宁志丸等至今临床广为应用的有效方剂。清代王清任、唐容川力倡瘀血致悸理论,开启了活血化瘀治疗心悸的先河。

一、病因病机

本病的发生既有体质因素、饮食劳倦或情志所伤,亦有因感受外邪或药物中毒所致。其虚证者,多因气血阴阳亏虚,引起阴阳失调、气血失和、心神失养;实证者常见痰浊、瘀血、水饮、邪毒,而致心脉不畅、心神不宁。

(一)感受外邪

正气内虚,感受温热邪毒,首先犯肺系之咽喉,邪毒侵心,耗气伤阴,气血失和,心神失养,发为心悸;或感受风寒湿邪,痹阻血脉,日久内舍于心,心脉不畅,发为心悸。正如叶天士所说:"温邪上受,首先犯肺,逆传心包。"及《素问·痹论》所云:"脉痹不已,复感于邪,内舍于心。"

(二)情志所伤

思虑过度,劳伤心脾,心血暗耗,化源不足,心失所养,发为心悸;恚怒伤肝,肝气郁结,久之气滞血瘀,心脉不畅,发为心悸,或气郁化火,炼液成痰,痰火上扰,心神不宁,发为心悸;素体心虚胆怯,暴受惊恐,致心失神、肾失志,心气逆乱,发为惊悸,日久则稍惊即悸,或无惊亦悸。正如《素问·举痛论》所云:"惊则心无所倚,神无所归,虑无所定,故气乱矣。"

(三)饮食不节

嗜食肥甘厚味,煎炸炙煿之品,或嗜酒过度,皆可蕴热化火生痰,痰火扰心,心神不宁,发为心悸;或饮食不节,损伤脾胃,脾运呆滞,痰浊内生,心脉不畅,而发心悸。正如唐容川所云:"心中有痰者,痰入心中,阻其心气,是以心跳不安。"

(四)体质虚弱

先天心体禀赋不足,阴阳失调,气血失和,心脉不畅,发为心悸;或素体脾胃虚弱,化源不足,或年老体衰,久病失养,劳欲过度,致气血阴阳亏虚,阴阳失调,气血失和,心失所养,而发为心悸。

(五)药物所伤

用药不当,或药物毒性较剧,损及于心,而致心悸。综上所述,心悸病因不外外感与内伤,其病机则不外气血阴阳亏虚,心失濡养;或邪毒、痰饮、瘀血阻滞心脉,心脉不畅,心神不宁。其病机关键为阴阳失调,气血失和,心神失养。其病位在心,但与肺、脾、肝、肾密切相关。

本证以虚证居多,或因虚致实,虚实夹杂。虚者以气血亏虚,气阴两虚,心阳不振,心阳虚脱,心神不宁为常见;实者则以邪毒侵心,痰火扰心,心血瘀阻,水饮凌心为常见。虚实可相互转化,如脾失健运,则痰浊内生;脾肾阳虚,则水饮内停;气虚则血瘀;阴虚常兼火旺,或夹痰热;实者日久,可致正气亏耗;久病则阴损及阳,阳损及阴,形成阴阳两虚等复杂证候。

二、诊断

(1)自觉心慌不安,神情紧张,不能自主,心搏或快速,或缓慢,或心跳过重,或忽跳忽止,呈阵发性或持续性。

(2)伴有胸闷不适,易激动,心烦,少寐,乏力,头晕等,中老年发作频繁者,可伴有心胸疼痛,甚则喘促、肢冷汗出,或见晕厥。

(3)脉象对心悸的诊断有重要意义。心悸者常见疾、促、结、代、迟、涩、雀啄等脉;听诊示心搏或快速,或缓慢,或忽跳忽止,或伴有心音强弱不匀等。

(4)发作常由情志刺激、惊恐、紧张、劳倦过度、饮酒饱食等因素而诱发。

三、相关检查

血液分析、测血压、X线胸片、心电图、动态心电图、心脏彩超检查等,有助于病因及心律失常的诊断。

四、鉴别诊断

(一)心痛

心痛除见心慌不安,脉结代外,必以心痛为主症,多呈心前区或胸骨后压榨样痛、闷痛,常因劳累、感寒、饱餐或情绪波动而诱发,多呈短暂发作。但甚者心痛剧烈不止,唇甲发绀,或手足青至节,呼吸急促,大汗淋漓,甚至晕厥,病情危笃。心痛常可与心悸合并出现。

(二)奔豚

奔豚发作之时,亦觉心胸躁动不安。《难经·五十六难》曰:"发于小腹,上至心下,若豚状,或上或下无时。"称之为肾积。《金匮要略·奔豚气病脉证治》曰:"奔豚病,从少腹起,上冲咽喉,发作欲死,复还止,皆从惊恐得之。"故本病与心悸的鉴别要点为心悸为心中剧烈跳动,发自于心;奔豚乃上下冲逆,发自少腹。

(三)卑慄

《秘传证治要诀及类方·怔忡》描述卑慄症状为"痞塞不欲食,心中常有所歉,爱处暗室,或倚门后,见人则惊避,似失志状"。卑慄病因为"心血不足",虽有心慌,一般无促、结、代、疾、迟等脉出现,是以神志异常为主的疾病,与心悸不难鉴别。

五、辨证论治

(一)辨证要点

1.辨虚实

心悸证候特点多为虚实相兼,故当首辨虚实。虚当审脏腑气、血、阴、阳何者偏虚,实当辨痰、饮、瘀、毒何邪为主。其次,当分清虚实之程度。正虚程度与脏腑虚损情况有关,即一脏虚损者轻,多脏虚损者重。在邪实方面,一般来说,单见一种夹杂者轻,多种合并夹杂者重。

2.辨脉象

脉搏的节律异常为本病的特征性征象,故尚需辨脉象。如脉率快速型心悸,可有一息六至之数脉,一息七至之疾脉,一息八至之极脉,一息九至之脱脉,一息十至以上之浮合脉。脉率过缓型心悸,可见一息四至之缓脉,一息三至之迟脉,一息二至之损脉,一息一至之败脉,两息一至之夺精脉。脉律不整型心悸,脉象可见有数时一止,止无定数之促脉;缓时一止,止无定数之结脉;脉来更代,几至一止,止有定数之代脉,或见脉象乍疏乍数,忽强忽弱之雀啄脉。临床应结合病史、症状,推断脉症从舍。一般认为,阳盛则促,数为阳热。若脉虽数、促而沉细、微细,伴有面浮肢肿,动则气短,形寒肢冷,舌质淡者,为虚寒之象。阴盛则结,迟而无力为虚寒,脉迟、结、代者,一般多属阴类脉。其中,结脉表示气血凝滞,代脉常表示元气虚衰、脏气衰微。凡久病体虚而脉弦滑搏指者为逆,病情重笃而脉散乱模糊者为病危之象。

3.辨病与辨证相结合

对心悸的临床辨证应结合引起心悸原发疾病的诊断,以提高辨证准确性。如功能性心律失常所引起的心悸,常表现为心率快速型心悸,多属心虚胆怯,以心神不宁于活动后反而减轻为特点;冠心病所引起的心悸,多为阴虚气滞,气虚气滞,或气阴两虚,肝气郁结,久之痰瘀交阻而致;病毒性心肌炎引起的心悸,初起多为风温先犯肺卫,继之热毒逆犯于心,随后呈气阴两虚、瘀阻络脉证;风湿性心肌炎引起的心悸,多由风、湿、热邪杂至,合而为痹,痹阻心脉所致;病态窦房结综合征多由心阳不振,心搏无力所致;慢性肺源性心脏病所引起的心悸,则虚实兼夹为患,多以心肾阳虚为本,水饮内停为标。

4.辨惊悸怔忡

大凡惊悸发病,多与情志因素有关,可由骤遇惊恐,忧思恼怒,悲哀过极或过度紧张而诱发,多为阵发性,实证居多,但也存在内虚因素。病来虽速,病情较轻,可自行缓解,不发时如常人。怔忡多由久病体虚、心脏受损所致,无精神因素亦可发生,常持续心悸,心中惕惕,不能自控,活动后加重。病来虽渐,病情较重,每属虚证,或虚中夹实,不发时亦可见脏腑虚损症状。惊悸日久不愈,亦可形成怔忡。

(二)治疗原则

心悸由脏腑气血阴阳亏虚、心神失养所致者,治当补益气血,调理阴阳,以求气血调畅,阴平阳秘,配合应用养心安神之品,促进脏腑功能的恢复。心悸因于邪毒、痰浊、水饮、瘀血等实邪所致者,治当清热解毒、化痰蠲饮、活血化瘀,配合应用重镇安神之品,以求邪去正安,心神得宁。临床上心悸表现为虚实夹杂时,当根据虚实轻重之多少,灵活应用清热解毒、益气养血、滋阴温阳、化痰蠲饮、行气化瘀、养心安神、重镇安神之法。

(三)分证论治

1.心虚胆怯

(1)主症:心悸不宁,善惊易恐,稍惊即发,劳则加重。

(2)兼次症:胸闷气短,自汗,坐卧不安,恶闻声响,失眠多梦而易惊醒。

(3)舌脉:舌质淡红,苔薄白;脉动数,或细弦。

(4)分析:心为神舍,心气不足易致神浮不敛,心神动摇,失眠多梦;胆气怯弱则善惊易恐,恶闻声响;心胆俱虚则更易为惊恐所伤,稍惊即悸;心位胸中,心气不足,胸中宗气运转无力,故胸闷气短;气虚卫外不固则自汗;劳累耗气,心气益虚,故劳则加重。脉动数或细弦为气血逆乱之象。

(5)治法:镇惊定志,养心安神。

(6)方药:安神定志丸加琥珀、磁石、朱砂。方中龙齿、琥珀、磁石镇惊宁神,朱砂、茯神、石菖蒲、远志安神定惊,人参补益心气。兼见心阳不振,加附子、桂枝;兼心血不足,加熟地黄、阿胶;心悸气短,动则益甚,气虚明显时,加黄芪以增强益气之功;气虚自汗加麻黄根、浮小麦、碧桃干、乌梅;气虚夹瘀者,加丹参、桃仁、红花;气虚夹湿,加泽泻,重用白术、茯苓;心气不敛,加五味子、酸酸枣仁、柏子仁,以收敛心气,养心安神;若心气郁结,心悸烦闷,精神抑郁,胸胁胀痛,加柴胡、郁金、合欢皮、绿萼梅、佛手。

2.心脾两虚

(1)主症:心悸气短,失眠多梦,思虑劳心则甚。

(2)兼次症:神疲乏力,眩晕健忘,面色无华,口唇色淡,纳少腹胀,大便溏薄,或胸胁胀痛,善太息。

(3)舌脉:舌质淡,苔薄白;脉细弱,或弦细。

(4)分析:心脾两虚主要指心血虚、脾气弱之气血两虚证。思虑劳心,暗耗心血,或脾气不足,生化乏源,皆可致心失所养,心神不宁,而见心悸、失眠多梦。思虑过度可劳伤心脾,故思虑劳心则甚。血虚则不能濡养脑髓,故眩晕健忘;不能上荣肌肤,故面色无华,口唇色淡。纳少腹胀,大便溏薄,神疲乏力,均为脾气虚之表现。气血虚弱,脉道失充,则脉细弱。肝气郁结则胸胁胀痛,善太息,脉弦。

(5)治法:补血养心,益气安神。

(6)方药:归脾汤。方中当归、龙眼肉补养心血;黄芪、人参、白术、炙甘草益气以生血;茯神、远志、酸酸枣仁宁心安神;木香行气,使补而不滞。气虚甚者重用人参、黄芪、白术、炙甘草,少佐肉桂,取少火生气之意;血虚甚者加熟地黄、白芍、阿胶。若心动悸,脉结代,气短,神疲乏力,心烦失眠,五心烦热,自汗盗汗,胸闷,面色无华,舌质淡红少津,苔少或无,脉细数,为气阴两虚,治以益气养阴,养心安神,用炙甘草汤加减。本方益气补血,滋阴复脉。若兼肝气郁结,胸胁胀痛,泛酸、善太息,可改用逍遥散合左金丸为煎剂,以补益气血,调达肝郁,佐金以平木。

3.阴虚火旺

(1)主症:心悸少寐,眩晕耳鸣。

(2)兼次症:形体消瘦,五心烦热,潮热盗汗,腰膝酸软,咽干口燥,小便短黄,大便干结,或急躁易怒,胁肋胀痛,善太息。

(3)舌脉:舌红少津,苔少或无;脉细数或促。

(4)分析:肾阴亏虚,水不济火,以致心火亢盛,扰动心神,故心悸少寐;肾主骨生髓,腰为肾之府,肾虚则髓海不足,骨骼失养,故腰膝酸软,眩晕耳鸣;阴虚火旺,虚火内蒸,故形体消瘦,五心烦热,潮热盗汗,口干咽燥,小便短黄,大便干结;舌红少津,少苔或无苔,脉细数或促,为阴虚火旺之征。若肝气郁结,肝火内炽则急躁易怒,胁肋胀痛,善太息。

(5)治法:滋阴清火,养心安神。

(6)方药:天王补心丹或朱砂安神丸。阴虚心火不亢盛者,用天王补心丹。方中生地黄、玄参、麦冬、天冬养阴清热;当归、丹参补血养心;人参补益心气;朱砂、茯苓、远志、酸枣仁、柏子仁养心安神;五味子收敛心气;桔梗引药上行,以通心气。合而用之有滋阴清热,养心安神之功。汗多加山茱萸。若阴虚心火亢盛者,用朱砂安神丸。方中朱砂重镇安神;当归、生地黄养血滋阴;黄连清心泻火。

合而用之有滋阴清火，养心安神之功。因朱砂有毒，不可过剂。本证亦可选用黄连阿胶汤。若肾阴亏虚，虚火妄动，梦遗腰酸者，此乃阴虚相火妄动，治当滋阴降火，方选知柏地黄丸加味，方中知母、黄柏清泻相火，六味地黄丸滋补肾阴，合而用之有滋阴降火之功。若兼肝郁，急躁易怒，胁肋胀痛，善太息，治法为养阴疏肝，可在六味地黄丸基础上加枳壳、青皮，常可获效。

4.心阳不振

（1）主症：心悸不安，动则尤甚，形寒肢冷。

（2）兼次症：胸闷气短，面色白，自汗，畏寒喜温，或伴心痛。

（3）舌脉：舌质淡，苔白；脉虚弱，或沉细无力。

（4）分析：久病体虚，损伤心阳，心失温养，则心悸不安；不能温煦肢体，故面色白，肢冷畏寒。胸中阳气虚衰，宗气运转无力，故胸闷气短。阳气不足，卫外不固，故自汗出。阳虚则无力鼓动血液运行，心脉痹阻，故心痛时作。舌质淡，脉虚弱无力，为心阳不振之征。

（5）治法：温补心阳。

（6）方药：桂枝甘草龙骨牡蛎汤。方中桂枝、炙甘草温补心阳，生龙骨、生牡蛎安神定悸。心阳不足，形寒肢冷者，加黄芪、人参、附子；大汗出者，重用人参、黄芪、浮小麦、山茱萸、麻黄根，或用独参汤煎服；兼见水饮内停者，选加葶苈子、五加皮、大腹皮、车前子、泽泻、猪苓；夹有瘀血者，加丹参、赤芍、桃仁、红花等；兼见阴伤者，加麦冬、玉竹、五味子；若心阳不振，以心动过缓为著者，酌加炙麻黄、补骨脂、附子，重用桂枝。如大汗淋漓，面青唇紫，肢冷脉微，气喘不能平卧，为亡阳征象，当急予独参汤或参附汤，送服黑锡丹，或参附注射液静脉注射或静脉点滴，以回阳救逆。

5.水饮凌心

（1）主症：心悸眩晕，肢面水肿，下肢为甚，甚者咳喘，不能平卧。

（2）兼次症：胸脘痞满，纳呆食少，渴不欲饮，恶心呕吐，形寒肢冷，小便不利。

（3）舌脉：舌质淡胖，苔白滑；脉弦滑，或沉细而滑。

（4）分析：阳虚不能化水，水饮内停，上凌于心，故见心悸；饮溢肢体，故见水肿；饮阻于中，清阳不升，则见眩晕；阻碍中焦，胃失和降，则脘痞，纳呆食少，恶心呕吐。阳气虚衰，不能温化水湿，膀胱气化失司，故小便不利。舌质淡胖，苔白滑，脉弦滑或沉细而滑，为水饮内停之象。

（5）治法：振奋心阳，化气利水。

（6）方药：苓桂术甘汤。本方通阳利水，为"病痰饮者，当以温药和之"的代表方剂。方中茯苓淡渗利水,桂枝、炙甘草通阳化气,白术健脾祛湿。兼见纳呆食少,加谷芽、麦芽、神曲、山楂、鸡内金;恶心呕吐,加半夏、陈皮、生姜;尿少肢肿,加泽泻、猪苓、防己、葶苈子、大腹皮、车前子;兼见肺气不宣,水饮射肺者,表现胸闷、咳喘,加杏仁、前胡、桔梗以宣肺,加葶苈子、五加皮、防己以泻肺利水;兼见瘀血者,加当归、川芎、刘寄奴、泽兰叶、益母草;若肾阳虚衰,不能制水,水气凌心,症见心悸,咳喘,不能平卧,尿少水肿,可用真武汤。

6.心血瘀阻

(1)主症:心悸不安,胸闷不舒,心痛时作。

(2)兼次症:面色晦暗,唇甲青紫。或兼神疲乏力,少气懒言;或兼形寒肢冷;或兼两胁胀痛,善太息。

(3)舌脉:舌质紫暗,或舌边有瘀斑、瘀点;脉涩或结代。

(4)分析:心血瘀阻,心脉不畅,故心悸不安,胸闷不舒,心痛时作;若因气虚致瘀者,则气虚失养,兼见神疲乏力,少气懒言;若因阳气不足致瘀者,则阳虚生外寒而见形寒肢冷;若因肝气郁结,气滞致瘀者,则因肝郁气滞而兼见两胁胀痛,善太息;脉络瘀阻,故见面色晦暗,唇甲青紫;舌紫暗,舌边有瘀斑、瘀点,脉涩或结代,为瘀血内阻之征。

(5)治法:活血化瘀,理气通络。

(6)方药:桃仁红花煎。方中桃仁、红花、丹参、赤芍、川芎活血化瘀;延胡索、香附、青皮理气通络;生地黄、当归养血和血。合而用之有活血化瘀,理气通络之功。若因气滞而血瘀者,酌加柴胡、枳壳、郁金;若因气虚而血瘀者,去理气药,加黄芪、党参、白术;若因阳虚而血瘀者,酌加附子、桂枝、生姜;夹痰浊,症见胸闷不舒,苔浊腻者,酌加瓜蒌、半夏、胆南星;胸痛甚者,酌加乳香、没药、蒲黄、五灵脂、三七等。瘀血心悸亦可选丹参饮或血府逐瘀汤治疗。

7.痰浊阻滞

(1)主症:心悸气短,胸闷胀满。

(2)兼次症:食少腹胀,恶心呕吐,或伴烦躁失眠,口干口苦,纳呆,小便黄赤,大便秘结。

(3)舌脉:苔白腻或黄腻;脉弦滑。

(4)分析:痰浊阻滞心气,故心悸气短;气机不畅,故见胸闷胀满;痰阻气滞,胃失和降,故食少腹胀,恶心呕吐;痰郁化火,则见口干口苦,小便黄赤,大便秘结,苔黄腻等热象;痰火上扰,心神不宁,故烦躁失眠;痰多、苔腻、脉弦滑,为内有痰浊之象。

（5）治法：理气化痰，宁心安神。

（6）方药：导痰汤。方中半夏、陈皮、制南星、枳实理气化痰；茯苓健脾祛痰；远志、酸酸枣仁宁心安神。纳呆腹胀，兼脾虚者，加党参、白术、谷芽、麦芽、鸡内金；心悸伴烦躁口苦，苔黄，脉滑数，系痰火上扰，心神不宁，可加黄芩、苦参、黄连、竹茹，制南星易胆南星，或用黄连温胆汤；痰火伤津，大便秘结，加大黄、瓜蒌；痰火伤阴，口干盗汗，舌质红，少津，加麦冬、天冬、沙参、玉竹、石斛；烦躁不安，惊悸不宁，加生龙骨、生牡蛎、珍珠母、石决明以重镇安神。

8.邪毒侵心

（1）主症：心悸气短，胸闷胸痛。

（2）兼次症：发热，恶风，全身酸痛，神疲乏力，咽喉肿痛，咳嗽，口干渴。

（3）舌脉：舌质红，苔薄黄；脉浮数，或细数，或结代。

（4）分析：感受风热毒邪，侵犯肺卫，邪正相争，故发热恶风，全身酸痛，咽喉肿痛，咳嗽；表证未解，邪毒侵心，心体受损，耗气伤津，故心悸气短，胸闷胸痛，神疲乏力，口干口渴；舌红，苔薄黄，脉浮数，或细数，或结代，为风热毒邪袭表、侵心，气阴受损之征。

（5）治法：辛凉解表，清热解毒。

（6）方药：银翘散加减。方中金银花、连翘辛凉解表，清热解毒；薄荷、荆芥、豆豉疏风解表，透热外出；桔梗、牛蒡子、甘草宣肺止咳，利咽消肿；淡竹叶、芦根甘凉清热，生津止渴。合而用之有辛凉解表，清热解毒之功。若热毒甚，症见高热，咽喉肿痛，加板蓝根、大青叶、野菊花、紫花地丁等清热解毒之品；胸闷、胸痛者，加丹皮、赤芍、丹参等活血化瘀之品；口干口渴甚者，加生地黄、玄参；若热盛耗气伤阴，症见神疲，气短，脉细数，或结代者，合生脉散益气养阴，敛心气。若感受湿热之邪，湿热侵心，症见心悸气短，胸闷胸痛，腹泻，腹痛，恶心呕吐，腹胀纳呆，舌质红，苔黄腻者，治当清热祛湿，芳香化浊，方选甘露消毒丹或葛根芩连汤加减。若热病后期，邪毒已去，气阴两虚者，治当益气养阴，方选生脉散加味。

六、转归预后

心悸的转归预后与病因、诱因、发展趋势及发作时对血流动力学的影响密切相关。心悸因受惊而起，其病程短，病势浅，全身情况尚好，一般在病因消除或经过适当治疗或休息之后便能逐渐痊愈；但亦有惊悸日久不愈，逐渐变成怔忡。若因脏腑受损，功能失调，气血阴阳亏虚所致心悸，则病程较长，病势较重，经积极合理治疗亦多能痊愈。如出现下列情况则预后较差：心悸而汗出不止，四肢厥冷,喘促不得卧,下肢水肿,面青唇紫,脉微欲绝者,属心悸喘脱证,预后严重;心悸而出现各种怪脉(严重心律失常之脉象)者;心悸突然出现昏厥抽搐者;心悸兼有真心痛者。以上情况皆是病情严重之证候,均应及时治疗和监护,密切观察病情变化。

七、临证要点

(1)在辨证论治基础上选加经现代药理研究有抗心律失常作用的中草药,可进一步提高疗效,如快速型心律失常加用益母草、苦参、黄连、莲子心、延胡索以及中成药"黄杨宁"等;缓慢型心律失常加用麻黄、细辛、熟附子、桂枝以及中成药"心宝"等。

(2)功能性心律失常,多为肝气郁结所致,特别是因情志而发者,当在辨证基础上加郁金、佛手、香附、柴胡、枳壳、合欢皮等疏肝解郁之品,往往取得良好效果。

(3)根据中医"久病必虚""久病入络"的理论,心悸日久当补益与通络并用。

(4)临证如出现严重心律失常,如室上性心动过速、快速心房纤颤、三度房室传导阻滞、室性心动过速、严重心动过缓、病态窦房结综合征等,导致较严重的血流动力学异常者,当及时运用中、西医两法加以救治。

(5)病毒性心肌炎是20余年来发病率较高的一种心律失常性疾病,常危及青少年的身体健康,对于这种病毒感染性心肌炎症,中医药有显著的优势。在治疗中要把握以下3点:①咽炎一天不除,病毒性心肌炎一天不辍;②气阴两虚贯穿疾病的始终;③阳气易复,阴血难复。

第五节　胸　痹

胸痹是指以胸部闷痛,甚则胸痛彻背,短气喘息不得卧为主要临床表现的一种病证。

胸痹临床表现或轻或重,轻者仅偶感胸闷如窒或隐痛,呼吸欠畅,病发短暂轻微;重者则有胸痛,呈压榨样绞痛,严重者心痛彻背,背痛彻心,疼痛剧烈。常伴有心悸、气短、呼吸不畅,甚至喘促、悸恐不安等。多由劳累、饱餐、寒冷及情绪激动而诱发,亦可无明显诱因或安静时发病。

胸痹的临床表现最早见于《黄帝内经》。《灵枢·五邪》指出:"邪在心则病心痛。"《素问·藏气法时论》亦说:"心病者,胸中痛,胁支满,胁下痛,膺背肩胛间痛,两臂内痛"。《素问·缪刺论》又有"卒心痛""厥心痛"之称。《素问·厥论》还说:"真心痛,手足青至节,心痛甚,旦发夕死,夕发旦死。"把心痛严重,并迅速造成死亡者,称为"真心痛",亦即胸痹的重证。汉·张仲景在《金匮要略·胸痹心痛短气病脉证治》篇说:"胸痹之病,喘息咳唾,胸背痛,短气,寸口脉沉而迟,关上小紧数,栝蒌薤白白酒汤主之。""胸痹不得卧,心痛彻背者,栝蒌薤白半夏汤主之。"正式提出了"胸痹"的名称,并进行专门的论述,把病因病机归纳为"阳微阴弦",即上焦阳气不足,下焦阴寒气盛,认为乃本虚标实之证。宋金元时期,有关胸痹的论述更多。如《圣济总录·胸痹门》有"胸痹者,胸痹痛之类也……胸脊两乳间刺痛,甚则引背胛,或彻背膂"的症状记载。《太平圣惠方》将心痛、胸痹并列,在"治卒心痛诸方""治久心痛诸方""治胸痹诸方"等篇中,收集治疗本病的方剂较多,组方当中,芳香、辛散、温通之品,常与益气、养血、滋阴、温阳之品相互为用,标本兼顾,丰富了胸痹的治疗内容。到了明清时期,对胸痹的认识有了进一步提高。如《症因脉治·胸痛论》:"歧骨之上作痛,乃为胸痛"。"内伤胸痛之因,七情六欲,动其心火,刑及肺金,或怫郁气逆,伤其肺道,则痰凝气结;或过饮辛热,伤其上焦,则血积于内,而闷闭胸痛矣"。又如《玉机微义·心痛》中揭示胸痹不仅有实证,亦有虚证;尤其是对心痛与胃脘痛进行了明确的鉴别。

在治疗方面,《黄帝内经》提出了针刺治疗的穴位和方法,《灵枢·五味》篇还有"心病宜食薤"的记载;《金匮要略》强调以宣痹通阳为主;《世医得效方·心痛门》提出了用苏合香丸芳香温通的方法"治卒暴心痛"。后世医家总结前人的经验,又提出了活血化瘀的治疗方法,如《证治准绳·诸痛门》提出用大剂桃仁、红花、降香、失笑散等治疗死血心痛;《时方歌括》用丹参饮治心腹诸痛;《医林改错》用血府逐瘀汤治疗胸痹心痛等。这些方法为治疗胸痹开辟了广阔的途径。

现代医学的冠状动脉粥样硬化性心脏病(心绞痛、心肌梗死)、心包炎、二尖瓣脱垂综合征、病毒性心肌炎、心肌病、慢性阻塞性肺气肿等疾病,出现胸痹的临床表现时,可参考本节进行辨证论治。

一、病因病机

胸痹发生多与寒邪内侵、饮食失调、情志失节、劳倦内伤、年迈体虚等因素有关。其病机分虚实两端,实为气滞、寒凝、血瘀、痰浊,痹阻胸阳,阻滞心脉;虚为气虚、阴伤、阳衰,脾、肝、肾亏虚,心脉失养。

(一)寒邪内侵

素体阳虚,胸阳不振,阴寒之邪乘虚而入,寒主收引,寒凝气滞,抑遏阳气,胸阳不展,血行瘀滞不畅,而发本病。如《诸病源候论》曰:"寒气客于五脏六腑,因虚而发,上冲胸间,则胸痹。"《类证治裁·胸痹》曰:"胸痹,胸中阳微不运,久则阴乘阳位而为痹结也。"阐述了本病由阳虚感寒而发作。

(二)情志失节

郁怒伤肝,肝失疏泄,肝郁气滞,甚则气郁化火,灼津成痰;忧思伤脾,脾失健运,津液不布,遂聚成痰。气滞、痰郁交阻,既可使血行失畅,脉络不利,而致气血瘀滞,又可导致胸中气机不畅,胸阳不运,心脉痹阻,心失所养,不通则痛,而发胸痹。《杂病源流犀烛·心病源流》曰:"总之七情之由作心痛,七情失调可致气血耗逆,心脉失畅,痹阻不通而发心痛。"

(三)饮食失调

饮食不节,嗜酒或过食肥甘生冷,以致脾胃损伤,运化失健,聚湿成痰,上犯心胸,痰阻脉络,胸阳失展,气机不畅,心脉闭阻,而成胸痹。

(四)劳倦内伤

思虑过度,心血暗耗,或肾阴亏虚,不能滋养五脏之阴,水不涵木,不能上济于心,心肝火旺,使心阴内耗,阴液不足,心火燔炽,不汲肾水,脉道失润;或劳倦伤脾,脾虚转输失职,气血生化乏源,无以濡养心脉,拘急而痛;或积劳伤阳,心肾阳微,阴寒痰饮乘于阳位,鼓动无力,胸阳失展,血行涩滞,而发胸痹。

(五)年迈体虚

久病体虚,暴病伤正;或中老年人,肾气不足,精血渐衰,以致心气不足,心阳不振,肾阳虚衰,不能鼓舞五脏之阳,血脉失于温煦,痹阻不畅,心胸失养而酿成本病。

胸痹的病位在心,然其发病多与肝、脾、肾三脏功能失调有关,如肾虚、肝郁、脾失健运等。

胸痹的主要病机为心脉痹阻,病理变化主要表现为本虚标实,虚实夹杂。本虚有气虚、血虚、阳虚、阴虚,又可阴损及阳,阳损及阴,而表现出气阴两虚,气血双亏,阴阳两虚,甚至阳微阴竭,心阳外越;标实为气滞、血瘀、寒凝、痰阻,且又可相兼为病,如气滞血瘀,寒凝气滞,痰瘀交阻等。本病多在中年以后发生,发作期以标实表现为主,并以血瘀为突出特点,缓解期主要见心、脾、肾气血阴阳之亏虚,其中又以心气虚最为常见。

二、诊断要点

(一)症状

(1)以胸部闷痛为主症,多见膻中或心前区憋闷疼痛,甚则痛彻左肩背、咽喉、胃脘部、左上臂内侧等部位;呈反复发作性或持续不解,常伴有心悸、气短、自汗,甚则喘息不得卧。

(2)胸闷、胸痛一般持续几秒到几十分钟,休息或服药后大多可迅速缓解;严重者可见突然发病,心跳加快,疼痛剧烈,持续不解,汗出肢冷,面色苍白,唇甲青紫,或心律失常等证候,并可发生猝死。

(3)多见于中年以上,常因情志抑郁恼怒,操劳过度,多饮暴食,气候变化等而诱发。亦有无明显诱因或安静时发病者。

(二)检查

心电图检查可见 ST 段改变等阳性改变,必要时可做动态心电图、心功能测定、心电图运动负荷试验等。外周血象白细胞总数、血沉、血清酶学检查,有助于进一步明确诊断。

三、鉴别诊断

(一)胃脘痛

心在脘上,脘在心下,故有胃脘当心而痛之称,以其部位相近。尤胸痹之不典型者,其疼痛可在胃脘部,极易混淆。但胸痹以闷痛为主,为时极短,虽与饮食有关,休息、服药常可缓解;胃痛发病部位在上腹部,局部可有压痛,以胀痛为主,持续时间较长,常伴有食少纳呆、恶心呕吐、泛酸嘈杂等消化系统症状。做 B 超、胃肠造影、胃镜、淀粉酶检查,可以鉴别。

(二)悬饮

悬饮、胸痹均有胸痛。但胸痹为当胸闷痛,可向左肩或左臂内侧等部位放射,常因受寒饱餐、情绪激动、劳累而突然发作,持续时间短暂;悬饮为胸胁胀痛,持续不解,多伴有咳唾,肋间饱满,转侧不能平卧,呼吸时疼痛加重,或有咳嗽、咳痰等肺系证候。

(三)胁痛

疼痛部位在两胁部,以右胁部为主,肋缘下或有压痛点。疼痛特点或刺痛不移,或胀痛不休,或隐隐作痛,很少短暂即逝,可合并厌油腻、发热、黄疸等症。肝胆B超、胃镜、肝功能、淀粉酶检查有助区分。

(四)真心痛

真心痛乃胸痹的进一步发展。症见心痛剧烈,甚则持续不解,伴有肢冷汗出,面色苍白,喘促唇紫,手足青至节,脉微欲绝或结代等急危重症。

四、辨证

胸痹首先辨别虚实,分清标本。发作期以标实为主,缓解期以本虚为主。

标实应区别气滞、血瘀、寒凝、痰浊的不同。闷重而痛轻,兼见胸胁胀满,憋气,善太息,苔薄白,脉弦者,多属气滞;胸部窒闷而痛,伴唾吐痰涎,苔腻,脉弦滑或弦数者,多属痰浊;胸痛如绞,遇寒则发,或得冷加剧,伴畏寒肢冷,舌淡苔白,脉细,为寒凝心脉;刺痛固定不移,痛有定处,夜间多发,舌紫暗或有瘀斑,脉结代或涩,由心脉瘀滞所致。

本虚又应区别阴阳气血亏虚的不同。心胸隐痛而闷,因劳累而发,伴心慌、气短、乏力,舌淡胖嫩,边有齿痕,脉沉细或结代者,多属心气不足;若绞痛兼见胸闷气短,四肢厥冷,神倦自汗,脉沉细,则为心阳不振;隐痛时作时止,缠绵不休,动则多发,伴口干,舌淡红而少苔,脉细而数,则属气阴两虚表现。

胸痹的疼痛程度、发作频率和持续时间与病情轻重程度密切相关。疼痛持续时间短暂,瞬息即逝者多轻;持续时间长,反复发作者多重;若持续数小时甚至数天不休者常为重症或危候。

一般疼痛发作次数多少与病情轻重程度成正比。若疼痛遇劳发作,休息或服药后能缓解者为顺症;服药后难以缓解者常为危候。

(一)寒凝心脉

证候:猝然心痛如绞,心痛彻背,背痛彻心,心悸气短,喘不得卧,形寒肢冷,面色苍白,冷汗自出,多因气候骤冷或骤感风寒而发病或加重,苔薄白,脉沉紧或沉细。

分析:寒邪侵袭,阳气不运,气机阻痹,故见猝然心痛如绞,或心痛彻背,背痛彻心,感寒则痛甚;阳气不足,故形寒肢冷,面色苍白;胸阳不振,气机受阻,故见喘不得卧,心悸气短;苔薄白,脉沉紧或沉细,均为阴寒凝滞,阳气不运之候。

(二)气滞心胸

证候:心胸满闷,隐痛阵发,痛无定处,时欲太息,情绪波动时容易诱发或加重,或兼有脘痞胀满,得嗳气或矢气则舒,苔薄或薄腻,脉细弦。

分析:郁怒伤肝,肝失疏泄,气滞上焦,胸阳失展,心脉不和,故心胸满闷,隐痛阵发,痛无定处;情志不遂则气机郁结加重,故心痛加重,而太息则气机稍畅,心痛稍减;肝郁气结,木失条达,横逆犯脾,脾失健运则脘痞胀满,苔薄或薄腻,脉细弦为肝气郁结之象。

(三)心血瘀阻

证候:心胸剧痛,如刺如绞,痛有定处,甚则心痛彻背,背痛彻心,或痛引肩背,伴有胸闷心悸,日久不愈,可因暴怒、劳累而加重,面色晦暗,舌质暗红或紫暗,或有瘀斑,苔薄,脉弦涩或促、结、代。

分析:气机阻滞,瘀血内停,络脉不通,不通则痛,故见心胸剧痛,如刺如绞,痛有定处,甚则心痛彻背,背痛彻心,或痛引肩背,伴有胸闷,日久不愈;瘀血阻塞,心失所养,故心悸不宁,面色晦暗;暴怒伤肝,气机逆乱,气滞血瘀更重,故可因暴怒而加重;舌质暗红或紫暗,或有瘀斑,苔薄,脉弦涩或促、结、代均为瘀血内阻之候。

(四)痰浊闭阻

证候:胸闷重而心痛,痰多气短,倦怠肢重,遇阴雨天易发作或加重,伴有纳呆便溏,口黏恶心,咯吐痰涎,舌体胖大且边有齿痕,苔白腻或白滑,脉滑。

分析:痰浊内阻,胸阳失展,气机痹阻,故胸闷重而疼痛,痰多气短;阴雨天湿气更甚,故遇之易发作或加重;痰浊困脾,脾气不运,故倦怠肢重,纳呆便溏,口黏恶心;咳吐痰涎,舌体胖大,有齿痕,苔白腻或滑,脉滑,均为痰浊闭阻之象。

(五)心肾阴虚

证候:心痛憋闷,灼痛心悸,五心烦热,潮热盗汗,或头晕耳鸣,腰膝酸软,口干便秘,舌红少津,苔薄或剥,脉细数或促、代。

分析:心肾不交,虚热内灼,气机不利,血脉不畅,故心痛时作,灼痛或憋闷;久病或热病伤阴,暗耗心血,血虚不足以养心,则心悸;阴虚生内热,则五心烦热,潮热盗汗;肾阴虚,则见头晕耳鸣,腰膝酸软;口干便秘,舌红少苔,脉细数或促、代,均为阴虚有热之象。

(六)心肾阳虚

证候:心悸而痛,胸闷气短,自汗,动则更甚,神倦怯寒,面色㿠白,四肢不温或肿胀,舌质淡胖,苔白或腻,脉沉细迟。

分析:阳气虚衰,胸阳不振,气机痹阻,血行瘀滞,血脉失于温煦,故见胸闷心痛,心悸气短,自汗,动则耗气更甚;阳虚不足以温运四肢百骸,则神倦怯寒,面色㿠白,四肢不温;肾阳虚,不能制水,故四肢肿胀;舌质淡胖,苔白或腻,脉沉细迟均为阳气虚衰之候。

(七)气阴两虚

证候:心胸隐痛,时作时休,胸闷气促,心悸自汗,动则喘息益甚,倦怠懒言,面色少华,舌质淡红,苔薄白,脉虚细缓或结代。

分析:思虑伤神,劳心过度,损伤心气,阴血亏耗,血瘀心脉,故见胸闷隐痛,时作时休,心悸气促,倦怠懒言等;心气虚,则自汗;气血不荣于上,则面色少华;淡红舌,脉虚细缓,均为气阴两虚之征。

五、治疗

本病的治疗原则应先治其标,后治其本,先从祛邪入手,然后再予以扶正,必要时可根据虚实标本的主次,兼顾同治。标实当泻,针对气滞、血瘀、寒凝、痰浊而疏理气机,活血化瘀,辛温通阳,泄浊豁痰,尤重活血通脉治法;本虚宜补,权衡心脏阴阳气血之不足,有无兼见肺、肝、脾、肾等脏之亏虚,补气温阳,滋阴益肾。

(一)中药治疗

1.寒凝心脉

治法:辛温散寒,宣通心阳。

处方:枳实薤白桂枝汤合当归四逆汤加减。

两方皆能辛温散寒,助阳通脉。前方重在通阳理气,用于胸痹阴寒证,心中痞满,胸闷气短者;后方则以温经散寒为主,用于血虚寒厥证,见胸痛如绞,手足不温,冷汗自出,脉沉细者。方中桂枝、细辛温散寒邪,通阳止痛;薤白、瓜蒌化痰通阳,行气止痛;当归、芍药养血活血;芍药与甘草相配,缓急止痛;枳实、厚朴、理气通脉;大枣养脾和营。共成辛温散寒,通阳止痛之功。

若阴寒极盛之胸痹重症,胸痛剧烈,心痛彻背,背痛彻心,痛无休止,当用温通散寒之法,予乌头赤石脂丸加荜茇、高良姜、细辛等治疗。方中以乌头雄烈刚燥,散寒通络止痛;附子、干姜温阳逐寒;蜀椒温经下气开郁;为防药物过于辛散,配赤石脂入心经,而固摄收涩阳气。若痛剧而四肢不温,冷汗自出,可含化苏合香丸或麝香保心丸,以芳香化浊,温通开窍,每获即速止痛效果。

另外,可选用苏冰滴丸,每次2～4粒,每天3次。

2.气滞心胸

治法:疏调气机,活血通络。

处方:柴胡疏肝散加减。

本方疏肝理气,适用于肝气郁结、气滞上焦、胸阳失展、血脉失和之胸胁疼痛。方用四逆散去枳实,加香附、枳壳、川芎、陈皮行气疏肝,和血止痛。其中柴胡与枳壳相配可升降气机;白芍与甘草同用可缓急舒脉止痛;香附、陈皮以增强理气解郁之功;川芎为血中之气药,既可活血又能调畅气机。全方共奏疏调气机、和血通脉之功效。根据需要,还可选用木香、沉香、降香、檀香、延胡索、砂仁、厚朴等芳香理气及破气之品,但不可久用,以免耗散正气。

若气郁日久化热,出现心烦易怒,口干便秘,舌红苔黄,脉弦数等证者,用丹栀逍遥散疏肝清热;便秘严重者,用当归龙荟丸以泻郁火;如胸闷、心痛明显,为气滞血瘀之象,可合用失笑散,以增强活血行瘀、散结止痛之作用。

另外,可选用冠心苏合丸,每次 3 g,每天 2 次。

3.心血瘀阻

治法:活血化瘀,通脉止痛。

处方:血府逐瘀汤加减。

本方祛瘀通脉,行气止痛,用于胸中瘀阻,血行不畅,心胸疼痛,痛有定处,胸闷、心悸之胸痹。方中当归、川芎、桃仁、红花、赤芍活血化瘀,疏通血脉;柴胡、桔梗与枳壳、牛膝配伍,升降结合,调畅气机,开胸通阳,行气活血;生地黄养阴而调血燥。诸药共成祛瘀通脉、行气止痛之剂。

若瘀血痹阻重症,胸痛剧烈,可加乳香、没药、丹参、郁金、降香等加强活血理气之力;若血瘀、气滞并重,胸闷痛甚者,加沉香、檀香、荜茇等辛香理气止痛药物;若寒凝血瘀或阳虚血瘀者,症见畏寒肢冷,脉沉细或沉迟者,加肉桂、细辛、高良姜、薤白等温通散寒之品,或人参、附子等温阳益气之品;若伴有气短乏力、自汗、脉细缓或结代,乃气虚血瘀之象,当益气活血,用人参养荣汤合桃红四物汤加减,重用人参、黄芪等益气祛瘀之品。

还可选用三七、苏木、泽兰、鸡血藤、益母草、水蛭、王不留行、丹皮等活血化瘀药物,加强祛瘀疗效。但破血之品应慎用,且不可久用、多用,以免耗伤正气。在应用活血、破血类药物时,必须注意有无出血倾向或征象,一旦发现,立即停用,并予以相应处理。

另外,可选用活心丸,每次含服或吞服,1～2 丸。

4.痰浊阻闭

治法:通阳化浊,豁痰宣痹。

处方:瓜蒌薤白半夏汤合涤痰汤加减。

两方均能温通豁痰,前方通阳行气,用于痰阻气滞,胸阳痹阻者;后方健脾益气,豁痰开窍,用于脾虚失运,痰阻心窍者。方中瓜蒌、薤白化痰通阳,行气止痛;半夏、胆南星、竹茹清热化痰;人参、茯苓、甘草健脾益气;石菖蒲、陈皮、枳实理气宽胸。全方共奏通阳化饮、泄浊化痰、散结止痛之功。

若痰浊壅而化热,证见咳痰黄稠,便干,苔黄腻者,可用黄连温胆汤加郁金,以清化痰热而理气活血;痰热兼有郁火者,加海浮石、海蛤壳、黑山栀、天竺黄、竹沥化痰火之胶结;大便干结,加生大黄通腑逐痰;痰瘀交阻,证见胸闷如窒,心胸隐痛或绞痛阵发,苔白腻,舌暗紫或有瘀斑,当通阳化痰散结,加血府逐瘀汤;若瘀浊闭塞心脉,猝然剧痛,可用苏合香丸。

5.心肾阴虚

治法:滋阴清热,养心和络。

处方:天王补心丹合炙甘草汤。

两方均为滋阴养心之剂:前方以养心安神为主,治疗心肾两虚,阴虚血少者;后方以养阴复脉见长,用于气阴两虚,心动悸,脉结代之症。方中以生地黄、玄参、天冬、麦冬滋水养阴以降虚火;人参、炙甘草、茯苓益助心气;桂枝、大枣补气通阳,寓从阳引阴之意;柏子仁、酸酸枣仁、五味子、远志交通心肾,养心安神,化阴敛汗;丹参、当归身、芍药、阿胶滋养心血而通心脉;桔梗、辰砂为引使之品。本方能使心阴复,虚火平,血脉利,则心胸灼痛得解。

若阴不敛阳,虚火内扰心神,心烦不寐,舌尖红少津者,可用酸酸枣仁汤清热除烦安神;若不效者,再予黄连阿胶汤滋阴清火,宁心安神。若兼见风阳上扰,用珍珠母、灵磁石、石决明、琥珀等重镇潜阳之品,或用羚羊钩藤汤加减;心肾阴虚者,兼见头晕耳鸣,腰膝酸软,遗精盗汗,口燥咽干,用左归饮补益肾阴,填精益髓,或河车大造丸滋肾养阴清热;若心肾真阴欲竭,当用大剂西洋参、鲜生地黄、石斛、麦冬、山萸肉等急救真阴,并佐用生牡蛎、乌梅肉、五味子、甘草等酸甘化阴,且敛其阴。

另外,可选滋心阴口服液,每次 10 mL,每天 2 次。

6.心肾阳虚

治法:温振心阳,补益阳气。

处方:参附汤合右归饮加减。

两方均能补益阳气,前方大补元气,温补心阳;后方温肾助阳,补益精气。方中人参、姜、枣、炙甘草大补元气,以益心气复脉;附子辛热,温补真阳;肉桂振奋心阳;熟地黄、山萸肉、枸杞子、杜仲、山药为温肾助阳、补益精气之要药。

若兼肾阳虚,可合金匮肾气丸,或用六味地黄丸滋阴固本,从阴引阳,共为温补肾阳之剂;心肾阳衰,不能化气行水,水饮上凌心肺,加用真武汤;若阳虚欲脱厥逆者,用四逆加人参汤,温阳益气,回阳救逆;若阳虚寒凝而兼气滞血瘀者,可选用薤白、沉香、降香、檀香、香附、鸡血藤、泽兰、川芎、桃仁、红花、延胡索、乳香、没药等偏于温性的理气活血药物。

另外,可选用麝香保心丸,每次含服或吞服1~2粒。

7.气阴两虚

治法:益气养阴,活血通脉。

处方:生脉散合人参养荣汤加减。

上方皆能补益心气。生脉散长于益心气,敛心阴,适用于心气不足,心阴亏耗者;人参养荣汤补气养血,安神宁心,适用于胸闷气短,头昏神疲。方中人参、黄芪、炙甘草大补元气,通经利脉;肉桂通心阳,散寒气,疗心痛,纳气归肾;麦冬、五味子滋养心阴,收敛心气;熟地黄、当归、白芍养血活血。配茯苓、白术、陈皮、远志,补后天之本,滋气血生化之源,以宁心定志。

若兼见神疲乏力,纳呆,失眠多梦等,可用养心汤加半夏曲、茯苓以健脾和胃,补益心脾,养心安神;若气阴两虚,兼见口燥咽干,心烦失眠,舌红,用生脉散合归脾汤加减;兼有气滞血瘀者,可加川芎、郁金以行气活血;兼见痰浊之象者,可用茯苓、白术、白蔻仁以健脾化痰。

另外,可选用补心气口服液,每天10 mL,每天2次;或滋心阴口服液,每次10 mL,每天2次。

(二)针灸治疗

1.基本处方

心俞、巨阙、膻中、内关、郄门。

心俞、巨阙属俞募相配,膻中、心俞前后相配,通调心气;内关、郄门同经相配,宽胸理气,缓急止痛。

2.加减运用

(1)寒凝心脉证:加厥阴俞、通里、气海以温经散寒、宣通心阳。背俞穴、气海可加灸,余穴针用平补平泻法。

(2)气滞心胸证:加阳陵泉、太冲以疏肝理气、调畅气机,针用泻法。余穴针用平补平泻法。若脘痞胀满甚者,加中脘以健脾和中、疏导中州气机,针用平补平泻法。

(3)心血瘀阻证:加膈俞、血海、阴郄以活血化瘀、通脉止痛。诸穴针用平补平泻法。

(4)痰浊阻闭证:加太渊、丰隆、足三里、阴陵泉以通阳化浊、豁痰宣痹。诸穴针用平补平泻法。

(5)心肾阴虚证:加肾俞、太溪、三阴交、少海以滋阴清热、养心和络,针用补法。余穴针用平补平泻法。

(6)心肾阳虚证:加肾俞、气海、关元、百会、命门以振奋心肾之阳。诸穴针用补法,关元、气海、命门、背俞穴可加灸。

(7)气阴两虚证:加足三里、气海、阴郄、少海以益气养阴、活血通脉。诸穴针用补法。

3.其他

(1)耳针疗法:取胸、神门、心、肺、交感、皮质下,每次选3~5穴,用捻转手法强刺激,一般每穴捻1~2分钟,留针15~20分钟,可以每隔5分钟捻转1次。

(2)电针疗法:取内关、神门、胸上段夹脊穴,通电刺激5~15分钟,采用密波,达到有麻、电放射感即可。

(3)穴位注射疗法:取内关、郄门、间使、少海、心俞、足三里、三阴交,用复方当归注射液(10%葡萄糖稀释)、维生素 B_{12} 注射液 0.25 mg、复方丹参注射液等,每次选 2~3 穴,每穴注射 0.5~1 mL,隔天 1 次。

(4)皮内针疗法:取内关、心俞、厥阴俞、膈俞,每次选 1 对,埋针 1~3 天,冬天可延长到 5~7 天。

第三章

肺 系 病 证

第一节 喘 证

喘证以呼吸困难,甚则张口抬肩,鼻翼翕动,难以平卧为特征,是肺系疾病常见症状之一,多由邪壅肺气,宣降不利或肺气出纳失常所致。

西医学中的喘息性支气管炎、肺部感染、肺气肿、慢性肺源性心脏病、心源性哮喘等,均可参照本节进行辨证治疗。

一、病因病机

(一)外邪犯肺

外感风寒、风热之邪,或肺素有痰饮,复感外邪,卫表闭塞,肺气壅滞,宣降失常,肺气上逆而喘。

(二)痰浊内蕴

恣食肥甘油腻,过食生冷或嗜酒伤中,脾失健运,湿浊内生,聚湿成痰,上渍于肺,阻遏气道,肃降失常,气逆而喘。

(三)久病劳欲

久病肺虚,劳欲伤肾,肺肾亏损,气失所主,肾不纳气,肺气上逆而喘。

二、辨证论治

喘证的辨证,重在辨虚实寒热。实喘一般起病急,病程短,呼吸深长有余,气粗声高,脉有力;虚喘多起病缓慢,病程长,呼吸短促难续,气怯声低,脉无力;热喘胸高气粗,痰黄黏稠难咯,面赤烦躁、唇青鼻扇,舌红苔黄腻、脉数;寒喘面白唇青,痰涎清稀,舌苔白、脉迟。

治疗原则:实证祛邪降逆平喘;虚证培补摄纳平喘。

(一)实喘

1.风寒束肺

(1)证候:咳喘胸闷,痰稀色白,初起多兼恶寒发热,头痛无汗,身痛等表证,舌苔薄白,脉浮紧。

(2)治法:祛风散寒,宣肺平喘。

(3)方药:麻黄汤加减。方中麻黄、桂枝辛温发汗,散寒解表,宣肺平喘;杏仁、甘草降气化痰。若表寒不重,可去桂枝,即为宣肺平喘之三拗汤;痰白清稀量多起沫加细辛、生姜温肺化饮;痰多胸闷甚者加半夏、陈皮、白芥子理气化痰。

2.风热袭肺

(1)证候:喘促气粗,痰黄而黏稠,身热烦躁,口干渴,汗出恶风,舌质红,苔薄黄,脉浮数。

(2)治法:祛风清热,宣肺平喘。

(3)方药:麻杏石甘汤加减。方中麻黄、石膏相使为用疏风清热,宣肺平喘;杏仁、甘草化痰利气。若痰多黏稠、烦闷者加黄芩、桑白皮、知母、瓜蒌皮、鱼腥草,增强清热泻肺化痰之力;大便秘结者加大黄、枳实泻热通便;喘甚者加葶苈子、白果化痰平喘。

3.痰浊壅肺

(1)证候:喘咳痰多,胸闷,呕恶,纳呆,口黏不渴,舌淡胖有齿痕,苔白厚腻,脉缓滑。

(2)治法:燥湿化痰,降逆平喘。

(3)方药:二陈汤合三子养亲汤加减。方中陈皮、半夏、茯苓、甘草燥湿化痰,理气和中;莱菔子、苏子、白芥子化痰降逆平喘,二方合用效专力宏。若痰涌、便秘、喘不能卧加葶苈子、大黄涤痰通便。

(二)虚喘

1.肺气虚

(1)证候:喘促气短,咳声低弱,神疲乏力,自汗畏风,痰清稀,舌淡苔白,脉缓无力。

(2)治法:补肺益气定喘。

(3)方药:补肺汤合玉屏风散加减。方中人参、黄芪补益肺气;白术、甘草健脾补中助肺;五味子、紫菀、桑白皮化痰止咳,敛肺定喘;防风助黄芪益气护表。若兼见痰少质黏,口干,舌红少津,脉细数者,为气阴两虚。治宜益气养阴,敛肺定喘。方用生脉散加沙参、玉竹、川贝母、桑白皮、百合养阴益气滋肺。

2.肾气虚

(1)证候:喘促日久,气不得续,动则尤甚,甚则张口抬肩,腰膝酸软,舌淡苔白,脉沉弱。

(2)治法:补肾纳气平喘。

(3)方药:七味都气丸合参蛤散加减。方中熟地黄、山茱萸、山药、丹皮、泽泻、茯苓、五味子补肾纳气;人参大补元气,蛤蚧肺肾两补,纳气平喘。

3.喘脱

(1)证候:喘逆加剧,张口抬肩,鼻扇气促,不能平卧,心悸,烦躁不安,面青唇紫,汗出如珠,手足逆冷,舌淡苔白,脉浮大无根。

(2)治法:扶阳固脱,镇摄纳气。

(3)方药:参附汤送服黑锡丹。方中人参、附子回阳固脱、救逆;黑锡丹降气定喘。

三、针灸治疗

(一)实喘

尺泽、列缺、天突、大柱,针刺,用泻法。

(二)虚喘

鱼际、定喘、肺俞,针刺,用补法,可灸。

(三)喘脱

定喘、肺俞、关元、神阙,灸法。

四、护理与预防

饮食宜清淡而富有营养,忌油腻酒醪及辛热助湿生痰动火食物。室内空气要保持新鲜,避免烟尘刺激。痰多者要注意排痰,保持呼吸道通畅。慎起居,适寒温,节饮食,薄滋味,戒烟酒,节房事。适当参加体育活动,增强体质。保持良好的心态。

第二节　失　音

失音是一个症状，凡是语声嘶哑，甚则不能发声者，统谓之失音。主要由于感受外邪，肺气壅遏，声道失于宣畅；或精气耗损，肺肾阴虚，声道失于滋润所致。古代将失音称为瘖或喑。

一、历史沿革

早在《黄帝内经》就已经对人体的发音器官有了认识。如《灵枢·忧恚无言》提到："喉咙者，气之所以上下者也。会厌者，音声之户也。口唇者，音声之扇也。舌者，音声之机也。悬雍垂者，音声之关也。颃颡者，气分之所泄也。横骨者，神气所使，主发舌者也。"说明喉咙、会厌、唇舌、悬雍垂、颃颡、横骨均与发音有关。

关于失音，《黄帝内经》中指出有两种不同的情况：一是感受外邪。如《灵枢·忧恚无言》中提到"人卒然无音者，寒气客于厌，则厌不能发，发不能下，至其开阖不致，故无音"，《素问·气交变大论》有"岁火不及，寒乃大行……民病……暴瘖"，说明了在感受外邪的情况下，声门的开阖作用受到影响而病失音。二是脏气内伤。如《素问·宣明五气论》中有"五邪所乱……搏阴则为瘖"。所谓阴者，五脏之阴也，手少阴心脉上走喉咙系舌本，手太阴肺脉循喉咙，足太阴脾脉上行结于咽、连舌本、散舌下，足厥阴肝脉循喉咙之后，上入颃颡而络于舌本，足少阴肾脉循喉咙系舌本，故皆主病瘖。五脏为邪所扰而失音，《灵枢·邪气脏腑病形》有"心脉……涩甚为瘖"。《素问·脉解》提出"内夺而厥，则为瘖痱，此肾虚也，少阴不至者厥也"，《素问·大奇论》有"肝脉骛暴，有所惊骇，脉不至若瘖，不治自已"，《灵枢·忧恚无言》也有"人之卒然忧恚而言无音"的记载。这些说明心气不足、肾精亏耗、突受惊扰等因素，皆可使心、肾、肝受损而失音；但是因情志变化而失音者，多可自愈。由此可见，《黄帝内经》所论述的两类失音，感受外邪者与肺有关，五脏内伤者，主要涉及心肝肾。

妇女因妊娠而失音者，称为"子瘖"。如《素问·奇病论》说："人有重身，九月而瘖……胞之络脉绝也……胞络者，系于骨，少阴之脉贯肾，系舌本，故不能言……无治也，当十月复。"

隋代巢元方《诸病源候论·风冷失声候》指出："声气通发，事因关户，会厌是音声之户，悬痈是音声之关。"宋代杨士瀛《仁斋直指方》指出："心为声音之主，肺为声音之门,肾为声音之根。"说明发声虽然与会厌、悬雍等有关,但从脏腑经络整体观点来看,实与心、肺、肾三脏有关。

宋代钱乙《小儿药证直诀·肾怯失音相似》提到:"病吐泻,及大病后,虽有声而不能言,又能咽药,此非失音,为肾怯,不能上接于阳故也。当补肾地黄圆主之,失音乃猝病耳。"将失音与重病大病之后无力发声的情况做了鉴别。

明代楼英《医学纲目》明确地将失音分为喉暗及舌暗两类,指出:"暗者,邪入阴部也。经云:邪搏于阴则为瘖。又云:邪入于阴,搏则为暗,然有二症:一曰舌暗,乃中风舌不转运之类是也;一曰喉暗,乃劳嗽失音之类是也。"这种分法,对失音的鉴别具有重要的指导意义。舌瘖主要见于中风,而喉瘖则是本节讨论的重点。

明代徐春甫《古今医统·声音门》对本症的认识较为深入,如说:"舌为心之苗,心痛舌不能转,则不能语言,暴病者尚可医治,久病者不可治也,而心为声音之主者此也。肺者属金,主清肃,外司皮腠,风寒外感者,热郁于内,则肺金不清,咳嗽而声哑,故肺为声音之门者此也。肾者人身之根本,元气发生之主也,肾气一亏,则元气寝弱,而语言暗者有之。"并指出病分三因:"有内热痰郁,窒塞肺金而声哑,及不出者,及有咳嗽久远伤气而散者,此内因也。有外受风寒,腠理闭塞,束内郁嗽而口声哑……此外因也。又有忽暴吸风,卒然声不出者,亦外因也。有因争竞大声号叫,以致失声。或因歌唱伤气,而声不出,此不内外因也,养息自愈。"这三类原因引起的失音,均属喉瘖的范畴。明代李梴《医学入门·痨瘵》说"咽疮失音者死",指出了痨瘵出现喉头生疮而失音者,预后较差,难于治愈。

明代张景岳《景岳全书·声喑》论述失音的辨证提到:"实者其病在标,因窍闭而喑也;虚者其病在本,因内夺而喑也。窍闭者,有风寒之闭,外感证也;有火邪之闭,热乘肺也;有气逆之闭,肝滞强也……此皆实邪之易治者也。至若痰涎之闭,虽曰有虚有实,然非治节不行,何致痰邪若此?此其虚者多而实者少,当察邪正、分缓急而治之可也。内夺者,有色欲之夺,伤其肾也;忧思之夺,伤其心也;大惊大恐之夺,伤其胆也;饥馁疲劳之夺,伤其脾也。此非各求其属而大补元气,安望其嘶败者复原而残损者复振乎?此皆虚邪之难治也。"说明了,五脏皆可以为瘖,而以心、肺、肾三脏为主。失音的辨证要分虚实,实邪易治,虚邪难治。实邪为窍闭,可因风寒、火邪、气逆、痰涎所致;虚邪则有伤肾、伤心、伤胆、伤脾之分。并认为:"此外,复有号叫、歌唱、悲哭,及因热极暴饮冷水,或暴吸风寒而致喑者……但知养息,则弗药可愈,是皆所当辨者。"指出有些情况是饮食、起居、生活不慎所造成的一时性失音,养息可愈。另外还有些喉科疾病的恢复期,也可自愈,如说:"凡患风毒或病喉痛病既愈,而声则瘖者,此其悬雍已损,虽瘖无害也,不必治之。"张景岳对失音的辨证,亦将中风的舌强不语与之分开论治。

清代张璐《张氏医通·诸气门·瘖》指出:"失音大都不越于肺,然须以暴病得之,为邪郁气逆;久病得之,为津枯血槁。盖暴瘖总是寒包热邪,或本内热而后受寒,或先外感而食寒物……若咽破声嘶而痛,是火邪遏闭伤肺……肥人痰湿壅滞,气道不通而声瘖者……至若久病失音,必是气虚挟痰之故""更有舌瘖不能言者,亦当分别新久,新病舌瘖不能言,必是风痰为患……若久病后或大失血后,舌萎不能言……"说明了失音与舌瘖有别,两者皆各有新病与久病之分,这对于辨证、治疗及预后的判断,均有一定意义。

清代还出现了不少喉科专著,如《重楼玉钥》《咽喉脉证通论》《咽喉经验秘传》《尤氏喉科秘书》《包氏喉证家宝》《焦氏喉科枕秘》等,均认识到失音在多种喉科病证中都可出现,如有喉中呼吸不通、言语不出的喉痹,风痰所致的哑瘴喉风,喉癣久则喉哑的失音,虚损劳瘵咳伤咽痛的声哑等。各书均未单独将失音列出,亦说明至清代已逐渐认识到失音仅是一个症状,可见于多种咽喉病证。

总之,对于失音一证,古代医家从脏腑经络的整体观点来看,以心、肺、肾三脏病变为主。其中属于中风的舌强不语(舌瘖),主要与心有关;属于喉瘖者,则与肺、肾有关。

二、范围

本节内容以"喉瘖"为主。主要见于各种原因引起的急性喉炎、慢性喉炎、喉头结核、声带创伤、声带小结、声带息肉等,也见于癔症性失音。若其他疾病而兼有失音的,也可参照本节辨证治疗。

三、病因病机

失音的致病因素多端,主要与感受外邪、久病体虚、情志刺激和用声过度有关,导致肺、肾、肝等脏腑功能失调,声道不利。

(一)外邪犯肺

由于风寒外袭,邪郁于肺,肺气失于宣畅,会厌开合不利,音不能出,以致猝然声嘎。如感受风热燥邪,或寒郁化热,肺受热灼,清肃之令不行,燥火灼津,声道燥涩,均可导致发音不利。或因热邪灼津为痰,痰热交阻,壅塞肺气,而使声音不扬。此外也有因肺有蕴(痰)热、复感风寒、寒包热邪、肺气壅闭、失于宣肃而致失音者。

(二)肺肾阴虚

慢性疾病，久咳劳嗽，迁延伤正；或酒色过度，素质不强，以致体虚积损成劳，阴虚肺燥，津液被灼；或肺肾阴虚，虚火上炎，肺失濡润，而致声瘖。亦有因阴伤气耗、气阴两虚、无力鼓动声道而致失音者。如《古今医统》指出："凡病患久嗽声哑，乃是元气不足，肺气不滋。"

(三)气机郁闭

此因忧思郁怒，或突受惊恐，而致气机郁闭，声喑不出。情志因素致瘖与内脏功能失调密切有关。

(四)声道受损

用声过多、过强，损伤声道，津气被耗，也可导致失音。

综上所述，失音可归纳为外感和内伤所致两大类。外感属实，为"金实无声"，因感受外邪，阻塞肺窍，肺气壅遏，失于宣畅，会厌开合不利，而致声音嘶嗄。内伤属虚，为"金碎不鸣"，多系久病体虚、肺燥津伤，或肺肾阴虚、精气耗损，咽喉、声道失于滋润，而致发音不利。《临证指南医案·失音》亦有"金实则无声，金破碎亦无声"之说。一般说来，内伤失音临床表现多以阴虚为主，但因"声由气而发"，因此常可同时有气虚的一面。如属情志致病，郁怒伤肝，肝气侮肺，或悲忧伤肺，肺气郁闭，不能发音者，又属内伤中的实证。其他如高声号叫引起的一时性失音，由于声道受损，亦常有津气耗伤之候。

就病位而言，失音虽属喉咙和声道的局部疾病，病变脏器主要在肺系，但同时与肾密切相关。因喉属肺系，肺脉通于会厌，肾脉上系于舌，络于横骨，终于会厌。肺主气，声由气而发，肾藏精，精足则能化气，精气充足，自可上承于会厌，鼓动声道而发音。若客邪闭肺，或肺肾阴气耗损，会厌受病，声道不利，皆可导致失音。

四、诊断与鉴别诊断

(一)诊断

1.发病特点

失音发病有急有缓，急者突然而起，常伴外感表证；缓者逐渐形成，持续加重，多有慢性病史可询，表现正虚之候，另外亦有呈发作性者。病情轻者，语声嘶哑，重者声哑不出；若慢性虚劳久病，全身衰竭而伴有失音者，为病情严重的征兆。

2.临床表现

本病以声音嘶哑或声哑不出为特征。

3.相关专科检查

如耳鼻咽喉科喉镜检查、神经科检查可协助诊断。

（二）鉴别诊断

失音一证,应当分喉瘖和舌瘖。本节论述的为喉瘖,当与舌瘖相鉴别。喉瘖为喉中声嘶,或声哑不出,而舌本运转自如;舌瘖为舌本不能运转言语,而喉咽音声如故,每有眩晕、肢麻病史,或同时伴有口眼㖞斜及偏瘫等症。

五、辨证

（一）辨证要点

1.辨外感内伤

对失音的辨证,当从发病缓急、病程长短,区别外感内伤。凡急性发病,病程短者,多属外感引起;病起缓慢,病程长者,多因内伤疾病所致。

2.辨虚证实证

一般可分为暴瘖、久瘖两类。暴瘖为猝然起病,多因邪气壅遏,窍闭而失音,其病属实;久瘖系逐渐形成,多因肺肾阴虚,声道燥涩而失音,或兼肺肾气虚,鼓动无力所致,其病属虚。但内伤气郁致瘖者也可属实,外感燥热表现为肺燥津伤者也可属虚。

（二）证候

1.实证

（1）风寒:猝然声音不扬,甚则嘶哑;或兼咽痒,咳嗽不爽,胸闷,鼻塞声重,寒热,头痛等症,口不渴,舌苔薄白,脉浮。或兼见口渴,咽痛,烦热,形寒,气粗,舌苔薄黄,脉浮数者。或见猝然声暗,咽痛欲咳而咳不出,恶寒身困,苔白质淡,脉沉迟或弦紧。

病机分析:风寒袭肺,会厌开合不利,故猝然声音不扬,甚至嘶哑,肺被邪遏,气失宣畅,则咳嗽咽痒、胸闷、鼻塞声重;风寒束表,则见寒热头痛、舌苔薄白、脉浮。若邪热内郁,风寒外束,又可见口渴、咽痛、气粗、烦热、形寒等"寒包热"证。若肾虚受寒,太阳少阴两感,可见恶寒身困、苔白舌淡、脉沉迟或弦紧。

（2）痰热:语声嘎哑,重浊不扬,咳痰稠黄,咽喉干痛,口干苦,或有身热。舌苔黄腻,脉滑数。

病机分析:风热犯肺,蒸液成痰,肺失清肃,故语声嘎哑,重浊不扬;痰热壅肺,则咳痰稠黄;邪热灼津,故见咽喉干痛、口苦;若风热在表,可见身热;舌苔黄腻、脉滑数乃痰热郁肺之征象。

（3）气郁：突然声哑不出，或呈发作性。常因情志郁怒悲忧引发。心烦易怒、胸闷气窒，或觉咽喉梗塞不舒。舌苔薄，脉小弦或涩滞不畅。

病机分析：郁怒伤肝，肝气侮肺，悲忧伤肺，肺气郁闭，而致突然声哑不出；肝郁化火则心烦易怒；肝气上逆，肺气不降，则胸闷气窒，咽喉如物梗阻；脉小弦、涩滞不畅，是属肝郁之候。

2.虚证

（1）肺燥津伤：声嘶，音哑，咽痛，喉燥，口干；或兼咳呛气逆，痰少而黏。舌质红少津、苔薄，脉小数。

病机分析：燥火伤肺，声道燥涩而致声嘶、音哑；燥伤肺津，咽喉失于滋润，故咽喉干燥疼痛、口干；肺失清润，燥邪灼津为痰，则咳呛气逆、痰少质黏；舌红少津，脉象小数，乃属燥热蕴肺之象。

（2）肺肾阴虚：声音嘶哑逐渐加重、日久不愈，兼见干咳少痰，甚则潮热、盗汗、耳鸣、目眩、腰膝酸软、形体日瘦。舌质红，苔少，脉细数。

病机分析：肺阴不足，病损及肾，阴精不能上承，以致声音嘶哑日渐加重，久延不愈，肺失滋润，清肃无权，则干咳少痰；阴虚内热，阴不内守，故见潮热、盗汗；肾虚肝旺，而致耳鸣、目眩；肾虚，阴精不能充养腰脊，外荣形体，故腰膝酸软、形体日瘦；舌质红、苔少、脉细数为阴虚之象。

六、治疗原则

凡属暴瘖因邪气壅遏而致窍闭者，治当宣散清疏；久瘖因精气内夺所致者，治当清润滋养，或气阴并补。具体言之，实证则辨别风寒、痰热的不同，分别予以宣、清；久瘖应区分肺燥津伤与肺肾阴虚的轻重，或润或养。病缘气郁者，气郁化火，日久也可灼伤津液，导致肺肾阴虚，因此又当注意本虚与标实之间的关系，权衡施治。

凡失音日久，经治疗效果差者，可在辨证的基础上酌配活血化瘀之品，也可径以活血化瘀为主进行治疗，如《张氏医通》论失音中即有"若膈内作痛，破瘀为先，代抵当丸最妥"的记载。

七、治法方药

（一）实证

1.风寒

治法：疏风散寒，宣肺利窍。

方药：三拗汤、杏苏散加减。麻黄、苏叶、生姜功能疏风散寒；前胡、杏仁宣肺

止咳;桔梗、甘草利咽化痰。

"寒包热"者,当疏风散寒,兼清里热,方用大青龙汤,或在疏风散寒的药物上配以石膏、黄芩、知母,并合蝉蜕、木蝴蝶以利咽喉、开声音。太阳少阴两感证,可用麻黄附子细辛汤。

2.痰热

治法:清肺泻热,化痰利咽。

方药:清咽宁肺汤加减。方中桔梗、甘草清利咽喉;桑白皮、黄芩、栀子清泻肺热;前胡、知母、贝母清宣肺气、化痰止咳。并可酌情选用蝉蜕、胖大海、牛蒡子、枇杷叶等清肺泻热、利咽开音之品。

若觉痰阻咽喉,哽痛不适,加僵蚕、射干消痰利咽;内热心烦,加石膏清热除烦;痰热伤阴,口渴、咽喉肿痛,加玄参、天花粉养阴清咽。

3.气郁

治法:疏肝理气,开郁利肺。

方药:小降气汤、柴胡清肝汤加减。前方中紫苏、乌药、陈皮理气,白芍、甘草柔肝,用于肝郁暴逆、气闭为瘖;后方中柴胡疏肝,黄芩、栀子、连翘清肝泻肺,桔梗、甘草清利咽喉,用于气郁化火,有清肝散郁之功,并可兼清肺热。

对于气郁失音,尚可酌情选用百合、丹参养心解郁;厚朴花、绿萼梅、白蒺藜、合欢花疏肝解郁;川楝子泻肝降气;木蝴蝶解郁通音。

肺气郁闭,胸闷气逆,配苏子、瓜蒌皮降气化痰。忧思劳心,精神恍惚,失眠多梦者,酌配党参、远志、茯神、石菖蒲、龙齿、酸酸枣仁以安神定志。

气郁所致的失音,虽应理气解郁,但忌过用辛香之品,若病久气郁化火伤滓,当酌配润燥生津之品。

(二)虚证

1.肺燥伤津

治法:清肺生津,润燥利咽。

方药:桑杏汤、清燥救肺汤加减。方中沙参、麦冬、梨皮有生津润燥之功;桑叶、枇杷叶、栀子皮清宣肺热;杏仁、贝母化痰止咳;桔梗、甘草清利咽喉。可加蝉蜕、木蝴蝶利咽喉、开声音。

若兼微寒、身热、鼻塞、头痛等表证,可酌配荆芥、薄荷以疏风透表;燥火上逆、咳呛气急加桑白皮以清润止咳;津伤较著,口咽干燥、舌红唇裂加天冬、天花粉滋润肺燥。

2.肺肾阴虚

治法:滋养肺肾,降火利咽。

方药:百合固金汤、麦味地黄丸等加减。方中百合、麦冬、熟地黄、玄参滋养肺肾,五味子、白芍滋阴敛肺,桔梗、甘草、贝母化痰利咽,当归养血活血。可酌加诃子肉、凤凰衣、木蝴蝶、蜂蜜等敛肺利咽、濡润声道之品。

虚火偏旺,潮热、盗汗、口干、心烦、颧红者,加知母、黄柏;兼有气虚、神疲、自汗、短气者,去玄参、生地黄,加黄芪、太子参。

如因用声过度,声道损伤,津气被耗而失音者,注意适当休息,避免大声说话。同时可用响声丸,每天含化1～2粒。或用桔梗、甘草、胖大海等泡茶服。也可配合养阴之剂内服,如二冬膏、养阴清肺膏等。

八、其他治法

(一)蒸汽吸入

风寒证用苏叶、藿香、佩兰、葱白各适量,水煎,趁热吸入其蒸汽。风热证用薄荷、蝉蜕、菊花、桑叶各适量,水煎,趁热吸入其蒸汽。

(二)针灸

主穴:天突、鱼际、合谷;配穴:尺泽、曲池、足三里。每天取主穴1～2个,配穴1～2个,暴瘖者用泻法,每天1次。

九、转归及预后

凡外感风寒、痰热蕴肺的失音,一般容易治疗。但燥热伤肺所致者,如迁延日久,需防其趋向肺虚劳损之途。

若肺肾阴虚,久瘖不愈,濒于虚损之境者,称为"哑劳",每为严重征兆。如《简明医彀》指出:"惟酒色过度,肾脏亏伤,不能纳气归元,气奔咽嗌,嗽痰喘胀,诸病杂糅,致气乏失音者,俗名哑劳是也,神人莫疗。"当辨病求因,分别对待。其他如因情志所伤、气郁失音,则又可呈反复性发作。

十、预防与护理

对失音患者,除药物治疗外,必须注意避免感冒,少进辛辣、厚味,并忌吸烟、饮酒。

风、寒、痰、火所致者,宜宣宜清,切忌酸敛滋腻,以免恋邪闭肺,迁延不愈。

因痰热交结或肺燥津伤者,可食用梨子、枇杷、橙子等清润生津;肺肾两虚者,可以白木耳、胡桃肉作为食疗。

因于情志郁怒所致的失音,则应避免精神刺激。

如与用声有关者,又当避免过度及高声言语,以利恢复。

第三节　肺　痨

肺痨是由于正气不足,感染痨虫,侵蚀肺脏所致的具有传染性的一种慢性虚弱性疾病,以咳嗽、咯血、潮热、盗汗及身体逐渐消瘦为其主要临床特征。因痨虫蚀肺,劳损在肺,故称肺痨。

肺痨之疾,历代医家命名甚多,概而言之有以其具有传染性而命名的,如"尸注""虫疰""劳疰""传尸""鬼疰"等,《三因极一病证方论》言:"以疰者,注也,病自上注下,与前人相似,故曰疰";有根据症状特点而命名者,如《外台秘要》称"骨蒸"、《儒门事亲》谓"劳嗽"等,而《三因极一病证方论》的"痨瘵"称谓则沿用直至晚清,因病损在肺较常见故后世一般多称肺痨。

历代医籍对本病的论述甚详,早在《黄帝内经》,对本病的临床特点即有较具体的记载,如《素问·玉机真脏论》云:"大骨枯槁,大肉陷下,胸中气满,喘息不便,内痛引肩项,身热,脱肉破䐃……。"《灵枢·玉版》篇云:"咳,脱形,身热,脉小以疾",均生动地描述了肺痨的主症及其慢性消耗表现,而将其归属于"虚劳"范围。汉代张仲景《金匮要略·血痹虚劳病脉证并治》篇正式将其归属于"虚劳"病中,并指出本病的一些常见合并症,指出"苦肠鸣、马刀挟瘿者,皆为劳得之。"华佗《中藏经·传尸论》的"传尸者……或问病吊丧而得,或朝走暮游而逢……钟此病死之全,染而为疾",已认识到本病具有传染的特点,认为因与患者直接接触而得病。唐代王焘《外台秘要·传尸》则进一步说明了本病的危害:"传尸之疾……莫问老少男女,皆有斯疾……不解疗者,乃至灭门。"唐宋时期,并确立了本病的病因、病位、病机和治则。如唐代孙思邈《备急千金要方》认为"劳热生虫在肺",首先提出了病邪为"虫",把"尸注"列入肺脏病篇,明确病位主要在肺。与此同期的王焘《外台秘要》也提出"生肺虫,在肺为病",认识到肺痨是由特殊的"肺虫"引起的。病机症状方面宋代许叔微《类证普济本事方·治诸虫飞尸鬼疰》提出本病"肺虫居肺叶之内,蚀人肺系,故成瘵疾,咯血声嘶"。《三因极一病证方论》《济生方》则都提出了"痨瘵"的病名,明确地将肺痨从一般虚劳和其他疾病中独立出来,更肯定其病因"内非七情所伤,外非四气所袭""多由虫啮"的病机。至元代朱丹溪倡"痨瘵至乎阴虚"之说,突出了病机重点。葛可久《十药神书》收载了治痨十方,为我国现存的第一部治痨专著。明代《医学入门》归纳了肺痨常见的咳嗽、咯血、潮热、盗汗、遗精、腹泻等六大主症,为临床提出了诊断依据。《医学正传》则提出了"杀虫"和"补虚"的两大治疗原则,至此使肺痨的病因、病机、症状、治则、治法、方药已趋于完善。

根据本病临床表现及其传染特点,肺痨与西医学的肺结核基本相同,故凡诊断肺结核者可参照本病辨证论治。

一、病因病机

肺痨的致病因素,不外内外两端。外因系指传染痨虫,内因则为正气虚弱,两者相互为因,痨虫传染是不可或缺的外因,正虚是发病的基础。痨虫蚀肺后,耗损肺阴,进而演变发展,可致阴虚火旺,或导致气阴两虚,甚则阴损及阳。

(一)感染"痨虫"

痨虫感染是引起本病的主要病因,而传染途径是经口鼻到肺脏,本病具有传染性。当与患者直接接触,问病看护或与患者同室寝眠、朝夕相处,都可致痨虫侵入人体为害。痨虫侵袭肺脏,腐蚀肺叶,肺体受损,耗伤肺阴,肺失滋润,清肃失调而发生肺痨咳嗽;如损伤肺中络脉,血溢脉外则咯血;阴虚火旺,迫津外泄,则潮热、盗汗。《三因极一病证方论·劳瘵诸证》指出:"诸证虽曰不同,其根多有虫啮其心肺。"明确提出痨虫传染是形成本病的唯一因素。

(二)正气虚弱

禀赋不足,或后天嗜欲无度,酒色不节,忧思劳倦,损伤脏腑,或大病久病之后失于调治,如麻疹、外感久咳及产后等,耗伤气血精液,或营养不良,体虚不复,均可致正气亏虚,抗病力弱,使痨虫乘虚袭入,侵蚀肺体而发病。《古今医统·痨瘵》云:"凡人平素保养元气,爱惜精血,瘵不可得而传,惟夫纵欲多淫,苦不自觉,精血内耗,邪气外乘。"并提出"气虚血痿,最不可入痨瘵之门……皆能乘虚而染触"即是此意。

总之,本病病因是感染痨虫为患,而正虚是发病的关键。正气旺盛,虽然感染痨虫但可不一定发病,正气虚弱则感染后易于致病。另一方面感染痨虫后,正气的强弱不仅决定了病情的轻重,又决定病变的转归,这也是有别于其他疾病的特点。

本病的病位在肺。肺主气,司呼吸,受气于天,吸清呼浊。若肺脏本体虚弱,卫外不固,或因其他脏腑病变损伤肺脏,导致肺虚,则"痨虫"极易犯肺,侵蚀肺脏而发病。病机性质以阴虚为主,故临床上多见干咳,咽燥,以及喉痛声嘶等肺系症状。由于脏腑之间有互相资生和制约的关系,肺脏亏虚日久,必然会影响其他脏腑,其中与脾肾关系最为密切,同时也可涉及心肝。脾为肺之母,肺虚耗夺母气以自养,则致脾虚;脾虚不能化水谷为精微而上输以养肺,则肺脏益弱,故易致肺脾同病,土不生金,肺阴虚与脾气虚两候同时出现,症见神疲懒言、四肢乏力、食少便溏、身体消瘦等脾虚症状。肺肾相生,肾为肺之子,肺阴虚,肾失滋生之源,或肾阴虚相火灼金,上耗母气,则可致肺肾两虚,相火内炽,常伴见骨蒸、潮热、咯血、男子遗精、女子月经不调等症状。若肺虚不能治肝,肾虚不能养肝,肝火偏旺,上逆侮肺,可见性急善怒,胁肋掣痛,并加重咳嗽、咯血。如肺虚心火乘克,肾虚水不济火,可伴见虚烦不寐、盗汗等症,甚则肺虚不能佐心治节血脉之运行,而致气虚血瘀,出现气短、心慌、唇紫等症。概括而言,初起肺体受损,肺阴耗伤,肺失滋润,病位在肺,继而肺脾同病,导致气阴两伤,或肺肾同病,而致阴虚火旺。后期脾、肺、肾三脏皆损,阴损及阳,元气耗伤,阴阳两虚。

二、诊断

(1)咳嗽、咯血、潮热、盗汗、身体明显消瘦为典型表现。不典型者诸症可以不必俱见,初起仅微有咳嗽、疲乏无力,身体逐渐消瘦,食欲缺乏,偶或痰中夹有少量血丝等。

(2)常有与肺痨患者的长期接触史。

三、相关检查

(1)肺部病灶部位呼吸音减弱,或闻及支气管呼吸音及湿啰音。

(2)X线胸片、痰涂片或培养结核菌、血沉、结核菌素试验等检查有助于诊断。

四、鉴别诊断

(一)虚劳

同属于虚损类疾病的范围,病程较长。肺痨具有传染性,是一个独立的慢性传染性疾病;虚劳是由于脏腑亏损,元气虚弱而致的多种慢性疾病虚损证候的总称,不具传染性。肺痨病位主要在肺,病机主在阴虚,而虚劳五脏并重,以脾肾为主,病机以气血阴阳亏虚为要。肺痨是由正气亏虚,痨虫蚀肺所致,有其发生发展及演变规律,以咳嗽、咯血、潮热、盗汗为特征;而虚劳缘由内伤亏损,为多脏气血阴阳亏虚,临床特征表现多样,病情多重。

(二)肺痿

肺痿是由肺部多种慢性疾病后期转归而成,如肺痈、肺痨、久嗽、久喘等导致肺叶痿弱不用,俱可成痿,临床以咳吐浊唾涎沫为主症,不具传染性;而肺痨是以咳嗽、咳血、潮热、盗汗为特征,由传染痨虫所致具有传染性,但少数肺痨后期迁延不复可以转为肺痿。

(三)肺痈

肺痨和肺痈都有咳嗽、发热、汗出。但肺痈是肺叶生疮,形成脓疡,临床以咳嗽、胸痛、咳吐腥臭浊痰,甚则脓血相兼为主要特征的一种疾病,发热较高,为急性病,病程较短,病机是热壅血瘀,属实热证;而肺痨的临床特点是有咳嗽、咳血、潮热、盗汗四大主症,起病缓慢,病程较长,为慢性病,病机是以肺阴亏虚为主,具有传染性。

(四)肺癌

肺癌与肺痨都有咳嗽、咯血、胸痛、发热、消瘦等症状。但肺痨多发于中青年,若发生在 40 岁以上者,往往在青少年时期有肺痨史;而肺癌则好发于 40 岁以上的中老年男性,多有吸烟史,表现为呛咳、顽固性干咳,持续不愈,或反复咯血,或顽固性胸痛、发热,伴进行性消瘦、疲乏等。肺痨经抗结核治疗有效,肺癌经抗结核治疗则病情继续恶化。此外,借助西医诊断方法,有助于两者的鉴别。

五、辨证论治

(一)辨证要点

1.辨病机属性

本病的辨证,须按病机属性,结合脏腑病机进行,故宜区别阴虚、阴虚火旺、气虚的不同,掌握与肺与脾肾的关系。临床一般以肺阴亏虚为主为先,如进一步演变发展,则表现为阴虚火旺,或气阴耗伤,甚或阴阳两虚。病变主脏在肺,以阴虚为主,阴虚火旺者常肺肾两虚,并涉及心肝;气阴耗伤者多肺脾同病;久延病重,由气及阳,阴阳两虚者肺、脾、肾三脏皆损。

2.辨病情轻重

一般初起病情多轻,微有咳嗽,偶或痰中有少量血丝,咽干低热,疲乏无力,逐渐消瘦;继而咳嗽加剧,干咳少痰或痰多,时时咳血,甚则大量咯血,胸闷气促,午后发热,或有形寒,两颧红艳,唇红口干,盗汗失眠,心烦易怒,男子梦遗失精,女子月经不调或停闭,如病重而未能及时治疗,可出现音哑气喘,大便溏泄,肢体水肿,面唇发紫,甚至大骨枯槁,大肉陷下,骨髓内消,肌肤甲错。

3.辨证候顺逆

肺痨顺证表现为虽肺阴亏虚但元气未衰,胃气未伤,饮食如恒,虚能受补,咳嗽日减,脉来有根,无气短不续,无大热或低热转轻,无痰壅咯血,消瘦不著。逆证表现为骨蒸发热,持续不解;胃气大伤,食少纳呆,便溏肢肿;大量咯血,反复发作,短气不续,动则大汗,大肉脱陷,声音低微;虚不受补,脉来浮大无根,或细而数疾。

(二)治疗原则

本病的治疗原则是补虚培元和抗痨杀虫,正如《医学正传·劳极》所提出的"一则杀其虫,以绝其根本,一则补其虚,以复其真元"为其两大治则。根据患者体质强弱而分别主次,但尤需重视补虚培元,增强正气,以提高抗痨杀虫的能力。调补脏腑重点在肺,并应重视脏腑整体关系,同时兼顾补脾益肾。治疗大法应根据"主乎阴虚"的病机特点,以滋阴为主,火旺者兼以降火,如合并气虚、阳虚见证者,又当同时兼以益气或温阳。杀虫主要是针对病因治疗,选用具有抗痨杀虫作用的中草药。

(三)分证论治

1.肺阴亏损

主症:干咳,咳声短促,咳少量黏痰,或痰中有时带血,如丝如点,色鲜红。

兼次症:午后自觉手足心热,皮肤干灼,咽干口燥,或有少量盗汗,胸闷乏力。

舌脉:舌边尖红,苔薄少津;脉细或兼数。

分析:痨虫蚀肺,损伤肺阴,阴虚肺燥,肺失滋润,清肃失调故干咳少痰,咳声短促,胸闷乏力;肺损络伤,故痰中带血如丝如点,色鲜红;阴虚生热,虚热内灼,故手足心热,皮肤灼热;阴虚津少,无以上承则口燥咽干,皮肤干燥;舌红,苔薄少津,脉细或兼数,为阴虚有热之象。

治法:滋阴润肺,清热杀虫。

方药:月华丸加减。本方功在补虚杀虫,养阴止咳,化痰止血,是治疗肺痨的基本方。方中沙参、麦冬、天冬、生地黄、熟地黄滋阴润肺;百部、川贝母润肺止咳,兼能杀虫;阿胶、三七止血和营;桑叶、菊花清肃肺热;山药、茯苓甘淡健脾益气,培土生金,以资生化之源。可加百合、玉竹滋补肺阴。若咳嗽频而痰少质黏者,可合甜杏仁、蜜紫菀、海蛤壳以润肺化痰止咳;痰中带血较多者,宜加白及、仙鹤草、白茅根、藕节等以和络止血;若低热不退,可配银柴胡、地骨皮、功劳叶、胡黄连等以清退虚热,兼以杀虫;若久咳不已,声音嘶哑者,于前方中加诃子皮、木蝴蝶、凤凰衣等以养肺利咽,开音止咳。

2. 阴虚火旺

主症:咳呛气急,痰少质黏,反复咯血,量多色鲜。

兼次症:五心烦热,两颧红赤,心烦口渴,骨蒸潮热,盗汗量多,形体日益消瘦,或吐痰黄稠量多,或急躁易怒,胸胁掣痛,失眠多梦,或男子遗精,女子月经不调。

舌脉:舌红绛而干,苔薄黄或剥;脉细数。

分析:肺虚及肾,肺肾阴伤,虚火内迫,气失润降而上逆,故咳呛、气急;虚火灼津,炼液成痰,故痰少质黏;若火盛热壅痰蕴,则咳痰黄稠量多;虚火伤络,迫血妄行故反复咯血,色鲜量多;肺肾阴虚,君相火旺,故午后潮热、颧红骨蒸、五心烦热;营阴夜行于外,虚火迫津外泄故盗汗;肾阴亏虚,肝失所养,心肝火盛故性急易怒、失眠多梦;肝经布两胁,穿膈入肺,肝肺络脉失养,则胸胁掣痛;相火偏旺,扰动精室则梦遗失精;阴血亏耗,冲任失养则月经不调;阴精亏损,不能充养身体则形体日瘦;舌红绛而干,苔黄或剥,脉细数,乃阴虚火旺之征。

治法:补益肺肾,滋阴降火。

方药:百合固金汤合秦艽鳖甲散加减。百合固金汤功能滋养肺肾,用于阴虚阳浮,肾虚肺燥,咳痰带血,烦热咽干者。本方用百合、麦冬、玄参、生地黄滋阴润肺生津,当归、白芍、熟地黄养血柔肝,桔梗、贝母、甘草清热化痰止咳。秦艽鳖甲散滋阴清热除蒸,用于阴虚骨蒸,潮热盗汗等证。方中秦艽、青蒿、柴胡(用银柴胡)、地骨皮退热除蒸,鳖甲、知母、乌梅、当归滋阴清热,另加百部、白及止血杀虫。若火旺较甚,热象明显者,当增入胡黄连、黄芩苦寒泻火、坚阴清热;若咳痰黄稠量多,酌加桑白皮、竹茹、海蛤壳、鱼腥草等以清热化痰;咯血较著者,加丹皮、藕节、紫珠草、醋制大黄等,或配合十灰散以凉血止血;盗汗较著,加五味子、碧桃干、糯稻根、浮小麦、煅龙骨、煅牡蛎等敛阴止汗;胸胁掣痛者,加川楝子、延胡索、广郁金等以和络止痛;烦躁不寐加酸枣仁、夜交藤、龙齿宁心安神;若遗精频繁,加黄柏、山茱萸、金樱子泻火涩精。服本方碍脾腻胃者可酌加佛手、香橼醒脾理气。

3. 气阴耗伤

主症:咳嗽无力,痰中偶夹有血,血色淡红,气短声低。

兼次症:神疲倦怠,食少纳呆,面色㿠白,午后潮热但热势不剧,盗汗颧红,身体消瘦。

舌脉:舌质嫩红,边有齿痕,苔薄,或有剥苔;脉细弱而数。

分析:本证为肺脾同病,阴伤及气,清肃失司,肺不主气则咳嗽无力;气阴两虚,肺虚络损则痰中夹血,虚火不著故血色淡红;肺阴不足,阴虚内热,则午后潮热、盗汗、颧红;子盗母气,脾气亏损,肺脾两虚,宗气不足,故气短声低,神疲倦怠,面色㿠白;脾虚失运,故食少纳呆,聚湿成痰,则咳痰色白;舌质嫩红,边有齿痕,脉细弱而数,苔薄或剥为肺脾同病,气阴两虚之象。

治法:养阴润肺,益气健脾。

方药:保真汤加减。本方功能补气养阴,兼清虚热。药用太子参、黄芪、白术、茯苓补益肺脾之气,麦冬、天冬、生地黄、五味子滋养润肺之阴,当归、白芍、熟地黄滋补阴血;陈皮理气运脾;知母、黄柏、地骨皮、柴胡滋阴清热。并可加冬虫夏草、百部、白及以补肺杀虫;若咳嗽痰白者,可加姜半夏、橘红等燥湿化痰;咳嗽痰稀量多,可加白前、紫菀、款冬花、苏子温润止咳;咯血色红量多者加白及、仙鹤草、地榆等凉血止血药,色淡红者,可加山萸肉、阿胶、仙鹤草、三七等,配合补气药,共奏补气摄血之功;若骨蒸盗汗者,酌加鳖甲、牡蛎、五味子、地骨皮、银柴胡等以益阴除蒸敛汗;如纳少腹胀,大便溏薄者,加扁豆、薏苡仁、莲肉、山药、谷芽等甘淡健脾之品,并去知母、黄柏苦寒伤中及地黄、当归、阿胶等滋腻碍胃之品。

4.阴阳两虚

主症:咳逆喘息少气,痰中或夹血丝,血色暗淡,形体羸弱,劳热骨蒸,面浮肢肿。

兼次症:潮热,形寒,自汗,盗汗,声嘶或失音,心慌,唇紫,肢冷,或见五更泄泻,口舌生糜,大肉尽脱,男子滑精阳痿,女子经少、经闭。

舌脉:舌质光红少津,或淡胖边有齿痕;脉微细而数,或虚大无力。

分析:久痨不愈,阴伤及阳,则成阴阳俱损,肺、脾、肾多脏同病之证,为本病晚期证候,病情较为严重。精气虚损,无以充养形体,故形体羸弱,大肉尽脱;肺虚失降,肾虚不纳,则咳逆、喘息、少气;肺虚失润,金破不鸣故声嘶或失音;肺肾阴虚,虚火内盛,则劳热骨蒸、潮热盗汗;虚火上炎则口舌生糜;脾肾两虚,水失运化,外溢于肌肤则面浮肢肿;病及于心,心失所养,血行不畅则心慌、唇紫;"阳虚生外寒"则自汗、肢冷、形寒;脾肾两虚,肾虚不能温煦脾土,则五更泄泻;精亏失养,命门火衰,故男子滑精阳痿;精血不足,冲任失充,故女子经少、经闭;舌质光红少津,或淡胖边有齿痕,脉微细而数,或虚大无力,乃阴阳俱衰之象。

治法:温补脾肾,滋阴养血。

方药:补天大造丸加减。本方功在温养精气,培补阴阳,用于肺痨五脏俱伤,真气亏损之证。方中人参、黄芪、白术、山药、茯苓补益肺脾之气;枸杞子、熟地黄、白芍、龟甲培补肺肾之阴;鹿角胶、紫河车、当归滋补精血以助阳气;酸酸枣仁、远志宁心安神。另可加百合、麦冬、阿胶、山茱萸滋补肺肾;若肾虚气逆喘息者,配冬虫夏草、蛤蚧、紫石英、诃子摄纳肾气;心慌者加丹参、柏子仁、龙齿镇心安神;见五更泄泻,配煨肉蔻、补骨脂补火暖土,并去地黄、阿胶等滋腻碍脾之品。阳虚血瘀,唇紫,水停肢肿者,加红花、泽兰、益母草、北五加皮温阳化瘀行水,咳血不止加云南白药。总之阴阳两虚证是气阴耗伤的进一步发展,因下损及肾,阴伤及阳而致,病情深重,当注意温养精气,以培根本。

六、转归预后

肺痨的转归预后主要取决于患者正气的盛衰、病情的轻重和治疗是否及时。若肺损不著,正气尚盛,或诊断及时,早期治疗,可逐渐康复;若邪盛正虚,正不胜邪,或误诊失治,邪气壅盛,病情可加重,甚至恶化,由肺虚渐及脾、肾、心、肝,由阴及气及阳,形成五脏皆损。若正气亏虚,正邪相持,可致病情慢性迁延。从证候而言,初期主要为阴虚肺燥,若失治误治,一则向气阴耗伤转化,久治不愈阴损及阳,可成阴阳两虚,此时多属晚期证候;另有少数阴虚火旺者,伤及肺络,大量咯血可生气阴欲脱危候,预后不良。正如《明医杂著》说:"此病治之于早则易,若到肌肉销铄,沉困着床,沉伏细数,则难为矣。"

第四节 肺 痈

肺痈是指由于热毒血瘀,壅滞于肺,以致肺叶生疮,形成脓疡的一种病证。临床表现以咳嗽,胸痛,发热,咳吐腥臭浊痰,甚则脓血相兼为主要特征。

一、病因病机

本病主要是风热火毒,壅滞于肺,热盛血瘀,蕴酿成痈,血败肉腐化脓,肺络损伤而致本病。病位在肺,病理性质属实属热。热壅血瘀是成痈化脓的病理基础。

(一)感受外邪

多为风热毒邪,经口鼻或皮毛侵袭肺脏;或因风寒袭肺,未得及时表散,内蕴不解,郁而化热,邪热薰肺,肺失清肃,肺络阻滞,以致热壅血瘀,蕴毒化脓而成痈。

(二)痰热内盛

平素嗜酒太过,或嗜食辛辣煎炸厚味,蕴湿蒸痰化热,熏灼于肺,或原有其他宿疾,肺经及他脏痰浊瘀热,蕴结日久,熏蒸于肺,以致热盛血瘀,蕴酿成痈。

二、辨证论治

(一)辨证要点

辨病程阶段,初期辨证总属实证,热证。一般按病程的先后划分为初期、成痈期、溃脓期、恢复期4个阶段。初期痰白或黄,量少,质黏,无特殊气味;成痈期痰呈黄绿色,量多、质黏稠有腥臭;溃脓期为脓血痰,其量较多,质如米粥,气味腥臭异常;恢复期痰色较黄,量减少,其质清稀,臭味渐轻。

(二)类证鉴别

风温:风温起病多表现为发热、恶寒、咳嗽、气急、胸痛等,但肺痈之寒战、高热、胸痛、咳吐浊痰明显,且喉中有腥味,与风温有别。且风温经正确及时治疗,一般邪在气分而解,多在1周内身热下降,病情向愈。如病经1周,身热不退或更盛,或退而复升,咳吐浊痰,喉中腥味明显,应进一步考虑有肺痈之可能。

(三)治疗原则

肺痈属实热证,治疗以祛邪为总则,清热解毒,化瘀排脓是治疗肺痈的基本原则。初期治以清肺散邪;成痈期则清热解毒,化瘀消痈;溃脓期治疗应排脓解毒;恢复期对阴伤气耗者治以养阴益气,如久病邪恋正虚者,当扶正祛邪,补虚养肺。

(四)分证论治

1.初期

(1)证候:恶寒发热,咳嗽,胸痛,咳时尤甚。咳吐白色黏痰,痰量由少渐多,呼吸不利,口干鼻燥。舌质淡红,舌苔薄黄或薄白少津。脉浮数而滑。

(2)治法:疏散风热,清肺散邪。

(3)方药:银翘散加减。

2.成痈期

(1)证候:身热转甚,时时振寒,继则壮热,胸满作痛,转侧不利,咳吐黄稠痰,或黄绿色痰,自觉喉间有腥味。咳嗽气急,口干咽燥,烦躁不安,汗出身热不解。

舌质红,舌苔黄腻。脉滑数有力。

(2)治法:清肺解毒,化瘀消痈。

(3)方药:千金苇茎汤合如金解毒散加减。

3.溃脓期

(1)证候:咳吐大量脓血痰,或如米粥,腥臭异常,有时咯血,胸中烦满而痛,甚则气喘不能卧。身热,面赤,烦渴喜饮。舌质红或绛,苔黄腻,脉滑数。

(2)治法:排脓解毒。

(3)方药:加味桔梗汤加减。

4.恢复期

(1)证候:身热渐退,咳嗽减轻,咯吐脓血渐少,臭味不甚,痰液转为清稀。精神渐振,食欲渐增,或见胸胁隐痛,不耐久卧,气短,自汗,盗汗,低热,午后潮热,心烦,口燥咽干,面色不华,形体消瘦,精神萎靡;或见咳嗽,咳吐脓血痰日久不净,或痰液一度清稀而复转臭浊,病情时轻时重,迁延不愈。舌质红或淡红,苔薄,脉细或细数无力。

(2)治法:养阴益气清肺。

(3)方药:沙参清肺汤或桔梗杏仁煎加减。

第五节 肺 痿

肺痿是指肺叶痿弱不用,临床以咳吐浊唾涎沫为主症,为肺脏的慢性虚损性疾病。《金匮要略心典·肺痿肺痈咳嗽上气病脉证治》中说:"痿者萎也,如草木之萎而不荣。"用形象比喻的方法以释其义。

一、源流

肺痿之病名,最早记载于仲景的《金匮要略》。该书将肺痿列为专篇,对肺痿的主症特点、病因、病机、辨证均做了较为系统的介绍。如《金匮要略·肺痿肺痈咳嗽上气病脉证并治》说:"寸口脉数,其人咳,口中反有浊唾涎沫者何? 师曰:为肺痿之病"。"肺痿,吐涎沫而不咳者,其人不渴,必遗尿,小便数,所以然者,以上虚不能制下故也"。隋·巢元方在《金匮要略》的基础上,对本病的成因、转归等做了进一步探讨。其在《诸病源候论·肺痿候》论及肺痿曰:"肺主气,为五脏上盖,气主皮毛,故易伤于风邪,风邪伤于腑脏,而血气虚弱,又因劳役,大汗之后,或经大下,而亡津液,津液竭绝,肺气壅塞,不能宣通诸脏之气,因成肺痿也"。明确认为是外邪犯肺,或劳役过度,或大汗之后,津液亏耗,肺气受损,壅塞而成。并指出其预后、转归与咳吐涎沫之爽或不爽、小便之利或不利、咽燥之欲饮或不欲饮等都有关联,如"咳唾咽燥,欲饮者,必愈。欲咳而不能咳,唾干沫而小便不利者,难治"。唐·孙思邈《备急千金要方·肺痿门》将肺痿分为热在上焦及肺中虚冷二类,认为"肺痿虽有寒热之分,从无实热之例。"清·李用粹结合丹溪之说,对肺痿的病因病机、证候特点做了简要而系统的归纳。如《证治汇补·胸膈门》说:"久嗽肺虚,寒热往来,皮毛枯燥,声音不清,或嗽血线,口中有浊唾涎沫,脉数而虚,为肺痿之病。因津液重亡,火炎金燥,如草木亢旱而枝叶萎落也。"《张氏医通·肺痿》对肺痈和肺痿的鉴别,进行了分析比较,提出"肺痈属在有形之血……肺痿属在无形之气。"

综上所述,历代医家共同认识到肺痿是多种肺系疾病的慢性转归,故常与相关疾病合并叙述,单独立论者较少,并且提示肺痈、肺痨、久嗽、喘哮等伤肺,均有转化成为肺痿的可能。如明·王肯堂将肺痿分别列入咳嗽门和血证门论述,《证治准绳·诸气门》说:"肺痿,或咳沫,或咳血,今编咳沫者于此,咳血者入血证门。"《证治准绳·诸血门》还认为"久嗽咳血成肺痿"。戴原礼在《证治要诀·诸嗽门》中提到:"劳嗽,有久嗽成劳者,有因病劳久嗽者,其证寒热往来,或独热无寒,咽干嗌痛,精神疲极,所嗽之痰,或脓、或时有血,腥臭异常。"戴氏所指劳嗽之临床表现与肺痿有相似之处。陈实功《外科正宗·肺痈论》中说:"又久嗽劳伤,咳吐痰血,寒热往来,形体消削,咯吐瘀脓,声哑咽痛,其候传为肺痿。"指出肺痈溃后,热毒不净,伤阴耗气,可以转为肺痿。唐·王焘《外台秘要·咳嗽门》引许仁则论云:"又肺气嗽,经久将成肺痿,其状不限四时冷热,昼夜嗽常不断,唾白如雪,细末稠粘,喘息气上,乍寒乍热,发作有时,唇口喉舌干焦,亦有时唾血者,渐觉瘦悴,小便赤,颜色青白毛耸,此亦成蒸。"说明肺痨久嗽,劳热熏肺,肺阴大伤,进一步发展则成肺痿;它如内伤久咳,或经常喘哮发作,伤津耗气,亦可形成肺痿。

在肺痿的治法方面,《金匮要略·肺痿肺痈咳嗽上气病脉证并治》对肺痿的治疗原则也做了初步的探讨,认为应以温法治之。清·李用粹《证治汇补·胸膈门》说:"治宜养血润肺,养气清金。"喻嘉言《医门法律》对本病的理论认识和治疗原则做了进一步的阐述,此后,有的医家主张用他创制的清燥救肺汤治疗虚热肺痿。张璐在其《张氏医通·肺痿》按喻嘉言之论将肺痿的治疗要点概括为"缓而图之,生胃津,润肺燥,下逆气,开积痰,止浊唾,补真气",旨在"以通肺之小管""以复肺之清肃。"这些证治要点,理义精深,非常切合实用。

在肺痿的选方用药方面,《金匮要略》设甘草干姜汤以温肺中虚冷。唐·孙思邈《备急千金要方·肺痿门》指出虚寒肺痿可用生姜甘草汤、甘草汤,虚热肺痿可用炙甘草汤、麦冬汤、白虎加人参汤,对《金匮要略》的治法,有所补充。清·李用粹《证治汇补·胸膈门》主张根据本病的不同阶段分别施治:"初用二地二冬汤以滋阴,后用门冬清肺饮以收功。"沈金鳌《杂病源流犀烛·肺病源流》进一步对肺痿的用药忌宜等做了补充,他说:"其证之发,必寒热往来自汗,气急,烦闷多唾,或带红线脓血,宜急治之,切忌升散辛燥温热······大约此证总以养肺、养气、养血、清金降火为主。"可谓要言不烦。

二、病因病机

本病病因可分久病损肺和误治津伤两个方面,而以前者为主。病变机制为肺虚津气失于濡养所致。

(一)久病损肺

如痰热久嗽,热灼阴伤;或肺痨久嗽,虚热内灼,耗伤阴津;肺痈余毒未清,灼伤肺阴;或消渴津液耗伤;或热病之后,邪热伤津,津液大亏,以致热壅上焦,消灼肺津,变生涎沫,肺燥阴竭,肺失濡养,日渐枯萎。若大病久病之后,耗伤阳气;或内伤久咳,冷哮不愈,肺虚久喘等,肺气日耗,渐伤及阳;或虚热肺痿日久,阴伤及阳,亦可致肺虚有寒,气不化津,津液失于温摄,反为涎沫,肺失濡养,肺叶渐痿不用。此即《金匮要略》所谓"肺中冷"之类。

(二)误治津伤

因医者误治,滥用汗、吐、下等治法,重亡津液,肺津大亏,肺失濡养,发为肺痿。如《金匮要略·肺痿肺痈咳嗽上气病脉证并治》说:"热在上焦者,因咳为肺痿,肺痿之病······或从汗出,或从呕吐,或从消渴,小便利数,或从便难,又被快药下利,重亡津液,故得之。"

综上所述,本病总由肺虚,津气大伤,失于濡养,以致肺叶枯萎。其病位在肺,但与脾、胃、肾等脏腑密切相关。脾虚气弱,无以生化、布散津液,或胃阴耗伤,胃津不能上输养肺,土不生金,均可致肺燥津枯,肺失濡养;久病及肾,肾气不足,气化失司,气不化津,或因肾阴亏耗,肺失濡养,亦可发为肺痿。

因发病机制的不同,肺痿有虚热、虚寒之分。虚热肺痿,一为本脏自病所转归,一由失治误治,或它脏之病导致。因热在上焦,消亡津液,阴虚生内热,津枯则肺燥,肺燥且热,清肃之令不行,脾胃上输之津液转从热化,煎熬而成涎沫,或因脾阴胃液耗伤,不能上输于肺,肺失濡养,遂致肺叶枯萎。虚寒肺痿为肺气虚冷,不能温化布散脾胃上输之津液,反而聚为涎沫,复因治节无权,上虚不能制下,膀胱失于约束,而小便不禁。《金匮要略心典·肺痿肺痈咳嗽上气病》说:"盖肺为娇脏,热则气灼,故不用而痿;冷则气沮,故亦不用而痿也。遗尿,小便数者,肺金不用而气化无权,斯膀胱无制而津液不藏也。"指出肺主气化,为水之上源,若肺气虚冷,不能温化,固摄津液,由气虚导致津亏,肺失濡养,亦可渐致肺叶枯萎不用。

三、诊断

(1)有反复发作的特点。

(2)有肺系内伤久咳病史,如痰热久嗽,或肺痨久咳,或肺痈日久,或冷哮久延等。

(3)临床表现以咳吐浊唾涎沫、胸闷气短为主症。

四、病证鉴别

肺痿为多种慢性肺系疾病转化而来,既应注意肺痿与其他肺系疾病的鉴别,又要了解其相互联系。

(一)肺痈

肺痿以咳吐浊唾涎沫为主症,而肺痈以咳则胸痛,吐痰腥臭,甚则咳吐脓血为主症。虽然多为肺中有热,但肺痈属实,肺痿属虚,肺痈失治久延,可以转为肺痿。

(二)肺痨

肺痨主症为咳嗽,咳血,潮热,盗汗等,与肺痿有别。肺痨后期可以转为肺痿重症。

五、辨证

(一)辨证要点

主要辨虚热虚寒,虚热证易火逆上气,常伴咳逆喘息,虚寒证常见上不制下,小便频数或遗尿。

(二)辨证候

1.虚热证

咳吐浊唾涎沫,其质较黏稠,或咳痰带血,咳声不扬,甚则音哑,气急喘促,口渴咽燥,午后潮热,形体消瘦,皮毛干枯,舌红而干,脉虚数。

病机分析:肺阴亏耗,虚火内炽,肺失肃降,则气逆咳喘。热灼津液成痰,故咳吐浊唾涎沫,其质黏稠。燥热伤津,津液不能濡润上承,故咳声不扬,音哑,咽燥,口渴。阴虚火旺,灼伤肺络,则午后潮热,咯痰带血。阴津枯竭,内不能洒陈脏腑,外不能充身泽毛,故形体消瘦,皮毛干枯。舌红而干,脉虚数,乃是阴枯热灼之象。

2.虚寒证

咳吐涎沫,其质清稀量多,不渴,短气不足以息,头眩,神疲乏力,食少,形寒,小便数,或遗尿,舌质淡,脉虚弱。

病机分析:肺气虚寒,气不化津,津反为涎,故咳吐多量清稀涎沫。阴津未伤故不渴。肺虚不能主气,则短气不足以息。脾肺气虚则神疲食少。清阳不升故头眩。阳不卫外则形寒。上虚不能制下,膀胱失约,故小便频数或遗尿。舌质淡,脉虚弱,皆属气虚有寒之征。

3.寒热夹杂证

虚热及虚寒证状可以同时出现,或虚热证状较多,或虚寒证状较多,如咳唾脓血,咽干口燥,同时又有下利肢凉,形寒气短等,即是上热下寒证。其他情况亦可出现,可根据临床证候分析之。

六、治疗

(一)治疗要点

治疗总以补肺生津为原则。虚热证,治当生津清热,以润其枯;虚寒证,治当温肺益气,而摄涎沫。寒热夹杂证,治当寒热平调,温清并用。

临床以虚热证为多见,但久延伤气,亦可转为虚寒证。治应时刻注意保护津液,重视调理脾肾。脾胃为后天之本,肺金之母,培土有助于生金;肾为气之根,司摄纳,温肾可以助肺纳气,补上制下。不可妄投燥热之药,以免助火伤津,亦忌苦寒滋腻之品碍胃,切勿使用峻剂驱逐痰涎,犯虚虚之戒。

(二)分证论治

1.虚热证

治法:滋阴清热,润肺生津。

方药:麦冬汤合清燥救肺汤加减。前方润肺生津,降逆下气,用于咳嗽气逆,咽喉干燥不利,咳痰黏浊不爽。后方养阴润燥,清金降火,用于阴虚燥火内盛,干咳痰少,咽痒气逆。

药用麦冬滋阴润燥；太子参益气生津；甘草、大枣、粳米甘缓补中；伍入半夏下气降逆，止咳化痰，以辛燥之品，反佐润燥之功；桑叶、石膏清泻肺经燥热；阿胶、麦冬、胡麻仁以滋肺养阴；杏仁、枇杷叶可化痰止咳。

如火盛，出现虚烦、咳呛、呕逆者，则去大枣，加竹茹、竹叶清热和胃降逆。如咳吐浊黏痰，口干欲饮，则可加天花粉、知母、川贝母清热化痰。津伤甚者加沙参、玉竹以养肺津。潮热加银柴胡、地骨皮以清虚热，退蒸。

2.虚寒证

治法：温肺益气。

方药：甘草干姜汤或生姜甘草汤加减。前方甘辛合用，甘以滋液，辛以散寒。后方则以补脾助肺，益气生津为主。

药用甘草入脾益肺，取甘守津回之意；干姜温肺脾，使气能化津，水谷归于正化，则吐沫自止。肺寒不著者亦可改用生姜以辛散宣通，并取人参、大枣甘温补脾，益气生津。

另可加白术、茯苓增强健脾之功；尿频、涎沫多者加煨益智仁；喘息、短气可配钟乳石、五味子，另吞蛤蚧粉。

3.寒热夹杂证

治法：寒热平调，温清并用。

方药：麻黄升麻汤加减。本方温肺散寒与清热润肺并用，适合于寒热夹杂，肺失润降之咽喉不利，咳唾脓血等症。

药用麻黄、升麻以发浮热；用当归、桂枝、生姜以散其寒；用知母、黄芩寒凉清其上热；用茯苓、白术以补脾；用白芍以敛逆气；用葳蕤、麦冬、石膏、甘草以润肺除热。

七、单方验方

(1)紫河车1具，研末，每天1次，每服3 g，适用于虚寒肺痿。

(2)熟附块、淫羊藿、黄芪、白术、党参各9 g，补骨脂12 g，茯苓、陈皮、半夏各6 g，炙甘草4.5 g，用于虚寒肺痿。

(3)山药30 g，太子参15 g，玉竹15 g，桔梗9 g，用于肺痿气虚津伤者。

(4)百合30 g煮粥，每天1次，适用于虚热肺痿。

(5)银耳15 g，冰糖10 g，同煮内服，适用于虚热肺痿。

(6)冬虫夏草10～15 g，百合15 g，鲜胎盘半个，鲜藕50 g，隔水炖服，隔天1次，连服10～15次为1个疗程。

（7）新鲜萝卜 500 g，白糖适量。将萝卜洗净切碎，用洁净纱布绞取汁液，加白糖调服。每天 1 次，常服。

（8）夏枯草 15～25 g，麦冬 15 g，白糖 50 g。先将夏枯草、麦冬用水煎 10～15 分钟，再加白糖煮片刻，代茶饮，每天 1 剂，常服。用于虚热肺痿。

八、中成药

（一）六味地黄丸

1.功能与主治

滋阴补肾。用于虚热肺痿。

2.用法与用量

口服，一次 8 粒，一天 3 次。

（二）金匮肾气丸

1.功能与主治

温补肾阳。用于虚寒肺痿。

2.用法与用量

口服，一次 8 粒，一天 3 次。

（三）补中益气口服液

1.功能与主治

补中益气，升阳举陷。用于肺痿脾胃气虚，见发热、自汗、倦怠等症者。

2.用法与用量

口服，一次 1 支，一天 3 次。

（四）参苓白术散

1.功能与主治

益气健脾，和胃渗湿。用于肺痿脾胃虚弱，见食少便溏，或吐或泻，胸脘胀闷，四肢乏力等症者。

2.用法与用量

口服，一次 5 g，一天 3 次。

（五）琼玉膏

1.功能与主治

滋阴润肺，降气安神。用于虚热肺痿。

2.用法与用量

口服,一次 1 勺,一天 2 次。

九、其他疗法

艾条点燃,对准足三里穴,并保持一定距离,使局部有温热感、皮肤微红为度。艾灸时间一般为 10～15 分钟,每天 1 次。用于虚寒肺痿。

第四章

脾胃系病证

第一节 嘈 杂

一、概念

嘈杂俗名"嘈心""烧心症",是指胃中空虚,似饥非饥,似辣非辣,似痛非痛,胸膈懊憹,莫可名状的一种病症,常兼有嗳气、吐酸等,亦可单独出现,常见于西医学的功能性消化不良、反流性食管炎、慢性胃炎和消化性溃疡等疾病中。因胃癌、胆囊炎等疾病引起的嘈杂不在本病证讨论范围。

二、病因病机

嘈杂主要由饮食不节、情志不和、脾胃虚弱和营血不足等因素导致痰热、肝郁、胃虚、血虚,从而发生嘈杂。

(一)病因

1.饮食不节

饮食不节,暴饮暴食,损伤脾胃;或过食辛辣香燥,醇酒肥甘,或生冷黏滑难消化之食物,积滞中焦,痰湿内聚,郁而化热,痰热内扰而成嘈杂。

2.情志不和

肝主疏泄,若忧郁恼怒,使肝失条达,横逆反胃,致肝胃不和,气失顺降而致嘈杂。

3.脾胃虚弱

由于脾胃素虚,或病后胃气未复,阴分受损,或过食寒凉生冷,损伤脾阳,以致胃虚气逆,扰乱中宫而致嘈杂。

4.营血不足

由于素体脾虚,或思虑过度,劳伤心脾,或因失血过多,皆能造成营血不足,使胃失濡润,心失所养,致嘈杂萌生。

(二)病机

1.脾胃虚弱为本,胃失和降为发病关键

脾胃虚弱,可导致痰饮内生,或土虚木乘,若湿热或痰热久恋,日久阴液暗耗,或热病之后津液受戕,胃阴不足,濡润失司,致和降无能;或体质素弱,形瘦胃薄,复加生冷伤胃,饥饱伤脾,中气更馁,运化无力,水饮留滞,亦可导致嘈杂发生。嘈杂的病因病机以脾胃虚弱为本,痰湿、热邪、气郁等为标,胃失和降为发病关键。

2.嘈杂病位在胃,其发病与脾、肝关系密切

脾主运化,胃主受纳,脾为胃运化水谷精微,脾宜升则健,胃宜降则和,而脾胃土的健运又有赖于肝木的正常疏泄。大凡经常饥饱不一或饮食不节,日积月累,脾胃运化失常,致湿热或痰热中阻,胃失通降之职;或性格内向,常常郁郁寡欢,致肝失条达,横逆犯胃,肝胃不和,胃失和降,均可引发嘈杂。

三、诊断与病证鉴别

(一)诊断依据

(1)胃脘部空虚感,似饥非饥,似辣非辣,似痛非痛,胸膈懊憹等症状,可伴有上腹部压痛。

(2)可伴有泛酸,嗳气,恶心,食欲缺乏,胃痛等上消化道症状。

(3)多有反复发作病史,发病前多有明显的诱因,如天气变化、情志不畅、劳累、饮食不当等。

(4)胃镜、上消化道钡餐等理化检查有明确的胃、十二指肠疾病,并排除其他引起上腹部疼痛的疾病。

(二)辅助检查

电子胃镜、上消化道钡餐,可做急、慢性胃炎,胃、十二指肠溃疡病等的诊断,并可与胃癌做鉴别诊断;幽门螺杆菌(Hp)检测、血清胃泌素含量测定、血清壁细胞抗体测定、胃蛋白酶原测定及内因子等检查有利于慢性胃炎的诊断;肝功能、血尿淀粉酶、血脂肪酶化验和肝胆脾胰彩超、CT、MRI等检查可与肝、胆、胰疾病做鉴别诊断;血常规、腹部X线检查可与肠梗阻、肠穿

孔等做鉴别诊断。

(三)病证鉴别

1.嘈杂与胃痛

嘈杂是指胃内似饥非饥、似痛非痛,莫可名状的证候,常兼有嗳气、恶心、吐酸、干哕、胃痛等症。胃痛是指胃脘部感觉有隐痛、胀痛、刺痛、灼痛等不适的证候。嘈杂与胃痛的共同点是两者均属于胃脘部不适之证,其病因病机为饮食劳倦、肝气犯胃等以致损伤脾胃而发病。而鉴别的关键在于能否准确表达出症状,也就是说,嘈杂者无法清楚地说明自己的痛苦,但一般比疼痛症状较轻,也可发生于疼痛的前期;而胃痛则能准确表达清楚其部位、性质,一般发病较急,时好时犯。

2.嘈杂与吞酸

《张氏医通·杂门》曰:"嘈杂与吞酸一类,皆由肝气不舒……中脘有饮则嘈,有宿食则酸。"指出嘈杂与吞酸病位相同,并具有相同的肝气不舒的病机,区别在于病因不同:嘈杂为饮邪所致,而吞酸的关键在于有宿食留滞。从临床实践来看,两者的临床表现明显不同,后者常自觉有酸水上泛,前者主要是胃中空虚,似饥非饥之状,但两者也可同时出现。引起嘈杂、吞酸的原因很多,也有由同一原因的不同表现。

四、辨证论治

(一)辨证思路

1.辨虚实

本病首先当分虚实。实证分为胃热(痰热)证与肝胃不和证,虚证又可分为胃气虚、脾胃虚寒、胃阴虚及血虚。胃热者,嘈杂而兼恶心吐酸,口渴喜冷,舌质红,舌苔黄或干,脉多滑数;肝胃不和者,胃脘嘈杂如饥,似有烧灼感,胸闷懊恼,嗳气或泛酸,两胁不舒,发作与情绪关系较大,舌红,苔薄白,脉细弦;胃气虚者,嘈杂时作时止,兼口淡无味,食后脘胀,体倦乏力,舌淡,苔白,脉虚;脾胃虚寒者,嘈杂,多见泛吐清水或酸水,或兼恶心,呕恶,食少,腹胀,便溏,甚则形寒,舌淡,苔白,脉细弱;胃阴虚者,嘈杂时作时止,饥而不欲食,口干舌燥,舌质红,少苔或无苔,脉细数;血虚者,嘈杂而兼血虚征象。

2.辨寒热

次当辨寒热,胃热(痰热)证属实热证,胃阴虚证阴虚化热时,可出现五心烦热等而形成虚热证,胃气虚进一步发展,可见畏寒肢冷等而形成脾胃虚寒证。

3.辨脏腑

嘈杂痛病位主要在胃,但与肝、脾关系密切。辨证时要注意辨别病变脏腑的不同。如肝郁气滞致病导致肝胃不和嘈杂,其发病多与情志因素有关,痛及两胁、心烦易怒、嗳气频频;胃气虚证及脾气虚弱,中阳不振所致嘈杂,常伴纳差、便溏,面色少华,舌淡脉弱等脾胃虚弱或虚寒之征象;口苦、泛酸,食油腻后加重者,多为胃热(痰热)证。

4.辨病势缓急、轻重顺逆

凡嘈杂起病急骤者,病程较短,多由饮食不节,过食生冷,暴饮暴食,饮酒恼怒、情绪激动诱发,致寒伤中阳,食滞不化,肝气郁结,胃失和降而致嘈杂;凡嘈杂起病缓慢,疼痛渐发,病程较长。多由脾胃虚弱,失于调治,或重病大病,损伤脾胃,造成中气不足,升降失司,脾虚不能运化滞浊,胃气不和而致嘈杂。

嘈杂经过正确的治疗,病邪祛除,正气未衰,嘈杂可很快好转,嘈杂持续时间缩短,复发减少,多为顺象。若治疗不能坚持,或延误诊治,或复感新病邪,急性嘈杂发展为慢性嘈杂,经常复发,间隔时间缩短,嘈杂时间可长达数年。嘈杂若失治则可延为便闭、三消、噎膈之症,故应及时诊治,谨防恶变可能。

(二)治疗原则

脾胃位居中焦,胃气宜通、宜降、宜和,通则胃气降,降则气机和,和则纳运正常,纳运和,则嘈杂自陈,故治疗嘈杂应抓住通、降、和3法。在治疗嘈杂的过程中,应时时注意顾护胃气。

(三)分证论治

1.胃热(痰热)证

症状:嘈杂而兼恶心吐酸,口渴喜冷,心烦易怒,或胸闷痰多,多食易饥,或似饥非饥,胸闷不思饮食,舌质红,舌苔黄或干,脉多滑数。

病机分析:胃热嘈杂,多由饮食伤胃,湿浊内留,积滞不化;或肝气失畅,郁而化热,气机不利,痰热内扰中宫,故出现心烦易怒、口渴、胸闷吞酸等症状;舌红苔黄,脉滑数,为热邪犯胃之象。

治法:清胃降火,和胃除痰。

代表方药:黄连温胆汤加减。方中以黄连、半夏为君,黄连直泻胃火,半夏降逆和胃化痰,与黄连配伍辛开苦降,宣通中焦;以寒凉清降的竹茹、枳实为臣清胆胃之热,降胆胃之逆,既能泻热化痰,又可降逆和胃;佐以陈皮理气燥湿,茯苓健脾渗湿,使湿祛而痰消;取少量生姜辛以通阳,甘草益脾和胃,调和诸药,共为使药。此方应去大枣不用,因大枣性味甘温,有滋腻之性。诸药合用,可使痰热清,胆胃和,诸症可愈。

加减:胃痛者加延胡索、五灵脂;腹胀者加川厚朴、莱菔子;嗳气者加代赭石、旋覆花;泛酸者加瓦楞子、海螵蛸;纳呆者加山楂、神曲;便秘者加大黄;舌红郁热者加黄芩;苔腻湿重者加苍术、佩兰;热盛者,可加黄芩、山栀等,以增强其清热和胃功效。

2.肝胃不和证

症状:胃脘嘈杂如饥,似有烧灼感,胸闷懊憹,嗳气或泛酸,两胁不舒,发作与情绪关系较大。妇女可兼经前乳胀,月经不调,舌质红,苔薄白,脉细弦。

病机分析:肝主疏泄,若忧郁恼怒,使肝失条达,横逆犯胃,致肝胃不和,气失顺降,而致嘈杂。

治法:抑木扶土。

代表方药:四逆散加减。方中佛手、枳壳、白芍、绿萼梅疏肝抑木,石斛、白术、茯苓、甘草健脾胃补中气,瓦楞子、蒲公英抑酸护膜清热。

加减:妇女兼经前乳胀,月经不调者,可予丹栀逍遥散;两胁胀痛明显者,可加香橼、延胡索以增强疏肝理气作用。

3.胃气虚证

症状:嘈杂时作时止,兼口淡无味,食后脘胀,体倦乏力,舌淡,苔白,脉虚。

病机分析:胃者水谷之海,五脏六腑皆禀气于胃,如因素体虚弱,劳倦或饮食所伤,以致胃虚气逆,扰乱中宫,故见嘈杂。

治法:补益胃气。

代表方药:四君子汤加味。方中党参、白术、茯苓、甘草长于补中气,健脾胃,怀山药、白扁豆增强健脾之效。

加减:兼气滞者,加木香、砂仁调气和中;胃寒明显者,加干姜温胃散寒。

4.脾胃虚寒证

症状:嘈杂,多见泛吐清水或酸水,或兼恶心,呕恶,食少,腹胀,便溏,甚则形寒,中脘冰冷感,水声漉漉。面色萎黄或少华,舌质淡,苔白,脉细弱。

病机分析:脾胃虚弱,失于调治,或重病大病,损伤脾胃,造成中气不足,升降失司,脾虚不能运化滞浊,胃气不和而致嘈杂。

治法:温中健脾,理气和胃。

代表方药:四君子汤合二陈汤加减。方中党参、白术、茯苓、甘草、怀山药、黄芪等益气健脾;陈皮、半夏、木香、砂仁理气和胃;炒薏苡仁、白扁豆健脾渗湿。

加减:若寒痰停蓄胸膈,或为胀满少食而为嘈杂者,宜和胃二陈煎,或和胃饮。若脾胃虚寒,停饮作酸嘈杂者,宜温胃饮,或六君子汤。若脾肾阴分虚寒,水泛为饮,作酸嘈杂者,宜理阴煎,或金水六君煎。

5.胃阴虚证

症状:嘈杂时作时止,饥而不欲食,食后饱胀,口干舌燥,大便干燥,舌质红,少苔或无苔,脉细数。

病机分析:胃阴不足,胃失濡养,胃失和降,胃虚气逆,故见嘈杂,饥而不欲食,食后饱胀,口干舌燥,大便干燥,舌红,少苔或无苔,脉细数为胃阴不足之象。

治法:滋养胃阴。

代表方药:益胃汤加减。方中沙参、麦冬、生地黄、玉竹、石斛、冰糖甘凉濡润,益胃生津,冀胃阴得复而嘈杂自止。

加减:胃脘胀痛者,可加玫瑰花、佛手、绿萼梅、香橼等理气而不伤阴之品;食后堵闷者,可加鸡内金、麦芽、炒神曲等以消食健胃;大便干燥者,加瓜蒌仁、火麻仁、郁李仁等润肠通便;阴虚化热者,可加天花粉、知母、黄连等清泻胃火;泛酸者,可加煅瓦楞子、海螵蛸等以制酸。

6.血虚证

症状:嘈杂而兼面黄唇淡,心悸头晕,夜寐多梦,善忘,舌质淡,苔薄白,脉细弱。

病机分析:营血不足,心脾亏虚,胃失濡养,故见嘈杂。心失血养,故心悸,夜寐梦多;脑失血濡,故头晕,善忘;面黄唇淡,舌淡,脉细弱均为血虚之证。

治法:益气补血,补益心脾。

代表方药:归脾汤加减。方中取四君子汤补气健脾,使脾胃强健而气血自生,乃补血不离健脾之意;木香理气,生姜、大枣调和营卫,龙眼、酸酸枣仁、远志养心安神,用于血虚嘈杂,甚为合拍。

加减:兼气虚者,可加黄芪、党参、白术、茯苓以健脾益气;泛吐清水者加吴茱萸、高良姜;便溏甚者加薏苡仁;腹胀明显者加枳壳、厚朴。

(四)其他疗法

1.单方验方

(1)煅瓦楞30 g,炙甘草10 g,研成细粉末,每次3 g,每天3次口服。

(2)海螵蛸15 g,浙贝母15 g,研成细粉末,每次2 g,每天3次口服。

(3)煅瓦楞 15 g,海螵蛸 15 g,研成细粉末,每次 2 g,每天 3 次口服。

(4)鸡蛋壳去内膜洗净,炒黄,研成细粉末,每次 2 g,每天 2 次口服。

(5)龙胆草 1.5 g,炙甘草 3 g,水煎 2 次,早晚分服。

2.常用中成药

(1)香砂养胃丸。

功用主治:温中和胃。用于胃脘嘈杂,不思饮食,胃脘满闷或泛吐酸水。

用法用量:每次 3 g,每天 3 次。

(2)胃复春。

功用主治:健脾益气,活血解毒。用于脾胃虚弱之嘈杂。

用法用量:每次 4 片,每天 3 次。

(3)养胃舒。

功用主治:滋阴养胃,行气消导。用于口干、口苦、纳差、消瘦等阴虚嘈杂证。

用法用量:每次 1～2 包,每天 3 次。

(4)小建中颗粒。

功用主治:温中补虚,缓急止痛。用于脾胃虚寒,脘腹疼痛,喜温喜按,吞酸的嘈杂。

用法用量:每次 15 g,每天 3 次。

3.针灸疗法

胃热者选穴:足三里、梁丘、公孙、内关、中脘、内庭;脾胃虚寒者选穴:足三里、梁丘、公孙、内关、中脘、气海、脾俞;胃寒者选穴:足三里、梁丘、公孙、内关、中脘、梁门;肝郁者选穴:足三里、梁丘、公孙、内关、中脘、期门、太冲;胃阴不足者选穴:足三里、梁丘、公孙、内关、中脘、三阴交、太溪。

操作:毫针刺,实证用泻法,虚证用补法,胃寒及脾胃虚寒宜加灸。

4.外治疗法

(1)取吴茱萸 25 g,将吴茱萸研末,过 200 目筛,用适量食醋和匀,外敷涌泉穴,每天 1 次,每次30 分钟。

(2)取吴茱萸 5 g,白芥子 3 g,研为细末,用纱布包扎,外敷中脘穴,每次 20 分钟,并以神灯(TDP 治疗仪)照射。

五、临证参考

(一)明确诊断,掌握预后

明确诊断是采取正确治疗的前提。嘈杂所对应的相关疾病整体预后较好,但萎缩性胃炎、胃溃疡等疾病为胃癌前状态性疾病,有潜在恶变的可能性,应根据病变的轻重程度,及时复查,明确病情的转归,及时更改治疗方案。慢性胃炎伴重度异型增生患者需及时行内镜或手术治疗;消化性溃疡注意有无合并出血、幽门梗阻或癌变者,如出现这些合并症,当中西医结合治疗。

(二)判断病情的特点,注意辨证辨病相结合

嘈杂治疗上应注意辨证辨病相结合,辨证时必须注意辨别病情的轻重缓急、病性的寒热虚实,审察气血阴阳,观察整个病程中的症情转化,做到随证化裁。同时,采用理化检查以明确疾病诊断,病证结合,进一步判断疾病的特点,既不延误病情,又能针对性地指导治疗。如对于消化性溃疡,考虑到其致病因素主要为胃酸,在辨证施治的基础上可配合使用制酸护膜、生肌愈疡的药物,如白及、乌贼骨、瓦楞子、浙贝母等;对于萎缩性胃炎,应注意濡润柔养,兼以活血通络,切勿刚燥太过;对于胃食管反流病,则应注意泄肝和胃降逆。

(三)结合胃镜及组织病理特点选用药物

胃镜及组织病理检查为中医辨证施治提供了更客观、更丰富的临床资料,治疗时应不忘结合胃镜病理特点治疗。如伴有幽门螺杆菌(Hp)感染的患者,特别是根除失败的患者,在西医标准三联根除 Hp 治疗方案的基础上,我们可以配合黄连、黄芩、黄芪、党参等扶正清热解毒中药治疗,以冀提高 Hp 的根除率;对于慢性萎缩性胃炎伴有肠上皮化生或异性增生者,在辨证论治的基础上,可予健脾益气,活血化瘀的中药,并适当选用白花蛇舌草、半枝莲、半边莲、藤梨根等抗癌中药,并告知患者定期复查胃镜及组织病理;伴有食管、胃黏膜糜烂者,在配伍三七粉、白及、乌贼骨、煅瓦楞等制酸护膜药物。

六、预防调护

(1)注意在气候变化的季节里及时添加衣被,防寒保暖。

(2)1 天 3 餐定时定量,细嚼慢咽,避免进食过烫、过冷的食物和辛辣刺激性食品,避免进食过咸、过酸及甜腻的食物,戒烟酒等。

(3)慎用对胃黏膜有损伤的药物,如非甾体抗炎药、糖皮质激素、红霉素等。

(4)保持心情舒畅,保持正常的生活作息规律,避免劳累过度。

第二节 胃 缓

一、概念

胃缓是由于长期饮食失调,或劳倦过度等,使中气亏虚,脾气下陷、肌肉瘦削不坚,固护升举无力,以致胃体下坠。以脘腹坠胀作痛,食后或站立时加重为主症的病证。本病主要指西医学中的胃下垂。各种慢性病中出现的胃肠功能障碍等类似病症者不在本病证范围。

二、病因病机

胃缓主要由饮食不节,内伤七情,劳倦过度,或先天禀赋薄弱等因素导致脾胃虚弱,中气下陷,升降失和,使形体瘦削,肌肉不坚所引起。

(一)病因

1.饮食不节,损伤脾胃

饮食不节,暴饮暴食,饥饱无常,损伤脾胃;或五味过极,辛辣无度,肥甘厚腻,过嗜烟酒,蕴湿生热,伤脾碍胃;或嗜食寒凉生冷,损伤脾阳,水谷不能化生精微,停痰留饮。均可因脾胃失和而致胃缓。

2.情志失调,内伤脾胃

情志拂逆,木郁不达,横逆犯胃,以致肝胃不和;忧思伤脾,脾失健运,胃失和降,升降失和致胃缓。

3.禀赋不足,脾胃虚弱

素体禀赋不足,或劳倦内伤、或久病产后等原因损伤脾胃,脾胃虚弱,中阳不足,虚寒内生,胃失温养;或因热病伤阴,或因胃热火郁,灼伤胃阴,或久服香燥之品,耗伤胃阴,或汗吐下太过,胃阴受损,胃失濡养;纳食减少,味不能归于形,形体瘦削,肌肉不坚而形成胃缓。

(二)病机

1.病机关键为脾胃失和,升降失常

脾主升,胃主降;脾主运化,胃主受纳,脾胃失和即表现为脾胃这一对矛盾的功能紊乱,或为脾气下陷,或为胃气上逆,或脾不运化,或胃不受纳。饮食不节,损伤脾胃,湿热痰饮内生;或情志失调,内伤脾胃;或禀赋不足,劳倦内伤、久病产后损伤脾胃,胃失温养或濡养,导致脾胃虚弱,中气下陷,升降失和而形成胃缓。

2.病位在胃,与肝脾肾密切相关

本病病位在胃,与肝、脾、肾相关。脾胃同居中焦,互为表里,共为后天之本。生理上两者纳运互用,升降协调,燥湿相济,阴阳相合,病理上也相互影响。肝与胃是木土乘克的关系,若肝气郁滞,势必克脾犯胃,致气机郁滞,胃失通降;肝气久郁,或化火伤阴,或成瘀入络,或伤脾生痰,使胃缓缠绵难愈。肾为胃之关,脾胃运化腐熟,全赖肾阳之温煦,若肾阳不足,可致脾肾阳虚,中焦虚寒,胃失温养;若肾阴亏虚不能上济于胃,则胃失于濡养。

3.病理性质有虚实寒热之异,且可相互兼夹

胃缓,本为虚证,脾胃气虚,脾肾阳虚或脾胃阴虚,脾胃脏腑功能失调,常导致气滞、热郁、血瘀、食积、湿阻、饮停,临床多见虚实夹杂。本病主要的病理因素气滞、热郁、血瘀、食积、湿阻、饮停等,可单一致病,又可相兼为病,亦可相互转化,出现如气病及血等情况。

三、诊断与病证鉴别

(一)诊断依据

(1)不同程度的上腹部饱胀感,食后尤甚,腹胀可于餐后、站立过久和劳累后加重,平卧时减轻,腹部疼痛呈隐痛或胀痛,无周期性及节律性。

(2)常伴有厌食、嗳气、便秘、腹痛及消瘦、头晕、乏力等胃肠功能失调的症状及全身虚弱表现。

(3)起病缓慢,多发生于瘦长体形,经产妇及消耗性疾病进行性消瘦等。饮食不节、情志不畅、劳累等均为诱发因素。

(4)上消化道 X 线钡餐造影检查可见胃小弯角切迹、胃幽门管低于髂嵴连线水平;胃呈长钩形或无张力型,上窄下宽,胃体与胃窦靠近,胃角变锐。胃的位置及张力均低,整个胃几乎位于腹腔左侧。

根据站立位胃角切迹与两侧髂嵴连线的位置,将胃下垂分为 3 度:轻度角切迹的位置低于髂嵴连线下 1~5 cm;中度角切迹的位置位于髂嵴连线下 5.1~10 cm;重度角切迹的位置低于髂嵴连线下 10 cm 以上。

(二)辅助检查

上消化道钡餐是目前诊断的主要方法,饮水 B 超检查也具有辅助诊断作用。电子胃镜、上消化道钡餐,可排除胃黏膜糜烂,胃、十二指肠溃疡病,胃癌等病变,并明确诊断;肝功能、淀粉酶化验和 B 超、CT、MRI 等检查可与肝、胆、胰疾病做

鉴别诊断;血常规、腹部 X 线检查可与肠梗阻、肠穿孔等做鉴别诊断;血糖、甲状腺功能检查可与糖尿病、甲状腺疾病做鉴别诊断。

(三)病证鉴别

1.胃缓与胃痞

胃缓与胃痞均以脘腹痞满为主症,但胃缓的脘腹痞满多见于饭后,同时可兼见胀急疼痛,或胃脘部常有形可见,与一般的痞满不同。

2.胃缓与胃痛

胃缓可见脘腹痞满及疼痛,但胃缓之胃脘疼痛多为坠痛,餐后、站立过久和劳累后加重,平卧时减轻,呈隐痛或胀痛,无周期性及节律性,与一般胃痛不难鉴别。

四、辨证论治

(一)辨证思路

1.辨虚实

脾胃气虚者,病势绵绵,多伴有食欲缺乏,纳后脘胀,神疲乏力,舌淡胖有齿痕,脉弱;脾虚气陷者,脘腹重坠作胀,食后益甚,或便意频数,肛门重坠,或脱肛,或小便混浊,或久泄不止;脾肾阳虚者,脘腹胀满,食后更甚,喜温喜按,食少便溏,畏冷肢凉,胃中振水,呕吐清水,腰酸,舌淡胖,苔白滑,脉沉弱;脾虚阴损者,胃脘痞满,食后更显,神疲乏力,气短懒言,咽干口燥,烦渴欲饮,午后颧红,小便短少,大便干结,舌体瘦薄,苔少而干,脉虚数。脾胃脏腑功能失调,常导致气滞、热郁、血瘀、食积、湿阻、饮停;气滞者,痛无定处,时发时止,胃痛且胀,多由情志诱发;热郁者,舌红苔黄,口臭泛酸,得热则甚,脉数;血瘀者,病久痛有定处,痛如针刺,入夜尤甚,舌紫暗或有瘀斑,脉涩。食积者,多有饮食不节史,可伴嗳腐泛酸,大便秘结;湿阻者,苔厚而腻,脉滑;饮停者,胃中振水,泛吐涎沫或呕吐清水,舌淡胖,苔白滑;临床多见虚实夹杂,相兼为病。

2.辨寒热

脾虚气陷,脾肾阳虚多见虚寒征象,表现为病程较久,脘腹痞满,隐隐而痛,喜温喜按,伴泛吐清水,遇寒痛甚,得温痛减,饮食喜温,舌苔白滑,脉象弦紧或舌淡苔薄,脉弱等特点;气滞郁而化热,湿阻或食积久而化热,阴液不足等均可见热之征象,如脘腹胀满,按之不适,口苦,厌食,舌苔黄腻或咽干口燥,午后颧红,小便短少,大便干结,舌体瘦薄,苔少而干,脉虚数。

3.辨脏腑

胃缓病位主要在胃,但与肝、脾、肾密切相关,辨证时要注意辨别病变脏腑的不同。脾胃虚弱,中气下陷所致胃缓,常见脘腹重坠作胀,食后益甚,或便意频数,肛门重坠,或脱肛;脾肾阳虚胃缓,常伴喜温喜按,食少便溏,畏冷肢凉,胃中振水,呕吐清水,腰膝酸软;肝郁气滞、肝胃郁热等致病多与情志因素有关,脘腹胀满,胸胁满闷,心烦易怒,嗳气频频。

(二)治疗原则

根据胃缓的病机,其治疗原则以益气升阳,行气降逆为主。凡脾气虚弱,治以健脾益气;脾气不升或中气下陷,宜益气升阳;胃失和降,气机不利,上逆为呕、为哕,则宜行气降逆;胃缓多为虚中夹实,因脾阳不足而痰饮内停,治以温化痰饮;因气机阻滞,久而入络有瘀血者,治以活血化瘀;因脾胃升降失调,寒热夹杂或湿热蕴结者,治宜辛开苦泄。

(三)分证论治

1.脾虚气陷证

症状:脘腹重坠作胀,食后益甚,或便意频数,肛门重坠,或脱肛,或小便混浊,或久泄不止,神疲乏力,食少,消瘦,便溏,眩晕,舌淡,脉弱。

病机分析:脾胃气虚,升降失司,中气下陷,故脘腹重坠作胀,食后益甚,或便意频数,肛门重坠,或脱肛,或久泄不止;脾虚运化无力,故食少便溏;脾胃为气血生化之源,脾主四肢,脾失健运,清阳不升,生化不足,故神疲乏力,消瘦,眩晕;舌淡,脉弱亦为脾虚之征。

治法:补气升陷。

代表方药:补中益气汤合升陷汤加减。黄芪、党参、白术、当归、炙甘草益气健脾生血,柴胡、升麻、桔梗升举清阳,枳壳、陈皮理气和胃降逆。

加减:兼肝郁气滞,加柴胡、香附、厚朴、槟榔;泛酸,加左金丸、乌贼骨、煅瓦楞;瘀血阻滞,加丹参、蒲黄、五灵脂、三七;湿热中阻,加茵陈、佩兰、豆蔻、黄连;食积纳呆,加焦山楂、麦芽、谷芽、神曲;泄泻便溏,加仙鹤草、炒山药、芡实、莲子。

2.脾肾阳虚证

症状:脘腹胀满,食后更甚,喜温喜按,食少便溏,畏冷肢凉,胃中振水,呕吐清水,腰酸,舌淡胖,苔白滑,脉沉弱。

病机分析:脾主运化,脾主四肢,脾肾阳虚,运化失司,故脘腹胀满,食后更甚,喜温喜按,食少便溏;四肢失于温煦,故畏冷肢凉;脾胃虚寒,痰饮内生,胃失和降故胃中振水,呕吐清水;腰为肾之府,肾阳虚衰故腰酸;舌淡胖,苔白滑,脉沉弱亦为脾肾阳虚,痰饮内停之征。

治法:温补脾肾。

代表方药:附子理中汤合苓桂术甘汤加减。干姜、附子、党参温补脾肾,桂枝、白术、炙甘草、茯苓以温化水饮。

加减:腰酸明显,加杜仲、牛膝、淫羊藿、续断;呕吐清水,加陈皮、半夏;久泄不止,加石榴皮(壳)、煨诃子、罂粟壳、芡实、莲子。

3.脾虚阴损证

症状:胃脘痞满,食后更显,神疲乏力,气短懒言,咽干口燥,午后颧红,小便短少,大便干结,舌体瘦薄,苔少而干,脉虚数。

病机分析:脾胃气阴两虚,脾胃气虚,健运失常,故胃脘痞满,食后更显,神疲乏力,气短懒言;胃津不足,津液不能上承,故咽干口燥;阴虚内热,故午后颧红;阴液亏虚,化源不足,大肠失于濡润,故小便短少,大便干结;舌体瘦薄,苔少而干,脉虚数均为气阴亏虚,虚中有热之征。

治法:补脾益胃。

代表方药:参苓白术散合益胃汤加减。太子参、生黄芪、炙甘草、山药补脾益气,玉竹、麦冬、石斛益胃生津,佛手、桔梗理气和胃。

加减:失眠多梦,加夜交藤、酸酸枣仁、柏子仁、茯神;大便干结,加火麻仁、冬瓜仁、瓜蒌、杏仁。

(四)其他疗法

1.单方验方

(1)苍术 15 g,加水武火煮沸 3 分钟,改用文火缓煎 20 分钟,亦可直接用沸水浸泡,少量频饮,用于脾虚湿阻者。

(2)枳实 12 g,水煎服,用于脾虚气滞者。

(3)黄芪 30 g,砂仁 10 g(布包),乌鸡半只,共煲至烂熟,去砂仁,加盐调味,饮汤吃肉,用于脾虚气陷者。

(4)黄芪 30 g,陈皮 9 g,猪肚 1 只,猪肚洗净,将黄芪、陈皮用纱布包好放入猪肚中,麻线扎紧,加水文火炖煮,熟后去掉药包,趁热食肚饮汤,用于中气不足、脾胃虚弱者。

(5)桂圆肉 30 g,加水煮沸后备用,将鸡蛋 1 个打入碗内,用煮好的桂圆肉水冲入蛋中搅匀,煮熟食用,每天早、晚各 1 次,用于脾胃阳虚者。

(6)乌龟肉 250 g、炒枳壳 15 g,共煲汤,加盐调味,吃肉饮汤,用于胃阴亏虚者。

2.常用中成药

(1)补中益气丸。

功用主治:补中益气,升阳举陷。用于脾胃虚弱、中气下陷所致的体倦乏力、食少腹胀、便溏久泻、肛门下坠。

用法用量:每次 6 g,每天 3 次。

(2)枳术宽中胶囊。

功用主治:健脾和胃,理气消痞。用于脾虚气滞引起的脘胀、呕吐、反胃、纳呆、反酸等。

用法用量:饭后服用。每次 3 粒,每天 3 次。

(3)香砂养胃丸。

功用主治:温中和胃。用于不思饮食,胃脘满闷或泛吐酸水。

用法用量:每次 3 g,每天 3 次。

(4)胃苏颗粒。

功用主治:理气消胀,和胃止痛。用于胃脘胀痛。

用法用量:每次 15 g,每天 3 次。

(5)保和丸。

功用主治:消食,导滞,和胃。用于食积停滞,脘腹胀满,嗳腐吞酸,不欲饮食。

用法用量:每次 8 粒,每天 2 次。

(6)理中丸。

功用主治:温中祛寒,补气健脾。用于胃下垂属脾胃虚寒者。

用法用量:每次 9 g,每天 2~3 次。

(7)金匮肾气丸。

功用主治:温补肾阳,化气行水。用于肾阳虚损引起的脘腹胀满,腰膝酸软,小便不利,畏寒肢冷。

用法用量:每次 6 g,每天 2 次。

(8)胃乐宁。

功用主治:养阴和胃。用于胃阴亏虚引起的痞满,腹胀。

用法用量:每次 1 片,每天 3 次。

(9)达立通颗粒。

功用主治:清热解郁,和胃降逆,通利消滞,用于肝胃郁热所致痞满证,症见胃脘胀满、嗳气、纳差、胃中灼热、嘈杂泛酸、脘腹疼痛、口干口苦;运动障碍型功能性消化不良见上述症状者。

用法用量:温开水冲服,1次1袋,1天3次。于饭前服用。

3.针灸疗法

(1)针刺:针足三里、中脘、关元、中极、梁门、解溪、脾俞、胃俞等穴。

(2)灸法:灸足三里、天枢、气海、关元等穴。

(3)耳针:用毫针柄在耳郭的胃肠区按压,寻找敏感点,然后在此点上加压2~3分钟,每天1次。

4.外治疗法

(1)外敷法:①取升麻研粉与石榴皮适量捣烂,制成1枚直径1 cm的药球,置于患者神阙穴,胶布固定。患者取水平卧位,将水温60 ℃的热水袋熨敷肚脐,每次半小时以上,每天3次。②用蓖麻子仁98%、五倍子末2%,按此比例打成烂糊,制成每颗约10 g,直径1.5 cm的药饼备用。用时在百会穴剃去与药饼等大头发1块,将药饼紧贴百会穴上,纱布绷带固定,每天早、中、晚各1次,每次10分钟左右,以感觉温热而不烫痛皮肤为度。

(2)推拿疗法:患者先取俯卧位,医师双手由患者之 T_3~L_5 两侧揉捏 2~3遍,用右肘尖分别在脊柱两旁按压肝俞、胆俞、脾俞、胃俞等穴 2~3遍,双手掌根同时由腰部向背部弹性快速推按 4~5遍。转仰卧位,医师双手掌自下而上反复波形揉压腹部 2~3遍,然后用拇指点压中脘、天枢、气海、关元、气冲、足三里、内关各 1分钟,每次约按摩 30分钟,每天1次,2个月为1个疗程。

五、临证参考

(一)以虚为主,虚中兼实

临床上胃缓多以虚为主,脾胃气虚是其发病的根本,临床常见脾虚气陷,脾肾阳虚,脾虚阴损等证型。但可因体质、药物、饮食、情志、气候等多种因素,在疾病发展过程中易出现痰饮、食积、气滞、血瘀等证候,治疗应善于抓主症,解决主要矛盾,因虚致实者当以补虚为主,佐以祛邪;以实为著者当以祛邪为主,佐以补虚。

(二)病在脾胃,涉及肝肾

生理上,脾胃同居中焦,脾以升为健,胃以降为和,两者升降相因,为气机升降之枢纽。病理情况下,脾胃气机升降失常,脾气不能升清,则胃气不能降浊;胃气失于和降,则脾的运化功能失常。治疗时注意调畅中焦气机,恢复脾胃受纳运化之职,以合"治中焦如衡,非平不安"的用药原则,常用方法有补中益气法、益胃养阴法、辛开苦降法等。肝属木,脾胃属土,土壅木郁,土虚木乘,临床上常见肝脾不和及肝胃不和,故从肝论治胃缓也十分重要。叶天士提出"醒胃必先制肝""培土必先制木"的用药原则。在具体用药中,又当区分肝气郁滞、肝郁化火、肝阴不足等不同的病理机制,给予疏肝、清肝、泄肝、柔肝和平肝等治疗。肾为胃之关,脾胃运化腐熟,全赖肾阳之温煦,若肾阳不足,可致脾肾阳虚,中焦虚寒;若肾阴亏虚不能上济于胃,则胃失于濡养而脾虚阴损。胃缓久病勿忘补肾,适当参以补肾之品。

(三)内外兼治,综合治疗

胃缓多病程较长,以虚为主,患者餐后脘腹坠胀,纳差,消瘦,若单纯以汤药长期调养,患者的依从性较差。因此,治疗胃缓应内服与外治结合,内服以汤药浓煎,多次频服,或以膏散剂型;外治以敷贴、针灸、推拿,兼以自我锻炼。

(四)合理营养,增强信心

胃缓者多脘腹坠胀,纳差,消瘦,存在营养不良,久而影响康复的信心,出现焦虑或抑郁的情绪。膳食应荤素搭配,食材新鲜,营养合理,做工精细;忌肥甘厚腻、粗糙不易消化之物。也要注意调节患者的情绪,并得到患者家庭的支持,以增强康复的信心。

六、预防调护

(1)加强体育锻炼,如仰卧起坐、俯卧撑等可增加肌力,有助于防治本病。

(2)饮食营养丰富,烹调以蒸、煮、炖为主,宜少食多餐,餐后宜平卧少许时间;进餐定时,细嚼慢咽,禁止暴饮暴食,避免进食不易消化的食物,如坚硬、粗糙、油腻及粗纤维的食品。

(3)经产多胎易致腹壁松弛,应计划生育,少生优生。

(4)保持心情舒畅,生活作息规律,避免过度劳累。

第三节　胃　　痛

胃痛是指以胃脘部近心窝处疼痛为主要临床表现的一种病证,又称胃脘痛。《黄帝内经》对本病的论述较多,如《灵枢·邪气脏腑病形》曰:"胃病者,腹胀,胃脘当心而痛。"最早记载了"胃脘痛"的病名;又《灵枢·厥病》云:"厥心痛,腹胀胸满,心尤痛甚,胃心痛也。"所论"厥心痛"的内容,与本病有密切的关系。

《黄帝内经》还指出造成胃脘痛的原因有受寒、肝气不舒及内热等,《素问·举痛论》曰:"寒气客于肠胃之间。膜原之下,血不得散,小腹急引故痛。"《素问·六元正纪大论》曰:"木郁之发,民病胃脘当心而痛。"《素问·气交变大论》曰:"岁金不及,炎火上行,复则民病口疮,甚则心痛。"迨至汉代,张仲景在《金匮要略》中则将胃脘部称为心下、心中,将胃病分为痞证、胀证、满证与痛证,对后世很有启发。如"心中痞,诸逆心悬痛,桂枝生姜枳实汤主之。""按之心下满痛者,此为实也,当下之,宜大柴胡汤"。书中所拟的方剂如大建中汤、大柴胡汤等,都是治疗胃脘痛的名方。《仁斋直指方》对胃痛的原因已经认识到"有寒,有热,有死血,有食积,有痰饮,有虫"等不同。《备急千金要方·心腹痛》在论述九痛丸功效时指出,其胃痛有虫心痛、疰心痛、风心痛、悸心痛、食心痛、饮心痛、寒心痛、热心痛、去来心痛 9 种。

对于胃脘痛的辨证论治,《景岳全书·心腹痛》分析极为详尽,对临床颇具指导意义,指出:"痛有虚实……辨之之法,但当察其可按者为虚,拒按者为实;久痛者多虚,暴痛者多实;得食稍可者为虚,胀满畏食者为实;痛徐而缓,莫得其处者多虚,痛剧而坚,一定不移者为实;痛在肠脏中,有物有滞者多实,痛在腔胁经络,不于中脏而牵连腰背,无胀无滞者多虚。脉与证参,虚实自辨。"除此之外,还须辨其寒热及有形无形。《丹溪心法·心脾痛》在论述胃痛治法时指出"诸痛不可补气"的观点,对后世影响很大,而印之临床,这种提法尚欠全面,后世医家逐渐对其进行纠正和补充。

《证治汇补·腹胁门》对胃痛的治疗提出"大率气食居多,不可骤用补剂,盖补之则气不通而痛愈甚。若曾服攻击之品,愈后复发,屡发屡攻,渐至脉来浮大空虚者,又当培补",值得借鉴。

古代文献中所述胃脘痛,在唐宋以前医籍多以"心痛"代之,宋代之后,医家对胃痛与心痛相混谈提出质疑,至金元《兰室秘藏》首立"胃脘痛"一门,明确区分了胃痛与心痛,至明清时期胃痛与心痛得以进一步区别开来。如《证治准绳·心痛胃脘痛》就指出:"或问:丹溪言心痛即胃脘痛,然乎?曰:心与胃各一脏,其病形不同,因胃脘痛处在心下,故有当心而痛之名,岂胃脘痛即心痛者哉。"《医学正传·胃脘痛》亦云:"古方九种心痛……详其所由,皆在胃脘,而实不在于心也。"

现代医学的急、慢性胃炎,消化性溃疡,胃神经官能症,胃癌等疾病,以及部分肝、胆、胰疾病,出现胃痛的临床表现时,可参考本节进行辨证论治。

一、病因病机

胃痛的发生,主要责之于外邪犯胃、饮食伤胃、情志不畅和先天脾胃虚弱等,致胃气郁滞,胃失和降,不通则痛。

(一)外邪犯胃

外邪之中以寒邪最易犯胃,夏暑之季,暑热、湿浊之邪也间有之。邪气客胃,胃气受伤,轻则气机壅滞,重则和降失司,而致胃脘作痛。寒主凝滞,多见绞痛;暑热急迫,常致灼痛;湿浊黏腻,常见闷痛。

(二)饮食伤胃

若纵恣口腹,过食肥甘,偏嗜烟酒,或饥饱失调,寒热不适,或用伤胃药物,均可伐伤胃气,气机升降失调而作胃痛。尤厚味及烟酒,皆湿热或燥热之性,易停于胃腑伤津耗液为先,久则损脾。

(三)情志不畅

情志不舒,伤肝损脾,亦致胃痛。如气郁恼怒则伤肝,肝失疏泄条达,横犯脾胃,而致肝胃不和或肝脾不和,气血阻滞则胃痛;忧思焦虑则伤脾,脾伤则运化失司,升降失常,气机不畅也致胃痛。

(四)脾胃虚弱

身体素虚,劳倦太过,久病不愈,可致脾胃不健,运化无权,升降转枢失利,气机阻滞,而致胃痛;或因胃病日久,阴津暗耗,胃失濡养,或伴中气下陷,气机失调;或因脾胃阳虚,阴寒内生,胃失温养,均可导致胃痛。

胃痛与胃、肝、脾关系最为密切。胃痛初发多属实证,病位主要在胃,间可及肝;病久常见虚证,其病位主要在脾;亦有虚实夹杂者,或脾胃同病,或肝脾同病。

胃痛病因虽有上述不同,病性尚有虚实寒热、在气在血之异,但其发病机制有其共性,即所谓"不通则痛"。胃为阳土,喜润恶燥,主受纳、腐熟水谷,以降为顺。胃气一伤,初则壅滞,继则上逆,此即气滞为病。其中首先是胃气的壅滞,无论外感、食积均可引发;其次是肝胃气滞,即肝气郁结,横逆犯胃所造成的气机阻滞。另外,气为血帅,气行则血行,气滞日久,必致血瘀,也即久患者络之意;"气有余便是火",气机不畅,可蕴久化热,火能灼伤阴津,或出血之后,血脉瘀阻而新血不生,致阴津亦虚,均可致胃痛加重,每每缠绵难愈。脾属阴土,喜燥恶湿,主运化,输布精微,以升为健,与胃互为表里,胃病延久,可内传于脾。脾气受伤,轻则中气不足,运化无权;继则中气下陷,升降失司;再则脾胃阳虚,阴寒内生,胃络失于温养。若胃痛失治误治,血络损伤,还可见吐血、便血等证。

二、诊断要点

(一)症状

胃脘部疼痛,常伴有食欲缺乏,痞闷或胀满,恶心呕吐,吞酸嘈杂等。发病常与情志不遂、饮食不节、劳累、受寒等因素有关。起病或急或缓,常有反复发作的病史。

(二)检查

上消化道钡餐造影、纤维胃镜及病理组织学检查等,有助诊断。

三、鉴别诊断

(一)胃痞

二者部位同在心下,但胃痞是指心下痞塞,胸膈满闷,触之无形,按之不痛的病证。胃痛以痛为主,胃痞以满为患,且病及胸膈,不难区别。

(二)真心痛

心居胸中,其痛常及心下,出现胃痛的表现,应高度警惕,防止与胃痛相混。典型真心痛为当胸而痛,其痛多刺痛、剧痛,且痛引肩背,常有气短、汗出等症,病情较急,如《灵枢·厥病》曰:"真心痛,手足青至节,心痛甚,旦发夕死,夕发旦死。"中老年人既往无胃痛病史,而突发胃脘部位疼痛者,当注意真心痛的发生。胃痛部位在胃脘,病势不急,多为隐痛、胀痛等,常有反复发作史。X线、胃镜、心电图及生化检查有助鉴别。

四、辨证

胃痛的主要部位在上腹胃脘部近心窝处,往往兼见胃脘部痞满、胀闷、嗳气、吐酸、纳呆、胁胀、腹胀,甚至出现呕血、便血等症。常反复发作,久治难愈。至于临床辨证,当分虚实两类。实证多痛急拒按,病程较短;虚证多痛缓喜按,缠绵难愈,这是辨证的关键。

(一)寒邪客胃

证候:胃痛暴作,得温痛减,遇寒加重;恶寒喜暖,口淡不渴,或喜热饮,舌淡,苔薄白,脉弦紧。

分析:寒凝胃脘,气机阻滞,则胃痛暴作,得温痛减,遇寒加重;阳气被遏,失去温煦,则恶寒喜暖,口淡不渴,或喜热饮;舌淡,苔薄白,脉弦紧,为内寒之象。

(二)饮食伤胃

证候:胃脘疼痛,胀满拒按,嗳腐吞酸,或呕吐不消化食物,其味腐臭,吐后痛减,不思饮食,大便不爽,得矢气及便后稍舒,舌苔厚腻,脉滑。

分析:饮食积滞,阻塞胃气,则胃脘疼痛,胀满拒按;食物不化,胃气上逆,则嗳腐吞酸,或呕吐不消化食物,其味腐臭,吐后痛减;胃失和降,腑气不通,则不思饮食,大便不爽,得矢气及便后稍舒;舌质淡,苔厚腻,脉滑,为饮食内停之征。

(三)肝气犯胃

证候:胃脘胀痛,连及两胁,攻撑走窜,每因情志不遂而加重,善太息,不思饮食,精神抑郁,夜寐不安,舌苔薄白,脉弦滑。

分析:肝气郁结,横逆犯胃,肝胃气滞,故胃脘胀痛;胁为肝之分野,故胃痛连胁,攻撑走窜;因情志不遂加重气机不畅,故以息为快;胃失和降,受纳失司,故不思饮食;肝郁不舒,则精神抑郁,夜寐不安;舌苔薄白,脉弦滑为肝胃不和之象。

(四)湿热中阻

证候:胃脘灼热而痛,得凉则减,遇热加重。伴口干喜冷饮,或口臭不爽,口舌生疮。甚至大便秘结,排便不畅,舌质红,苔黄少津,脉滑数。

分析:胃气阻滞,日久化热,故胃脘灼痛,得凉则减,遇热加重,口干喜冷饮或口臭不爽,口舌生疮;胃热久积,腑气不通,故大便秘结,排便不畅;舌质红,苔黄少津,脉象滑数,为胃热蕴积之象。

(五)瘀血停胃

证候:胃脘疼痛,状如针刺或刀割,痛有定处而拒按,入夜尤甚。病程日久,胃痛反复发作而不愈,面色晦暗无华,唇暗,舌质紫暗或有瘀斑,脉涩。

分析:气滞则血瘀,或吐血、便血之后,离经之血停积于胃,胃络不通,而成瘀血,瘀血停胃,故疼痛状如针刺或刀割,固定不移,拒按;瘀血不净,新血不生,故面色晦暗无华,唇暗;舌质紫暗,或有瘀点、瘀斑,脉涩,为血脉瘀阻之象。

(六)胃阴亏耗

证候:胃脘隐痛或隐隐灼痛,伴嘈杂似饥,饥不欲食,口干不思饮,咽干唇燥,大便干结,舌体瘦,质嫩红,少苔或无苔,脉细而数。

分析:气郁化热,热伤胃津,或瘀血积留,新血不生,阴津匮乏,阴津亏损则胃络失养,故见胃脘隐痛;若阴虚有火,则可见胃中灼痛隐隐;胃津亏虚则胃纳失司,故嘈杂似饥,知饥而不欲纳食;阴液亏乏,津不上承,故咽干唇燥;阴液不足则肠道干涩,故大便干结;舌体瘦,舌质嫩红,少苔或无苔,脉细而数,皆为胃阴不足而兼虚火之象。

(七)脾胃虚寒

证候:胃脘隐痛,遇寒或饥时痛剧,得温或进食则缓,喜暖喜按。伴面色不华,神疲肢怠,四末不温,食少便溏,或泛吐清水。舌质淡而胖,边有齿痕,苔薄白,脉沉细无力。

分析:胃病日久,累及脾阳。脾胃阳虚,故胃痛绵绵,遇寒或饥时痛剧,得温或进食则缓,喜暖喜按;气血虚弱,故面色不华,神疲肢怠;阳气虚不达四末,故四肢不温;脾虚不运,转输失常,故食少便溏;脾阳不振,寒湿内生,饮邪上逆,故泛吐清水;舌质淡而胖,边有齿痕,苔薄白,脉沉细无力,为脾胃虚寒之象。

五、治疗

治疗以理气和胃止痛为主,审证求因,辨证施治。邪盛以祛邪为急,正虚以扶正为先,虚实夹杂者,则当祛邪扶正并举。虽有"通则不痛"之说,但决不能局限于狭义的"通"法,要从广义的角度理解和运用"通"法。属于胃寒者,散寒即所谓通;属于血瘀者,化瘀即所谓通;属于食停者,消食即所谓通;属于气滞者,理气即所谓通;属于热郁者,泻热即所谓通;属于阴虚者,益胃养阴即所谓通;属于阳虚者,温运脾阳即所谓通。

(一)中药治疗

1.寒邪客胃

治法:温胃散寒,行气止痛。

处方:香苏散合良附丸加减。

方中高良姜、吴茱萸温胃散寒;香附、乌药、陈皮、木香行气止痛。

如兼见恶寒、头痛等风寒表证者,可加苏叶、藿香等以疏散风寒,或内服生姜汤、胡椒汤以散寒止痛;若兼见胸脘痞闷,胃纳呆滞,嗳气或呕吐者,是为寒夹食滞,可加枳实、神曲、鸡内金、制半夏、生姜等以消食导滞,降逆止呕。若寒邪郁久化热,寒热错杂,可用半夏泻心汤辛开苦降,寒热并调。

中成药可选用良附丸、胃痛粉等。

2.饮食伤胃

治法:消食导滞,和胃止痛。

处方:保和丸加减。

方中神曲、山楂、莱菔子消食导滞;茯苓、半夏、陈皮和胃化湿;连翘散结清热。

若脘腹胀甚者,可加枳实、砂仁、槟榔等以行气消滞;若胃脘胀痛而便闭者,可合用小承气汤或改用枳实导滞丸以通腑行气;胃痛急剧而拒按,伴见苔黄燥,便秘者,为食积化热成燥,则合用大承气汤以泻热解燥,通腑荡积。

中成药可选用加味保和丸、枳实消痞丸等。

3.肝气犯胃

治法:疏肝解郁,理气止痛。

处方:柴胡疏肝散加减。

方中柴胡、芍药、川芎、郁金、香附疏肝解郁;陈皮、枳壳、佛手、甘草理气和中。

若胃痛较甚者,可加川楝子、延胡索以加强理气止痛作用;嗳气较频者,可加沉香、旋覆花以顺气降逆;泛酸者加乌贼骨、煅瓦楞子中和胃酸。痛势急迫,嘈杂吐酸,口干口苦,舌红苔黄,脉弦或数,乃肝胃郁热之证,改用化肝煎或丹栀逍遥散加黄连、吴茱萸以疏肝泻热和胃。

中成药可选用气滞胃痛冲剂、胃苏冲剂等。

4.湿热中阻

治法:清化湿热,理气和胃。

处方:清中汤加减。

方中黄连、栀子清热燥湿;制半夏、茯苓、草豆蔻祛湿健脾;陈皮、甘草理气和中。

湿偏重者加苍术、藿香燥湿醒脾;热偏重者加蒲公英、黄芩清胃泻热;伴恶心呕吐者,加竹茹、橘皮以清胃降逆;大便秘结不通者,可加大黄(后下)通下导滞;气滞腹胀者加厚朴、枳实以理气消胀;纳呆少食者,加神曲、谷芽、麦芽以消食导滞。

中成药可选用清胃和中丸。

5.瘀血停胃

治法:理气活血,化瘀止痛。

方药:失笑散合丹参饮加减。

前方以五灵脂、蒲黄活血祛瘀,通利血脉以止痛;后方重用丹参活血化瘀,檀香、砂仁行气止痛。

若因气滞而致血瘀,气滞仍明显时,宜加理气之品,但忌香燥太过。若血瘀而兼血虚者,宜合四物汤等养血活血之味。若血瘀而兼脾胃虚衰者,宜加炙黄芪、党参等健脾益气以助血行。若瘀血日久,血不循常道而外溢出血者,应按照吐血、便血做相应处理。

中成药可选用九气拈痛丸。

6.胃阴亏耗

治法:滋阴益胃,和中止痛。

处方:益胃汤合芍药甘草汤加减。

方中沙参、玉竹补益气阴;麦冬、生地黄滋养阴津;冰糖生津益胃;芍药、甘草酸甘化阴,缓急止痛。

若气滞仍著时,加佛手、香橼皮、玫瑰花等轻清畅气而不伤阴之品;津伤液亏明显时,可加芦根、天花粉、乌梅等以生津养液;大便干结者,加火麻仁、郁李仁、瓜蒌仁等润肠之品。若兼肝阴亦虚,症见脘痛连胁者,可加白芍、枸杞子、生地黄等柔肝之品,也可用一贯煎化裁为治。

中成药可选用养胃舒胶囊。

7.脾胃虚寒

治法:温中健脾。

方药:黄芪建中汤加减。

方中以黄芪补中益气、饴糖益气养阴为君;以桂枝温阳气、芍药益阴血为臣;以生姜温胃、大枣补脾为佐;炙甘草调和诸药,共奏温中健脾,和胃止痛之功。

若阳虚内寒较重者,也可用大建中汤化裁,或加附子、肉桂、荜茇等温中散寒;兼泛酸者,可加黄连汁炒吴茱萸、煅瓦楞、海螵蛸等制酸之品;泛吐清水时,可予小半夏加茯苓汤或苓桂术甘汤合方为治;兼见血虚者,也可用归芪建中汤治之。若胃脘坠痛,证属中气下陷者,可用补中益气汤化裁为治。

此外,临床上胃强脾弱,上热下寒者也不少见,症状除胃脘疼痛以外,还可见恶心呕吐,嗳气,肠鸣便溏或大便秘结,舌质淡,苔薄黄腻,脉细滑等,治疗时,可选用半夏泻心汤、黄连理中汤或乌梅丸等以调和脾胃,清上温下。

中成药可选用人参健脾丸、参苓白术丸等。

(二)针灸治疗

1.基本处方

中脘、内关、足三里。中脘、足三里募合相配,内关属心包经,历络三焦,通调三焦气机而和胃,三穴远近结合,共同调理胃腑气机。

2.加减运用

(1)寒邪客胃证:加神阙、梁丘以散寒止痛,神阙用灸法。余穴针用平补平泻法。

(2)饮食伤胃证:加梁门、建里、璇玑以消食导滞。诸穴针用泻法。

(3)肝气犯胃证:加期门、太冲以疏肝理气,针用泻法。余穴针用平补平泻法。

(4)湿热中阻证:加阴陵泉、内庭以清利湿热,阴陵泉针用平补平泻法。余穴针用泻法。

(5)瘀血停胃证:加膈俞、阿是穴以化瘀止痛,针用泻法。余穴针用平补平泻法,或加灸法。

(6)胃阴亏耗证:加胃俞、太溪、三阴交以滋阴养胃。诸穴针用补法。

(7)脾胃虚寒证:加神阙、气海、脾俞、胃俞以温中散寒,神阙用灸法。余穴针用补法,或加灸法。

3.其他

(1)指针疗法:取中脘、至阳、足三里等穴,以双手拇指或中指点压、按揉,力度以患者能耐受并感觉舒适为度,同时令患者行缓慢腹式呼吸,连续按揉 3～5 分钟即可止痛。

(2)耳针疗法:取胃、十二指肠、脾、肝、神门、下脚端,每次选用 3～5 穴,毫针浅刺,留针 30 分钟;或用王不留行籽贴压。

(3)穴位注射疗法:根据中医辨证,分别选用当归注射液、丹参注射液、参附注射液或生脉注射液等,也可选用维生素 B_1 或维生素 B_{12} 注射液,按常规取 2～3 穴,每穴注入药液 2～4 mL,每天或隔天 1 次。

(4)埋线疗法。取穴:肝俞、脾俞、胃俞、中脘、梁门、足三里。方法:将羊肠线用埋线针植入穴位内,无菌操作,每月 1 次,连续 3 次。适用于慢性胃炎之各型胃痛症者。

(5)兜肚法:取艾叶 30 g,荜茇、干姜各 15 g,甘松、山奈、细辛、肉桂、吴茱萸、延胡索、白芷各 10 g,大茴香 6 g,共研为细末,用柔软的棉布折成 15 cm 直径的兜肚形状,将上药末均匀放入,紧密缝好,日夜兜于中脘穴或疼痛处,适用于脾胃虚寒胃痛。

第四节 反　　胃

反胃是以脘腹痞胀，宿食不化，朝食暮吐，暮食朝吐为主要临床表现的一种病。

一、历史沿革

反胃又称胃反。胃反之名，首见于汉代张仲景《金匮要略·呕吐哕下利病脉证治》篇。宋代《太平圣惠方·治反胃呕吐诸方》则称之为"反胃"。其后亦多以反胃名之。

《金匮要略·呕吐哕下利病脉证治》中说："趺阳脉浮而涩，浮则为虚，涩则伤脾，伤脾则不磨，朝食暮吐，暮食朝吐，宿谷不化，名为胃反。"明确指出本病的病机主要是脾胃损伤，不能腐熟水谷。有关治疗方面，提出了使用大半夏汤和茯苓泽泻汤，至今仍为临床所常用。

隋代巢元方《诸病源候论·胃反候》对《金匮要略》之说有所发挥，将病因病机归纳为血气不足、胃寒停饮、气逆胃反，指出"荣卫俱虚，其血气不足，停水积饮，在胃脘则脏冷，脏冷则脾不磨，脾不磨则宿谷不化，其气逆而成胃反也"。

唐代王冰在《黄帝内经·素问》注文中更将本病精辟总结为"食入反出，是无火也"。宋代《圣济总录·呕吐门》也说："食久反出，是无火也。"

金元时期，朱丹溪《丹溪心法·翻胃》提出血虚、气虚、有热、有痰之说，治法方药则更趋丰富全面。

明代张景岳对于反胃的病因、病机、辨证、治法、方药等有了系统性的阐发，他在《景岳全书·反胃》一节中说："或以酗饮无度，伤于酒湿，或以纵食生冷，败其真阳；或因七情忧郁，竭其中气，总之，无非内伤之甚，致损胃气而然。"又说："反胃一证，本属火虚，盖食入于胃，使果胃暖脾强，则食无不化，何至复出……然无火之由，则犹有上中下三焦之辨，又当察也。若寒在上焦，则多为恶心，或泛泛欲吐者，此胃脘之阳虚也；若寒在中焦，则食入不化，每食至中脘，或少顷，或半日复出者，此胃中之阳虚也；若寒在下焦，则朝食暮吐，或暮食朝吐，乃以食入幽门，丙火不能传化，故久而复出，此命门之阳虚也""虚在上焦，微寒呕吐者，惟姜汤为最佳，或橘皮汤亦可……虚在中焦而食入反出者，宜五君子煎、理中汤……虚在下焦而朝食暮吐……其责在阴，非补命门以扶脾土之母则火无以化，土无以生，亦犹釜底无薪，不能腐熟水谷，终无济也。宜六味回阳饮，或人参附子理阴煎，或右归饮之类主之。此屡用之妙法，不可忽也""反胃由于酒湿伤脾者，宜葛花解酲汤主之，若湿多成热而见胃火上冲者，宜黄芩汤或半夏泻心汤之类主之。"其中补命门火之说是他对本病治疗上的一大创见。

明代李中梓根据临床实际，进一步丰富了反胃的辨证内容。他在《医宗必读·反胃噎塞》中说："反胃大都属寒，然亦不可拘也。脉大有力，当作热治，脉小无力，当作寒医。色之黄白而枯者为虚寒，色之红赤而泽者为实热，以脉合证，以色合脉，庶乎无误。"

清代李用粹《证治汇补·反胃》对七情致病认识较为深刻。他说："病由悲愤气结，思虑伤脾……皆能酿成痰火，妨碍饷道而食反出。"对反胃的病因病机，做了新的补充。清代陈士铎《石室秘录·噎膈反胃治法》说："夫食入于胃中而吐出，似乎病在胃也，谁知胃为肾之关门，肾病而胃始病。"这种看法，与张景岳补命门以扶脾土的观点基本相同。清代沈金鳌《杂病源流犀烛·噎塞反胃关格源流》言："反胃原于真火衰微，胃寒脾弱，不能纳谷，故早食晚吐，日日如此，以饮食入胃，既抵胃之下脘，复返而出也。若脉数，为邪热不杀谷，乃火性上炎，多升少降也"。同时指出："亦有瘀血阻滞者，亦有虫而反出者，亦有火衰不能生土，其脉沉迟者。"进一步丰富了对反胃病因病机的认识。

以上所引各家之说，从不同的方面对反胃做了阐述，使本病的辨证论治内容日趋完善。

二、范围

西医学的胃、十二指肠溃疡病，胃、十二指肠憩室，急慢性胃炎，胃黏膜脱垂症，十二指肠郁积症，胃部肿瘤，胃神经症等，凡并发胃幽门部痉挛、水肿、狭窄，或胃动力紊乱引起胃排空障碍，而在临床上出现脘腹痞胀，宿食不化，朝食暮吐，暮食朝吐等症状者，均可参照本节内容辨证论治。

三、病因病机

反胃多由饮食不节，酒色过度，或长期忧思郁怒，损伤脾胃之气，并产生气滞、血瘀、痰凝阻胃，使水谷不能腐熟，宿食不化，导致脘腹痞胀，胃气上逆，朝食暮吐，暮食朝吐。

(一)脾胃虚寒

饥饱失常，嗜食寒凉生冷，损及脾阳，以致脾胃虚寒，不能消化谷食，终至尽吐而出。思虑不解，或久病劳倦多可伤脾，房劳过度则伤肾。脾伤则运化无能不能腐熟水谷,肾伤则命火衰微,不能温煦脾土,则脾失健运,谷食难化而反。

(二)痰浊阻胃

酒食不节、七情所伤、房事、劳倦等病因,均可损伤脾胃,因之水谷不能化为精微而成湿浊,积湿生痰,痰阻于胃,逐使胃腑失其通降下行之功效,宿食不化而成反胃。

(三)瘀血积结

七情所伤,肝胃气滞,或遭受外伤,或手术创伤等原因可导致气滞血瘀。胃络受阻,气血不和,胃腑受纳、和降功能不及,饮食积结而成反胃。

(四)胃中积热

多由于长期大量饮酒,吸烟,嗜食膏粱厚味,经常进食大量辣椒等辛烈之品,均可积热成毒,损伤胃气,而成反胃之证。抑或痰浊阻胃,瘀血积结,郁久化热。邪热在胃,火逆冲上,不能消化饮食,而见朝食暮吐,暮食朝吐。此即《素问·至真要大论》病机十九条中所说"诸逆冲上,皆属于火""诸呕吐酸……皆属于热"之意。

由此可见,本病病位在胃,脾胃虚寒、不能腐熟水谷是导致本病的最主要因素,但同时与肝、脾、肾等脏腑密切相关。除气滞、气逆外,还有痰浊、水饮、积热、瘀血等病理因素共同参与发病过程,而且各种病因病机之间往往相互转化。痰浊、水饮多为脾胃虚寒所致;痰浊、瘀血等可使气虚、气滞、食停,同时也可郁久化热;诸因均可久病入络,而成瘀血积结。

四、诊断与鉴别诊断

(一)诊断

1.发病特点

反胃在临床上较为常见,患者以成年人居多,男女性别差异不大,对老年患者要特别提高警惕,注意是否有癌肿等病存在。

2.临床表现

本病一般多为缓起,先有胃脘疼痛,吐酸,嘈杂,食欲缺乏,食后脘腹痞胀等症状,若迁延失治或治疗不当,病情则进一步加剧,逐渐出现脘腹痞胀加剧,进食后尤甚,饮食不能消化下行,停积于胃腑,终致上逆而呕吐。其呕吐的特点是朝食暮吐,暮食朝吐,呕出物多为未经消化的食物,或伴有痰涎血缕;严重患者亦可呕血。

患者每因呕吐而不愿进食,人体缺乏水谷精微之濡养,日见消瘦,面色萎黄,倦怠无力。由于饮食停滞于胃脘不能下行,按压脘部则感不适,有时并可触及包块;振摇腹部,可听到漉漉水声。

脉象,舌质,舌苔,则每随其或寒或热,或虚或实而表现不同,可据此作为进一步的辨证依据。

(二)鉴别诊断

1.呕吐

从广义言,呕吐可以包括反胃,而反胃也主要表现为呕吐。但一般呕吐多是食已即吐,或不食亦吐,呕吐物为食物、痰涎、酸水等,一般数量不多。反胃则主要是朝食暮吐,暮食朝吐,患者一般进食后不立即呕吐,但因进食后,食物停积于胃腑,不能下行,至一定时间,则尽吐而出,吐后始稍感舒畅。所吐出的多为未经消化的饮食,而且数量较多。

2.噎膈

噎膈是指吞咽时哽噎不顺,饮食在胸膈部阻塞不下,和反胃不同。反胃一般多无吞咽哽噎,饮食不下是饮食不能下通幽门,在食管则无障碍。噎膈则主要表现为吞咽困难,饮食不能进入贲门。噎膈虽然也会出现呕吐,但都是食入即吐,呕吐物量不多,经常渗唾痰涎,据此亦不难做出鉴别。

五、辨证

(一)辨证要点

1.注意呕吐的性质和呕吐物的情况

反胃的主要特征是朝食暮吐,暮食朝吐,因此在辨证中必须掌握这一特点。要详细询问病史,例如呕吐的时间、呕吐的次数、呕吐物性状及多少等,这对于辨证很有价值。

2.要细辨反胃的证候

反胃的辨证可概括为寒、热、痰、瘀4个主要证型。除从呕吐物的性质内容判断外,其他症状、脉象、舌质、舌苔、患者过去和现在的病史、身体素质等,均有助于辨证。

(二)证候

1.脾胃虚寒

症状:食后脘腹胀满,朝食暮吐,暮食朝吐,吐出宿食不化及清稀水液,吐尽始觉舒适,大便溏少,神疲乏力,面色青白,舌淡苔白,脉细弱。甚者面色苍白,手足不温,眩晕耳鸣,腰膝酸软,精神萎靡。舌淡白,苔白滑,脉沉细无力。

病机分析:此证之主要病机是脾胃虚寒,即胃中无火。因胃中无火,胃失腐熟通降之职,不能消化与排空,乃出现朝食暮吐,暮食朝吐,宿食不化之症状,一旦吐出,消除停积,故吐后即觉舒适。《素问·至真要大论》云:"诸病水液,澄澈清冷,皆属于寒。"患者吐出清稀水液,故云属寒,大便溏少,神疲乏力,面色青白,亦属脾胃虚寒;舌淡白,脉弱,均为阳气虚弱之征。其严重者面色苍白,手足不温,舌质淡白,脉沉细无力,为阳虚之甚;腰膝酸软,眩晕耳鸣属肾虚;精神萎靡属肾精不足神气衰弱之征。这些表现,是由肾阳衰弱,命火不足,火不生土,脾失温煦而致,此属脾肾两虚之证,较前述之脾胃虚寒更为严重。

2.胃中积热

症状:食后脘腹胀满,朝食暮吐,暮食朝吐,吐出宿食不化及混浊酸臭之稠液,便秘,溺黄短,心烦口渴,面红。舌红干,舌苔黄厚腻,脉滑数。

病机分析:朝食暮吐,暮食朝吐,宿食不化,是属反胃之症。《素问·至真要大论》说:"诸转反戾,水液浑浊,皆属于热。"今患者吐出混浊酸臭之液,故属于热证。内热消烁津液,故口渴便秘,小便短黄;内热熏蒸,故心烦,面红。舌红干,苔黄厚,脉滑数,皆为胃中积热之征。

3.痰浊阻胃

症状:经常脘腹胀满,食后尤甚,上腹或有积块,朝食暮吐,暮食朝吐,吐出宿食不化,并有或稠或稀之痰涎水饮,或吐白沫,眩晕,心下悸。舌苔白滑,脉弦滑,或舌红苔黄浊,脉滑数。

病机分析:有形痰浊,阻于中焦,故不论已食未食,常见脘腹胀满。呕吐白色痰涎水饮或白沫,乃痰浊之征;痰浊积于中焦,故可见上腹部积块;眩晕乃因痰浊中阻,清阳不升所致;心下悸为痰饮阻于心下;舌苔白滑,脉弦滑,是痰证之特征;舌红,苔黄浊,脉滑数者,是属痰郁化热的表现。

4.血瘀积结

症状:经常脘腹胀满,食后尤甚,上腹或有积块,朝食暮吐,暮食朝吐,吐出宿食不化,或吐黄沫,或吐褐色浊液,或吐血便血,上腹胀满刺痛拒按,上腹部积块坚硬,推之不移。舌质暗红或兼有瘀点,脉弦涩。

病机分析:有形之瘀血,阻于胃关,影响胃气通降下行,故不论已食未食,常见腹部胀满;吐黄沫或褐液,解黑便,皆由瘀血阻络,血液外溢所致;腹胀刺痛属血瘀;上腹积块坚硬,推之不移,舌暗有瘀点,脉涩等皆为血瘀之征。

六、治疗

(一)治疗原则

1.降逆和胃

以降逆和胃为基本原则,阳气虚者,合以温中健脾,阴液亏者,合以消养胃阴,气滞则兼以理气,有瘀血或痰浊者,兼以活血祛痰。病去之后,当以养胃气、胃阴为主。如此,方能巩固疗效,利于健康。

2.注意服药时机

掌握服药的时机,也是治疗反胃的一个关键。由于反胃患者,宿食停积胃腑,若在此时服药,往往不易吸收,影响药效。故反胃患者应在空腹时服药,或在宿食吐净后再服药,疗效较佳。

(二)治法方药

1.脾胃虚寒

治法:温中健脾,和胃降逆。

方药:丁蔻理中汤加减。方中以党参补气健脾,干姜温中散寒;寒多以干姜为君,虚多以党参为君;辅以白术健脾燥温;甘草补脾和中,加白豆蔻之芳香醒胃,丁香之理气降浊,共奏温阳降浊之功。

吐甚者,加半夏、砂仁,以加强降逆和胃作用。病久脾肾阳虚者,可在上方基础上,加入温补命门之药,如附子、肉桂、补骨脂、吴茱萸之类;如寒热错杂者,可用乌梅丸。

除上述方药之外,尚可用丁香透膈散或二陈汤加味。如《证治汇补·反胃》说:"主以二陈汤,加藿香、蔻仁、木香、砂仁、香附、苏梗。消食加神曲、麦芽,助脾加人参、白术,抑肝加沉香、白芍,温中加炮姜、益智,壮火加肉桂、丁香,甚用附子理中汤或八味丸。"又介绍用伏龙肝水煎药以补土,糯米汁以泽脾,代赭石以镇逆。《景岳全书·反胃》用六味回阳饮,或人参附子理阴煎,或右归饮之类,皆经验心得之谈,可供临床参考。

2.胃中积热

治法:清胃泻热,和胃降浊。

方药:竹茹汤加减。方中竹茹、栀子清胃泻热,兼降胃气;半夏、陈皮、枇杷叶和胃降浊。

热重可加黄芩、黄连;热积腑实,大便秘结,可加大黄、枳实、厚朴以降泄之。

久吐伤津耗气,气阴两虚,表现反胃而唇干口燥,大便干结,舌红少苔,脉细数者,宜益气生津养阴,和胃降逆,可用大半夏汤加味。《景岳全书·反胃》谓:"反胃由于酒湿伤脾者,宜葛花解醒汤主之,若湿多成热而见胃火上冲者,宜黄芩汤或半夏泻心汤之类主之。"亦可随宜选用。

3.痰浊阻胃

治法:涤痰化浊,和胃降逆。

方药:导痰汤加减。方中以半夏、南星燥湿化痰浊;陈皮、枳实以和胃降逆;茯苓、甘草以渗湿健脾和中。

痰郁化热者,宜加黄芩、黄连、竹茹;若体尚壮实者可用礞石滚痰丸攻逐顽痰。痰湿兼寒者,可加干姜、细辛;吐白沫者,其寒尤甚,可加吴茱萸汤;脘腹痞满、吐而不净者可选《证治汇补》木香调气散(白豆蔻、丁香、木香、檀香、藿香、砂仁、炙甘草)行气醒脾、化浊除满。

吐出痰涎如鸡蛋清者,可加人参、白术、益智仁,以健脾摄涎。如《杂病源流犀烛·噎塞反胃关格源流》云:"凡饮食入胃,便吐涎沫如鸡子白,盖脾主涎,脾虚不能约束津液,故涎沫自出,非参术益智不能摄也。"

4.瘀血积结

治法:祛瘀活血,和胃降浊。

方药:膈下逐瘀汤加减。方中以香附、枳壳、乌药理气和胃,气为血帅,气行则血行;复以川芎、当归、赤芍以活血;桃仁、红花、延胡索、五灵脂以祛瘀;丹皮以清血分之伏热。可再加竹茹、半夏以加强降浊作用。

吐黄沫,或吐血,便血者,可加降香、田七以活血止血;上腹剧痛者可加乳香、没药;上腹结块坚硬者,可加鳖甲、牡蛎、三棱、莪术。

(三)其他治法

(1)九伯饼:天南星、人参、半夏、枯矾、枳实、厚朴、木香、甘草、豆豉为末,老米打糊为饼,瓦上焙干,露过,每服一饼,细嚼,以姜煎平胃散下,此方加阿魏甚效。

(2)壁虎(即守宫)1~2只(去腹内杂物捣烂),鸡蛋1个。用法:将鸡蛋一头打开,装入壁虎,仍封固蒸熟,每天服1个,连服数天。

(3)雪梨1个、丁香50粒,梨去核,放入丁香,外用纸包好,蒸熟食用。

七、转归及预后

反胃之证,可由胃痛、嘈杂、泛酸等证演变而来,一般起病缓慢,变化亦慢。临床所分4证,可以独见,亦可兼见。

病初多表现为单纯的脾胃虚寒或胃中积热,其病变在无形之气,温之清之,适当调治,较易治疗。

患病日久,反胃频繁,除影响进食外,还可损伤胃阴,常在脾胃虚寒的同时并见气血、阴液亏虚;同时多为本虚而标实,或见寒热错杂,或合并痰浊阻胃或瘀血积结,其病变在有形之积,耗伤气血更甚,较难治疗。此时治疗时应注重温清同进,补泻兼施,用药平稳,缓缓图之。

久治不效,应警惕癌变可能。年高体弱者,发病之时已是脾肾两亏,全身日见衰弱,4种证候可交错兼见,进而发展为真阴枯竭或真火衰微之危症,则预后多不良。

八、预防与护理

要注意调节饮食,戒烟酒刺激之品,保持心情舒畅,避免房事劳倦。出现胃痛、嘈杂、泛酸之症者,应及时诊治,尽量避免贪食竹笋和甜腻等食品,以免变生反胃。得病之后,饮食宜清淡流质,避免粗硬食物;患者呕吐之时,应扶助患者以利吐出。药汁宜浓缩,空腹服。中老年患者一旦出现反胃,应注意排除癌肿可能。

第五节　噎　膈

噎膈是指以吞咽食物梗噎不顺,重则食物不能进入胃腑,食入即吐为主要临床表现的一种病证。噎,指吞咽时梗塞不顺;膈,指格拒,食物不能下,下咽即吐。噎较轻,是膈之前期表现,在临床中往往二者同时出现,故并称噎膈。

膈之病名,首见于《黄帝内经》。《素问·阴阳别论》篇指出"三阳结,谓之膈"。《灵枢·上膈》篇曰:"脾脉……微急为膈中,食饮入而还出,后沃沫"。在《黄帝内经》的许多章节中还记述了本病证的病因、病位、传变及转归,认识到其发病与精神因素、阳结等有关,所病脏腑多在胃脘,对后世治疗启迪很大。隋朝对此病有进一步的认识,如巢元方《诸病源候论·气膈候》中认为:"此由阴阳不和,脏气不理,寒气填于胸膈,故气噎塞不通,而谓之气噎"。并将噎膈分为气、忧、食、劳、思5噎;忧、恚、气、寒、热5膈。唐宋以后将噎膈并称,孙思邈《备急千金要方·噎塞论》引《古今录验》,对"五噎"的证候,做了详细描述:"气噎者,心悸,上下不通,嗳哕不彻,胸胁苦痛"。至明清时期对其病因病机的认识较为全面,如李用粹在《证治汇补·噎膈》篇中曰:"有气滞者,有血瘀者,有火炎者,有痰凝者,有食积者。虽分五种,总归七情之变,由气郁为火,火旺血枯,津液成痰,痰壅而食不化也"。这些理论至今仍有重要的指导意义。

现代医学的食管癌、贲门癌以及贲门痉挛、贲门弛缓、食管憩室、反流性食管炎、弥漫性食管痉挛、胃神经官能症等疾病,出现噎膈的临床表现时,可参考本节进行辨证论治。

一、病因病机

噎膈之病,主要为七情内伤,饮食不节,年老体弱等原因,致使气、痰、瘀相互交阻,日久津气耗伤,食管失于润养,胃失通降而见噎膈。

(一)七情内伤

由于忧思恼怒,情志不遂,肝郁气滞,肝气横犯脾胃,脾伤则气结,运化失司,水湿内停,滋生痰浊,痰气相搏,阻于食管,食管不利或狭窄而见噎膈;肝伤则气郁,气郁则血凝,瘀血阻滞食管,饮食噎塞难下而成噎膈。

(二)饮食不节

因过食肥甘辛辣燥热之品,或嗜酒过度,造成胃肠积热,则津伤血燥,以致食管干涩而成噎膈。或常食发霉、粗糙之品,损伤食管脾胃而致噎膈。

(三)久病年老

由于大病久病,或年老气虚,或阴损及阳,久则脾肾衰败,阳气虚衰,运化无力,浊气上逆,壅阻食管咽喉,则吞咽困难而成噎膈。

噎膈之病位在食管,属胃所主,其病变脏腑又与肝、脾、肾有密切关系,因三脏与胃、食管皆有经络联系。脾为胃行其津液,若脾失健运,可聚湿生痰,阻于食管。胃气之和降,赖于肝气之条达,若肝失疏泄,则胃失和降,气机郁滞,久则气滞血瘀,食管狭窄。中焦脾胃赖于肾阴的濡养和肾阳的温煦,若肾阴不足,失于濡养,或脾肾衰败,阳气虚弱,运化受阻,浊气上逆均可发为噎膈。

噎膈之病因病机复杂,但主要为七情内伤,饮食不节,日久则气郁生痰,气滞血阻,滞于食管而见噎膈;其次为年老体弱等原因,致阴津亏虚,气血枯燥,食管失于润养,干涩难下而见噎膈。但时常虚实交错,相互影响,互为因果,因而使病证极为复杂,病情缠绵难愈。

二、诊断要点

(一)症状

初起咽部或食管内有异物感,进食时有停滞感,继则咽下梗噎,重则食不得咽下或食入即吐。常伴有胃脘不适,胸膈疼痛,甚则形体消瘦,肌肤甲错,精神疲惫等。

(二)检查

口腔与咽喉检查,食管、胃的 X 线检查,食管与胃的内镜及病理组织学检查,食管脱落细胞学检查以及 CT 检查有助于早期诊断。

三、鉴别诊断

(一)梅核气

噎膈与梅核气两者均见吞咽过程中梗塞不舒的症状。梅核气为自觉咽喉中有物梗塞,吐之不出,咽之不下,但饮食咽下顺利,无噎塞感,系气逆痰阻于咽喉所致。噎膈则饮食梗阻难下,甚则不通。

(二)反胃

噎膈与反胃两者均有食入复出的症状,但反胃饮食能顺利咽下入胃,经久复出,朝食暮吐,暮食朝吐,宿谷不化,病症较噎膈轻,预后较好。

四、辨证

首先辨清噎膈的虚实。气滞血瘀,痰浊内阻者为实;津枯血燥,气虚阳弱者为虚。新病多实,或实多虚少;久病多虚,或虚中夹实。吞咽困难,梗塞不顺,胸膈胀痛者多实;食管干涩,饮食难下,或食入即吐者多虚。然而临证时,多为虚实相杂,应注意详辨。噎膈以正虚为本,夹有气滞、痰阻、血瘀等为标实。初起以标实为主,可见梗塞不舒,胸膈胀满、疼痛等气血郁滞之证。后期以正虚为主,出现形体消瘦,皮肤枯燥,舌红少津等津亏血燥之候;面色㿠白,形寒气短,面浮足肿等气虚阳微之证。临证时应仔细辨明标本的轻重缓急,利于辨证施治。

(一)气滞痰阻

1.证候

咽食梗阻,胸膈痞满,甚则疼痛,随情志变化可加重或减轻,伴有嗳气呃逆,呕吐痰涎,口干咽燥,大便干涩,舌质红,苔薄腻,脉弦滑。

2.分析

由于气滞痰阻于食管,食管不利,则咽食困难,胸膈痞满,遇情绪舒畅可减轻,精神抑郁则加重;气结津液不能上承,且郁热伤津,故口干咽燥;津不下润则大便干涩;痰气交阻,胃气上逆,则嗳气呃逆,呕吐痰涎;舌质红,苔薄腻,脉弦滑,为气郁痰阻,兼有郁热伤津之象。

(二)瘀血阻滞

1.证候

吞咽梗阻,胸膈疼痛,食不得下,甚则滴水难进,食入即吐,或吐出物如赤豆汁,兼面色暗黑,肌肤枯燥,形体消瘦,大便坚如羊屎,或便血,舌质紫暗,或舌红少津,脉细涩。

2.分析

血瘀阻滞食管或胃口,道路狭窄,故吞咽困难,胸膈疼痛,食不得下,食入即吐;久病阴伤肠燥,故大便干结,坚如羊屎;久瘀伤络,血渗脉外,则吐物如赤豆汁,或便血;长期饮食不入,化源告竭,肌肤失养,故形体消瘦,肌肤枯燥;面色暗黑,为瘀血阻滞之征;舌质紫暗,少津,脉细涩为血亏瘀结之象。

(三)津亏热结

1.证候

进食时咽喉梗涩而痛,水饮可下,食物难进,或入食即吐,兼胸背灼痛,五心烦热,口干咽燥,形体消瘦,肌肤枯燥,大便干结,舌质红而干,或有裂纹,脉弦细数。

2.分析

由于胃津亏耗,不能上润,故进食时咽喉梗涩而痛;热结痰凝,阻塞食管,故食物反出;热结灼阴,津亏失润,则口干咽燥,大便干结;胃不受纳,无以化生精微,故五心烦热,形体消瘦,肌肤枯燥;舌红而干,或有裂纹,脉弦细而数,均为津亏热结之象。

(四)脾肾阳衰

1.证候

长期吞咽受阻,饮食不下,胸膈疼痛,面色㿠白,形瘦神衰,气短畏寒,面浮足肿,泛吐清涎,腹胀便溏,舌淡苔白,脉细弱。

2.分析

噎膈日久,阴损及阳,脾肾阳衰,饮食无以受纳和运化,浊气上逆,故吞咽受阻,饮食不下,泛吐涎沫;脾肾衰败,化源衰微,肌体失养,故面色㿠白,形瘦神衰;阳气衰微,寒湿停滞,气短畏寒,面浮肢肿,腹胀便溏;舌淡苔白,脉细弱,均为脾肾阳衰之象。

五、治疗

噎膈的治疗在初期重在治标,宜以行气化痰、活血祛瘀为主;中、后期重在治本,以滋阴润燥、补气温阳为主。但本病表现极为复杂,常常虚实交错,治疗时应根据病情区分主次,全面兼顾。

(一)中药治疗

1.气滞痰阻

(1)治法:化痰解郁,润燥降气。

(2)处方:启膈散(《医学心悟》)。方中丹参、郁金、砂仁理气化痰,解郁宽胸;沙参、贝母、茯苓润燥化痰,健脾和中;荷叶蒂和胃降逆;杵糠治卒噎。

痰湿较重可加瓜蒌、天南星、半夏以助化痰之力;若津液耗伤加麦冬、石斛、天花粉以润燥;若郁久化热,心烦口干者,加黄连、栀子、山豆根;若津伤便秘者加桃仁、蜂蜜以润肠通便。

2.瘀血阻滞

(1)治法:活血祛瘀,滋阴养血。

(2)处方:通幽汤(《脾胃论》)。方中生地黄、熟地黄、当归身滋阴润肠,解痉止痛;桃仁、红花活血祛瘀,通络止痛;甘草益脾和中;升麻升清降浊。

若胸膈刺痛,酌加三七、丹参、赤芍、五灵脂活血祛瘀,通络止痛;胸膈闷痛,加海藻、昆布、贝母、瓜蒌软坚化痰,宽胸理气;若呕吐痰涎,加莱菔子、生姜汁以温胃化痰。

3.津亏热结

(1)治法:滋阴养血,润燥生津。

(2)处方:沙参麦冬汤(《温病条辨》)加减。方中沙参、麦冬、玉竹滋补津液;桑叶、天花粉养阴泻热;扁豆、甘草安中和胃;可加玄参、生地黄、石斛以助养阴之力;加栀子、黄连、黄芩以清肺胃之热。

若肠燥失润,大便干结,可加当归、瓜蒌仁、生首乌润肠通便;若腹中胀满,大便不通,胃肠热盛,可用人参利膈丸或大黄甘草汤泻热存阴,但应中病即止,以免耗伤津液;若食管干涩,口燥咽干,可用滋阴清膈饮以生津养胃。

4.脾肾阳衰

(1)治法:温补脾肾,益气回阳。

(2)处方:补气运脾汤(《统旨方》)加减。方中人参、黄芪、白术、茯苓、甘草补脾益气;砂仁、陈皮、半夏和胃降逆;加旋覆花降逆止呕;加附子、干姜温补脾阳;加枸杞子、杜仲温养肝肾,填充精血。若气阴两虚加石斛、麦冬、沙参以滋阴生津。

若中气下陷、少气懒言可用补中益气汤;若气血两亏、心悸气短可用十全大补汤加减。

在此阶段,阴阳俱竭,如因阳竭于上而水谷不入,阴竭于下而二便不通,称为关格,系开合之机已废,为阴阳离决的一种表现,当积极救治。

(二)针灸治疗

1.基本处方

取穴:天突、膻中、内关、上脘、膈俞、足三里、胃俞、脾俞。天突散结利咽,宽贲门;膻中、内关宽胸理气,降逆止吐;上脘和胃降逆,调气止痛;膈俞利膈宽胸;足三里、胃俞、脾俞和胃扶正。

2.加减运用

(1)气滞痰阻证:加丰隆、太冲以理气化痰,针用泻法。余穴针用平补平泻法。

(2)瘀血阻滞证:加合谷、血海、三阴交以行气活血,针用泻法。余穴针用平补平泻法。

(3)津亏热结证:加天枢、照海以滋补津液、泻热散结,针用补法。余穴针用平补平泻法。

(4)脾肾阳衰证:加命门、气海、关元以温补脾肾、益气回阳。诸穴针用补法,或加灸法。

3.其他

(1)耳针疗法:取神门、胃、食管、膈,用中等刺激,每天 1 次,10 次为 1 个疗程,或贴压王不留行籽。

(2)穴位注射疗法:取足三里、内关,用维生素 B_1、维生素 B_6 注射液,每穴注射 1 mL,每 3 天注射1次,10 次为 1 个疗程。

第 五 章

肝胆系病证

第一节 肝 著

一、临床诊断

(一)症状与体征

(1)上腹右胁下部发生疼痛,有胀痛、刺痛、隐痛、剧痛等不同疼痛性质,可伴有右上腹部压痛。

(2)常伴食欲缺乏,厌食油腻,腹胀,恶心呕吐,嘈杂,泛酸,嗳气等上消化道症状。

(3)起病缓慢,多反复发作,发病多有诱因,如饱餐油腻,情绪焦躁、暴怒,过度劳累等。

(二)辅助检查

消化系彩超、CT、MRI、肝功能、肝炎系列、病毒定量检测等理化检查有明确的病毒性肝病、脂肪肝、胆囊炎等疾病,并排除其他引起上腹部疼痛的疾病。

二、病证鉴别

(一)肝著与真心痛

真心痛是心经病变所引起的心痛证,相当于西医学的急性冠脉综合征。真心痛多见于中老年人,有时可出现上腹痛,但多有高血压、糖尿病等病史,主要表现为起病较急,当胸而痛,且多为刺痛,有压榨感,动辄加重,痛引肩背,常伴心悸气短、汗出肢冷,病情危急。正如《灵枢·厥论》曰:"真心痛,手足青至节,心痛甚,旦发夕死,夕发旦死。"其病变部位、疼痛程度与特征、伴随症状及其预后等方面,与肝著有明显区别。

(二)肝著与腹痛

腹痛是以胃脘以下,耻骨毛际以上部位疼痛为主症,多相当于西医学的急、慢性胰腺炎以及外科急腹症(包括肠梗阻、腹膜炎、肠穿孔、宫外孕等),肝著以上腹部右胁下发生疼痛为主症,有胀痛、刺痛、隐痛、剧痛等不同疼痛性质,可伴有上腹部压痛。这就要从其疼痛的主要部位和如何起病来加以辨别。

(三)肝著与肠痈

肠痈(急性阑尾炎)病变初起,多表现为突发性胃脘部疼痛,随着病情的变化,很快由胃脘部转移至以右下腹部疼痛为主,且痛处拒按,腹皮拘急,右腿屈曲不伸,转侧牵引则疼痛加剧,多可伴有恶寒、发热、便秘等症。肝著患者始终局限于右胁下,一般无发热。

(四)肝著与胃癌

胃癌多以胃痛为主要症状,可伴呕血、黑便、消瘦等症。如胃痛日久,反复发作,伴消瘦、呕血、黑便等症者,更需详细询问病史,注意体格检查(包括左锁骨上淋巴结的触诊),同时及时行上消化道钡餐造影和电子胃镜等检查以明确诊断。

(五)西医鉴别诊断

(1)经电子胃镜、上消化道钡餐造影检查,可与急、慢性胃炎,胃、十二指肠溃疡病,胃黏膜脱垂、胃癌做鉴别诊断。

(2)血常规、腹部 X 线检查可与肠梗阻、肠穿孔等做鉴别诊断。

(3)心肌酶谱、肌钙蛋白、心电图检查可与心绞痛、心肌梗死做鉴别诊断。

三、病机转化

肝著的病位主要在肝胆,其病因病机除气滞血瘀,直伤肝胆外,同时和脾胃、肾、心有关。实证以气滞、血瘀、湿热为主,虚证多属阴血亏损,肝失所养。

(一)肝气郁结

情志抑郁,或暴怒伤肝,肝失条达,疏泄不利,气阻络痹,而致肝著。

(二)瘀血停著

气郁日久,血流不畅,瘀血停积,胁络痹阻出现肝著;或强力负重,胁络受伤,瘀血停留,阻塞胁络,致使肝著。

（三）肝胆湿热

外湿内侵，或饮食所伤，脾失健运，痰湿中阻，气郁化热，肝胆失其疏泄，导致肝著。

（四）肝阴不足

久病或劳欲过度，精血亏损，肝阴不足，血虚不能养肝，使脉络失养，亦能导致肝著。

四、辨证论治

（一）辨证思路

1.辨虚实

一般来说，病程短、病势急，因肝郁气滞、血瘀痹阻或外感湿热之邪所致的肝著属实，证见疼痛剧烈，脉弦实有力。病程长、病势缓，因肝血不足、络脉失养所致属虚，证见疼痛隐隐，久久不解而喜按，脉弦细无力。

2.辨气血

一般来说，气滞以胀痛为主，且游走不定，痛无定处，时轻时重，症状的轻重每与情绪变化有关；血瘀以刺痛为主，且痛处不移，疼痛持续不已，局部拒按，入夜尤甚。

3.辨外感、内伤

外感是由湿热外邪侵犯肝胆，肝胆失于疏泄条达而致，伴有寒热表证，且起病急骤，同时可出现恶心、呕吐或目睛发黄、小便黄等症状，舌质红，苔黄腻，脉浮数或滑数；内伤是由肝郁气滞，瘀血内阻，或肝阴不足所引起，不伴有恶寒、发热的表证，且其病缓，病程长。

（二）治疗原则

肝著的治疗原则应根据"柔肝疏肝""活血化瘀""软坚散结""清利湿热""化痰"的理论，结合肝胆的生理特点，灵活运用。实证宜用理气、活血；虚证宜用滋阴、柔肝。

（三）分证论治

1.肝气郁结

（1）症状：以胀痛为主，走窜不定，疼痛每因情绪而增减，胸闷气短，食少纳呆，嗳气频作，苔薄，脉弦。

（2）病机分析：肝气失于条达，阻于脉络，故胁肋胀痛。气属无形，时聚时散，聚散无常,故疼痛走窜不定。情志变化与气之郁结关系密切,故疼痛随情志变化而有所增减。肝经气机不畅,故胸闷气短。肝气横逆,易犯脾胃,胃气上逆故食少嗳气。脉弦为肝郁之象。

(3)治法:疏肝理气。

(4)代表方药:柴胡疏肝散加减。方中柴胡疏肝,配香附、枳壳、陈皮以理气;川芎活血;芍药、甘草以缓急止痛。

(5)加减:胁痛重者,酌加青皮、川楝子、郁金以增强理气止痛的作用。若气郁化火,证见胁肋掣痛,心急烦躁,口干口苦,尿频便秘,舌红苔黄,脉弦数,可去川芎,加丹皮、栀子、黄连、川楝子、延胡索等以清肝理气、活血止痛。若气郁化火伤阴,证见胁肋隐痛,遇劳加重,心烦头晕,睡眠欠佳,舌红苔薄,少津,脉弦细数,可去川芎,加当归、何首乌、枸杞子、丹皮、栀子、菊花等以滋阴清热。若肝气横逆,脾失健运,证见胁痛、肠鸣腹泻者,可加白术、泽泻、薏苡仁等以健脾止泻。若胃失和降,证见恶心、呕吐者,可加陈皮、半夏、藿香、砂仁、苏叶、生姜等以降逆行气、和胃止呕。

2.瘀血停着

(1)症状:以刺痛为主,痛有定处,入夜更甚,胁下或见癥块,舌质紫暗,脉沉弦涩。

(2)病机分析:肝郁日久,气滞血瘀,或跌仆损伤,致瘀血停着,痹阻脉络,故胁痛如刺,痛处不移,入夜尤甚。郁结停滞,积久不散,则渐成癥块。舌质紫暗,脉沉弦涩,均属血瘀内停之征。

(3)治法:祛瘀通络。

(4)代表方药:旋覆花汤加减。方中茜草活血通经,旋覆花理气止痛。

(5)加减:方中可酌加郁金、桃仁、延胡索、归尾等以增强理气活血之力。若瘀血较重者,可用复原活血汤加减以活血祛瘀,通经活络。方中大黄、穿山甲、桃仁、红花破瘀散结、当归养血行瘀;柴胡疏肝行气,引药入经。若胁下有癥块,而正气未衰者,可加三棱、莪术、土鳖虫等以增强破瘀消坚之力。

3.肝胆湿热

(1)症状:胁痛,口苦,胸闷,纳呆,恶心、呕吐,目赤或目黄,身黄,小便黄赤,舌苔黄腻,脉弦滑数。

(2)病机分析:湿热蕴结于肝胆,肝络失和,胆不疏泄,故胁痛,口苦。湿热中阻,升降失常,故胸闷、纳呆,恶心、呕吐。肝开窍于目,肝火上炎,则目赤。湿热交蒸,胆汁不循常道而外溢,可出现目黄、身黄、小便黄赤。舌苔黄腻,脉弦滑数,均为肝胆湿热之征。

(3)治法:清热利湿。

(4)代表方药:龙胆泻肝汤加减。方中以龙胆草泻肝胆湿热,栀子、黄芩清热泻火,木通、泽泻、车前子清热利湿。

(5)加减:可酌加川楝子、青皮、郁金、半夏等以疏肝和胃,理气止痛。若有发热黄疸者,可加茵陈、黄柏以清热利湿除黄。若湿热煎熬,结成砂石,阻滞胆道,证见胁肋剧痛,连及肩背者,可加金钱草、郁金、鸡内金、海金沙、乌药等以利胆排石。若热盛伤津,大便秘结,腹部胀满者,可加大黄、芒硝以泻热通便。

4.肝阴不足

(1)症状:胁肋隐痛,悠悠不休,遇劳加重,口干咽燥、心中烦热,失眠,头晕目眩,舌红少苔,脉弦细而数。

(2)病机分析:肝郁日久化热,耗伤肝阴,或久病体虚,精血亏损,不能濡养肝络,故胁肋隐痛,悠悠不休,遇劳加重。阴虚易生内热,故口干咽燥,心中烦热,失眠。精血亏虚,不能上荣,故头晕目眩。舌红少苔,脉弦细而数,均为阴虚内热之象。

(3)治法:养阴柔肝。

(4)代表方药:一贯煎加减。方中生地黄、枸杞子滋养肝肾以滋水涵木,沙参、麦冬滋养肺肾以扶金制木,当归养肝血,川楝子理肝气。

(5)加减:若心中烦热,失眠可加焦栀子、炒酸枣仁、柏子仁以清热安神;若头晕目眩可加黄精、女贞子、墨旱莲、菊花以益肾清肝。

(四)其他疗法

1.单方验方

(1)青黛、明矾,共研细末,装入胶囊,每次2粒,每天3次,口服,具有清热退黄的作用,可用于黄疸经久不退,特别是淤胆型肝炎的患者。

(2)大黄甘草汤:生甘草10 g,生大黄15 g(后下)。水煎,每天1剂,分2次服。用于急性病毒性肝炎。

(3)茵板合剂:茵陈蒿15 g,板蓝根35 g。水煎2次,将药汁一起浓煎至200 mL,加白糖,每次100 mL,每天2次。主治黄疸性肝炎。

(4)降酶合剂:贯众15 g,丹皮20 g,败酱草30 g,茯苓20 g。用于慢性肝炎谷丙转氨酶升高者。

(5)复方水飞蓟蜜丸:水飞蓟、五味子各半,制成蜜丸,每丸含生药10 g,每次1丸,天3次。用于慢性肝炎谷丙转氨酶升高者。

(6)茅根木贼汤:白茅根 15 g,木贼草 15 g,板蓝根 30 g,水煎服。适用于小儿急性肝炎,梗阻性黄疸。

(7)木瓜冲剂:木瓜生药 15 g,加蔗糖制成粉末颗粒,包装成药品备用。每次 1～2 包。主治黄疸性肝炎。

(8)泥鳅数条,放烘箱内烘干(温度 100 ℃为宜),研成粉末。每服 10～12 g,每天 3 次,饭后服。具有清热祛湿,退黄解毒功效。适用于黄疸性肝炎。

(9)柳芽 10 g,开水冲泡代茶频饮。具有清热、利尿、解毒功效。适用于黄疸性肝炎。

(10)车前草 30 g,煎服,每天 1 剂。用治于黄疸性肝炎。

(11)田基黄、蟛蜞菊,煎服,每天 1 剂。用于急性肝炎、慢性活动性肝炎。

(12)鸡骨草 30～60 g,煎服。用于退黄。

(13)垂盆草 30 g,水煎服,每天 1 次,连服 2 周为 1 个疗程。适用于各型肝炎引起的胁痛。

2.针灸疗法

(1)实证:取厥阴、少阳经穴为主。毫针刺用泻法。

处方:期门、支沟、阳陵泉、足三里、太冲。

方义:肝与胆为表里,厥阴、少阳之脉,同布于胁肋,故取期门、太冲。循经远取支沟、阳陵泉以疏肝胆经气,使气血畅通,奏理气止痛之功。佐以足三里和降胃气而消痞。

(2)虚证:取背俞穴和足厥阴经穴为主。毫针刺用补法,或平补平泻。

处方:肝俞、肾俞、期门、行间、足三里、三阴交。

方义:肝阴血不足,取肝俞、肾俞,用补法可充益肝肾之阴。期门为肝之募穴,近取以理气。行间为肝之荥穴,用平泻法以泻络中虚热。配足三里、三阴交扶助脾胃,以滋生化之源。

第二节 肝 癖

一、临床诊断

(一)症状与体征

(1)肝区疼痛或胀闷,或仅有右侧胁肋部轻微不适感。

（2）常伴疲乏，腹胀不适，纳呆，口黏、口苦，恶心，嗳气，泛酸等消化系统症状，形体多肥胖。

（3）起病多缓慢，多有过食肥甘厚腻，长期饮酒，体力劳动及体育锻炼较少等不良生活习惯。

（4）右肋下可触及稍大之肝脏，表面光滑，触痛不明显。

（5）实验室检查可有血脂增高及肝功能异常，肝脏 B 超及 CT 提示脂肪肝，肝活检组织学改变符合脂肪肝的病理学诊断标准。

（二）辅助检查

肝组织学检查（简称肝活检）是目前本病诊断及分类鉴别最可靠手段，可准确判断肝组织脂肪贮积、炎症和纤维化程度。而影像学检查是目前诊断本病常用的检查方法，其中 B 超已作为拟诊脂肪肝的首选方法，B 超检查可大致判断肝内脂肪浸润的有无及其在肝内的分布类型，但 B 超检查对肝内脂肪浸润程度的判断仍不够精确，并且对肝内炎症和纤维化的识别能力极差。而 CT 腹部平扫对脂肪肝的诊断有很高的敏感性，局灶性脂肪肝有其特征性 CT 表现，可用于评估药物防治脂肪肝的效果。目前尚无一种定性或定量诊断脂肪肝的实验室检查指标，但血液实验室检查对于判断脂肪肝的病因、可能的病理阶段及对其预后有一定的参考价值。包括肝功能、血脂、血糖、血清纤维化指标等检查。此外，身高、体重、腰围、臀围、体质指数（BMI）（BMI ＝ 体重/身高^2）、腰臀比（WHR）（WHR ＝ 腰围/臀围）也与本病密切相关。

二、病证鉴别

（一）肝癖与胁痛

肝癖与胁痛均可出现胁肋部疼痛不适症状，但胁痛多不伴胁下积块，起病可急可缓，发作时多伴有情志不舒，胁痛病因除饮食、情志、劳欲等内因外，尚有外感湿热、跌仆损伤等外因，多对应于西医学的急、慢性肝炎，胆系疾病，肋间神经痛及胁肋部外伤等；而肝癖可出现胁下痞块，起病缓慢，除肥胖外早期可无明显临床症状，病因多为内伤所致，对应于西医学的脂肪肝。

（二）肝癖与肝著

肝癖又名肝胀。肝著病名出自《金匮要略·五脏风寒积聚病脉证并治》："肝著，其人常欲蹈其胸上，先未苦时，但欲饮热，旋覆花汤主之。"肝著是因肝热病、肝瘟等之后，肝脏气血郁滞，著而不行，以右胁痛，右胁下肿块，用手按捺捶击稍舒,肝功能异常等为主要表现疾病。本病主要指西医学所说的慢性肝炎,包括慢性迁延性肝炎和慢性活动性肝炎。以胸胁部痞闷不舒,甚或胀痛,用手按捺捶击稍舒,并喜热饮,一般有急性发病史,体型多不胖,肝功能异常,血清病毒学及B超等检查可资鉴别。

(三)肝癖与肝积

肝积是以右胁痛,或胁下肿块,腹胀纳少及肝瘀证候为主要表现的积聚类疾病。《脉经·平五脏积聚脉证》曰:"诊得肝积,脉弦而细,两胁下痛……身无膏泽……爪甲枯黑。"肝积多由肝著发展而来,而且可进展为鼓胀、肝癌。对应于西医学的肝硬化,相应的血液及影像学检查可确诊。肝癖虽同样有胁痛,胁下肿块及消化道症状,但一般无明显消瘦及淤血、出血征象,血脂升高及影像学检查发现脂肪肝有助于鉴别。

(四)肝癖与肝痨

肝痨是因痨虫侵及肝脏,阻碍疏泄,耗吸营养,蚀耗肝阴。以右胁痛,右胁下肿块,潮热,盗汗,消瘦等为主要表现的痨病类疾病,对应于西医学的肝结核。既往结核病史或肝外结核发现对诊断有提示作用,相应结核相关检查和对抗结核药物治疗有效有助于确诊。肝癖多形体肥胖,无结核病史,不会出现结核中毒症状。

(五)肝癖与肝瘤、肝癌

肝瘤、肝癌B超及CT等检查可见局限性占位性病变,而非弥漫性肝大。

三、病机转化

肝癖多因饮食不节、劳逸失度、情志失调、久病体虚、禀赋不足等因素导致脾失健运、肝失疏泄、肾失气化,痰浊、瘀血内生,日久互结于胁下。

(一)病机关键

病机关键在于脏腑功能失调,气血津液运行失常,痰浊瘀血蕴结于肝。饮食不节,劳逸失度,伤及脾胃,脾失健运;或情志失调,肝气郁结,肝气乘脾,脾失健运;或久病体虚,脾胃虚弱,脾失健运,导致湿浊内停。湿邪日久,郁而化热,而出现湿热内蕴。禀赋不足或久病及肾,肾精亏损,气化失司,痰浊不化,蕴结于内,阻滞气机,气滞血瘀,瘀血内停,阻滞脉络,最终导致痰瘀互结。

(二)病位在肝,涉及脾、肾、胆、胃等脏腑

肝的疏泄功能正常,则气机调畅,气血和调,津液敷布。若失其疏泄,则气机不畅,水道不利,气津不化,气血津液输布代谢障碍,水停饮聚,凝而成痰成脂,阻于经络,聚于脏腑。同时,肝的疏泄功能正常,是脾胃正常升降的重要条件,肝主疏泄,脾主运化,两者关系密切,相互协调。正所谓"肝木疏土,脾土荣木,土得木而达之,木赖土以培之"。若肝之疏泄功能失常,直接影响脾的运化升清功能。表现为肝失疏泄,脾失健运,精微不布,聚湿生痰,壅于肝脏,日久渐积,终致肝癖。

此外,肝之疏泄功能还体现在胆汁的分泌与排泄方面,而胆汁正常分泌和排泄,有助于脾胃的运化功能。若肝失疏泄,胆不能正常泌输胆汁,净浊化脂,则浊脂内聚于肝,也可形成肝癖。

饮食入胃,其消化吸收过程虽然在胃和小肠内进行,但必须依赖于脾的运化功能,才能将水谷化为精微,再经脾的转输和散精功能把水谷精微"灌溉四旁",布散周身。脾的运化功能健旺,津液上升,糟粕下降,就能防止气血津液发生不正常的停滞,阻止痰湿浊瘀等病理产物的生成;反之,则导致气血津液停滞,痰湿膏脂内蕴。

肾主体内五液,有维持体内水液平衡的功能。肾中阳气亏虚,气化失司,不能温煦脾阳,则津液内停,清阳不升,浊阴不降,清从浊化,津液内停化为痰浊。若肾阳不足,气化功能减弱,不能蒸化津液,液聚脂凝而成肝癖。若房事不节,暗耗肾精,或久病伤阴途穷归肾,或热入下焦,劫耗肾精,皆可致肾阴亏虚。肝肾同源,肾阴受伐,水不涵木,肝之阴血愈亏,阴虚火旺灼津成痰成瘀,或阴损及阳,气化失司,津液内停,或肝失疏泄,脾失健运,浊瘀停聚于肝而成肝癖。

(三)病理性质属本虚标实,以脾肾亏虚为本,痰浊血瘀为标

盖肝主疏泄,脾主运化,肾司气化,人之一身气血津液有赖于肝、脾、肾等脏腑的功能协调有节,否则,必然会引起气血津液的代谢失常,滋生本病。故其虚为本,其实为标,"本虚标实"是本病的重要特征。就邪实而言,主要是痰湿热瘀阻于经络,结于胁下而成。痰之为物,随气升降,无处不到。若流注经络,则脉络阻滞;结于局部,则成痰核积聚。痰来自津,瘀本乎血。痰浊停滞,脉道不利,瘀血滋生,可致痰瘀互结。肝癖患者每有痰湿阻滞,气机不利,血行不畅,则瘀血阻络蕴而不散,津液涩渗,蓄而不去,积于胁下则伤肝。痰浊瘀血蕴结,日久化热;或肝炎后治疗不彻底,湿热未清,加以肥甘油腻、酒食过多皆能助湿生热,最终导致痰湿热瘀蕴结肝胆,形成肝癖。

(四)病程有早、中、晚之分,在气在血之别

肝癖早、中期,以痰湿偏盛为主,痰湿可以热化;随着病情进展,血瘀之征渐露;晚期以血瘀居多,痰湿少见。早期肝气不疏为主,肝郁可以化火,也可以出现肝胆湿热;继之为气滞血瘀,日久则可出现肾气亏虚;郁热、湿热及痰热又可耗伤阴血。对于脏腑虚实的转化,早期多见脾气虚、肝气郁结,继之肝郁气滞、脾虚益甚,日久肝、脾、肾俱虚,既有肝脾气血亏虚,又伴肾精耗损。

(五)病延日久,变证丛生

肝癖迁延日久,久病入络,可致痰瘀阻络,气血津液运行障碍,水湿停蓄体内,而生鼓胀、水肿等变证。或瘀血阻络,血不循经,而出现呕血、便血等血证之表现。或气滞血瘀痰凝日久,内结于腹中,而成积聚之证。

四、辨证论治

(一)辨证思路

1.辨虚实

本病病性属本虚标实,临床表现为虚实夹杂之证,故首先应辨别本虚与标实之轻重。以标实为主者,体质多较壮实,胁肋部胀满疼痛较明显,苔多浊腻,脉多弦而有力;而以正虚为主者,病程较长,多见羸弱、神疲乏力、纳呆腹胀、腰膝酸软、胁肋部隐痛不适等症,舌质暗,脉多细弱无力。

2.辨气血

本病初期多以气滞为主,多见胁肋部胀满疼痛,情志不舒,遇忧思恼怒加重,喜叹息,得嗳气、矢气稍舒,舌淡红,脉弦;日久可见气滞血瘀或痰瘀阻络,症见胁肋部隐痛,痛势绵绵或为刺痛,痛处固定,胁下痞块,伴面色晦暗,舌暗,脉弦涩等。

3.辨邪气

本病以气滞、血瘀、痰湿、郁热为标,临床应仔细辨别邪气的种类。以气滞为主要表现者,多见胁肋部胀痛,胸闷,喜叹息,烦躁易怒,脉弦等。以血瘀为主要表现者,多见胁下痞块,刺痛或钝痛,面色晦暗,舌质紫暗或有瘀点、瘀斑,脉涩等。以痰湿为主者,多见形体肥胖,胁肋部胀闷不适,胸闷腹胀,纳呆便溏,头昏乏力,苔腻,脉滑等。郁热为主者,多见口干口苦,身目发黄,大便不爽,小便短赤,舌红苔黄,脉数等。

4.辨脏腑

本病到后期多有正气亏虚表现,临床以肝、脾、肾三脏的亏虚尤为多见,故临床还应结合脏腑辨证以确定治疗的重点。以肝之阴血不足为主要表现者,多有眩晕,两目干涩,胁肋部隐痛,口干,急躁易怒等。脾虚多见阳气的亏虚,可出现腹胀,纳呆,呕恶,便溏,四肢不温等表现。肾主一身之阴阳,临床可表现为肾阴或肾阳的不足,其中临床以肾阳虚较为多见,表现为腰膝冷痛,畏寒喜暖,下肢乏力,反应迟钝,面色㿠白,舌淡胖,边有齿痕,脉沉细等。

肝癖早期邪气不盛,正气尚足,治疗以祛邪和调理脏腑功能为主,通过适当的调治可完全康复;若失治、误治,病情进展,痰瘀互结,正气渐虚,则治疗颇为棘手,需攻补兼施,疗程较长且病情易于反复,但只要调治得当,持之以恒,仍有可能完全康复;肝癖晚期,正气大衰,邪气留着,治疗则应以扶正为主,兼以祛邪,而且"肝癖"后期可发展为肝积、鼓胀等病证,并可出现水肿、血证、神昏等危重变证,治疗困难,预后不佳。

(二)治疗原则

肝癖的病机关键为脏腑功能失调,气血津液运行失常,痰浊瘀血蕴结于肝,因此治疗应以祛邪为主,可以采用化痰祛瘀之法,同时注意调理脏腑(肝、脾、肾)功能,既有利于痰瘀等邪气的祛除,又可防止产生新的病邪,达到治病求本的目的。另外,还应重视病因治疗,如嗜酒者戒酒,喜食肥甘厚腻者应改为清淡饮食,肥胖者进行必要的体育锻炼以消耗脂肪,减轻体重等。

(三)分证论治

1.肝郁气滞

(1)症状:肝区不适,两胁胀痛,抑郁烦闷,胸闷、喜叹息。时有嗳气,纳食减少,大便不调,月经不调,乳房胀痛。舌质红,苔白而薄,脉弦滑或弦细。

(2)病机分析:情志不舒导致肝失疏泄,气机郁滞,则可出现肝区不适,两胁胀痛,胸闷,乳房胀痛,抑郁烦闷,喜叹息等;脾胃升降失调,胃气上逆则可出现嗳气,脾失健运则可见纳呆食少,大便不调;肝失疏泄还可导致月经不调,脉呈弦象。

(3)治法:疏肝理气。

(4)代表方药:柴胡疏肝散加减,药用醋柴胡、枳壳、泽泻、陈皮、法半夏、郁金、白芍、大黄、山楂、生甘草。

(5)加减:气郁化火而见舌红苔黄、头晕目眩,急躁易怒者,加夏枯草、青黛、丹皮、栀子等泻肝经实火;伴阴血亏虚,口干,五心烦热,腰膝酸软者,加当归、生地黄、制首乌、枸杞子等滋阴清热,养血柔肝。

2.肝郁脾虚

(1)症状:胁肋胀闷,抑郁不舒,倦怠乏力,腹痛欲泻。腹胀不适,食欲缺乏,恶心欲吐,时欲太息。舌质淡红,苔薄白或白,有齿痕,脉弦细。

(2)病机分析:因忧思不解,可致肝失疏泄,脾失健运,气机郁滞故见胁肋胀闷,抑郁不舒,时欲太息;运化不及则可见腹胀、纳呆,恶心欲吐;肝气乘脾,故见腹痛欲泻;舌淡边有齿痕为脾虚之象,而脉弦则为肝郁之征。

(3)治法:疏肝健脾。

(4)代表方药:逍遥散加减,药用醋柴胡、炒白术、薄荷、炒白芍、当归、茯苓、山楂、生姜、生甘草。

(5)加减:肝郁明显者加香附、郁金、川楝子疏肝理气;脾虚明显者加山药、白扁豆、党参等益气健脾;血虚头晕、心悸、失眠者可加生熟地黄、枸杞子、酸酸枣仁等或以归脾汤为主方养血安神;有血瘀者加川芎、丹参、蒲黄、五灵脂等活血化瘀。

3.痰湿内阻

(1)症状:体态肥胖,右胁不适或胀闷,周身困重,大便黏滞不爽。脘腹胀满,倦怠无力,食欲缺乏,头晕恶心。舌质淡,舌苔白腻,脉沉滑。

(2)病机分析:素体肥胖者形有余而气不足,脾胃运化无力,痰湿内生,阻遏气机,肝气不舒,故见右胁不适或胀闷;清阳不升,浊阴不降故见头晕恶心,腹胀纳呆;湿邪阻遏,阳气不得敷布,故见周身困重,倦怠无力;舌淡,苔白腻,脉沉滑均为痰湿内阻之象。

(3)治法:健脾益气,化痰祛湿。

(4)代表方药:二陈汤加减,药用法半夏、陈皮、茯苓、泽泻、莱菔子、山楂、葛根、黄精、生白术、藿香、甘草。

(5)加减:痰湿郁而化热,症见口干、口苦,舌红、苔黄腻者,加茵陈、胆南星、竹茹等清热化湿;腹胀明显者加苍术、厚朴、枳实等燥湿醒脾,理气消胀;脾虚倦怠乏力,面色无华,纳食呆滞者加党参、山药、黄芪、神曲、炒二芽等益气健脾,消食和胃。

4.湿热蕴结

(1)症状:右胁肋部胀痛,周身困重,脘腹胀满或疼痛,大便黏腻不爽。身目发黄,小便色黄,口中黏滞,口干口苦。舌质红,舌苔黄腻,脉弦滑或濡数。

(2)病机分析:过食肥甘厚腻及辛辣炙煿可致湿热内生,或病后湿热未清,蕴结于中焦,熏蒸肝胆,故见胁肋胀痛,身目发黄;湿热壅滞,中焦气机不利,故见腹胀,周身困重,口中黏腻,口干口苦;湿热下注,故见大便黏腻不爽,小便色黄;舌红,苔黄腻,脉弦滑或濡数均为湿热内蕴之象。

(3)治法:清热利湿。

(4)代表方药:茵陈蒿汤加减,药用茵陈、栀子、大黄、虎杖、厚朴、车前草、茯苓、生白术、猪苓、泽泻。

(5)加减:胁痛明显者加柴胡、郁金、延胡索、川楝子等加强疏肝理气止痛之效;兼有血瘀而见胁肋刺痛,舌质紫暗者加土鳖虫、王不留行、穿山甲或配合膈下逐瘀汤以活血通络;湿热伤阴而见腰膝酸软,口干咽燥,五心烦热,舌红少苔者,加麦冬、枸杞子、天花粉、石斛滋阴润燥。

5.痰瘀互结

(1)症状:胁肋刺痛或钝痛,胁下痞块,面色晦暗,形体肥胖。胸脘痞满,咳吐痰涎,纳呆厌油,四肢沉重。舌质暗红、有瘀斑,舌体胖大,边有齿痕,苔腻,脉弦滑或涩。

(2)病机分析:痰浊蕴结日久,气血运行郁滞,痰瘀互结于胁下,故见胁肋刺痛,胁下痞块;痰湿内蕴,脾胃运化失常,故见胸脘痞满,纳呆厌油,咳吐痰涎;气血不畅,难以通达头面四肢,故见面色晦暗,肢体困重;舌体胖大色暗,苔腻,脉弦滑或涩均为痰瘀内阻之象。

(3)治法:活血化瘀,祛痰散结。

(4)代表方药:膈下逐瘀汤合二陈汤加减,药用柴胡、当归、桃仁、五灵脂、穿山甲、丹皮、赤芍、大腹皮、茯苓、生白术、陈皮、半夏、枳实。

(5)加减:痰热明显,症见咳痰黄稠,胸闷心烦,大便秘结者加竹茹、胆南星、全瓜蒌、大黄等清热化痰,通腑泄浊;胁腹部胀满较甚者加香附、川楝子、槟榔、厚朴等理气消胀;兼有肝肾亏虚,腰膝酸软,头晕眼花者,可配合一贯煎合六味地黄丸加减以滋补肝肾。

(四)其他疗法

1.单方验方

(1)丹参 20 g,陈皮 6 g,加水微煎代茶饮。适用于气滞血瘀者。

(2)佛手、香橼各 6 g,加水微煎代茶饮。适用于肝郁气滞者。

(3)丹参、山楂各 15 g,檀香 9 g,炙甘草 3 g,加水微煎代茶饮。适用于瘀血阻络者。

(4)赤小豆、薏米各 50 g,加水熬粥,适量温服。适用于湿邪困脾者。

(5)山楂 10 g,毛冬青 20 g,水煎服。适用于痰瘀互结者。

(6)生山楂、麦芽各 10 g,水煎服。适用于痰湿内蕴兼有食积者。

(7)茵陈 15 g,水煎代茶饮。适用于湿热蕴结者。

(8)山楂 30 g,葛根 15 g,明矾 1.2 g,水煎服。适用于痰湿内蕴者。

(9)半夏 5 g,瓜蒌皮 5 g,生山楂 5 g,丹参 5 g,生麦芽 5 g,水煎服。适用于痰湿阻滞者。

(10)何首乌 6 g,桑寄生 18 g,黄精 10 g,水煎服。适用于肝肾不足者。

2.中成药疗法

(1)强肝胶囊:每次 3 粒,每天 3 次,适用于脾虚气滞、湿热内阻证。

(2)逍遥散:每次 6~9 g,每天 1~2 次,适用于肝郁脾虚证。

(3)桑葛降脂丸:每次 4 g,每天 3 次,适用于脾肾亏损,痰湿瘀阻证。

(4)茵栀黄颗粒:每次 1 袋,每天 3 次,适用于湿热内蕴证。

(5)大黄䗪虫丸:每次 5 g,每天 3 次。适用于痰瘀互结证。

(6)绞股蓝总苷片(胶囊):每次 2~3 片(粒),每天 3 次,适用于气虚痰阻证。

(7)壳脂胶囊:每次 5 粒,每天 3 次,适用于痰湿内阻、气滞血瘀或兼有肝肾不足郁热证。

(8)血脂康胶囊:每次 2 粒,每天 2~3 次,适用于脾虚痰瘀阻滞证。

3.针灸疗法

针灸具有降脂、阻断胰岛素抵抗及过氧化反应的功效,一般取穴丰隆、足三里、太冲、肝俞、三阴交等,根据患者的情况采取不同手法及方式,或补或泻,或针或灸,或采用其他穴位刺激法。同时,根据辨证加减,肝郁气滞者加行间,用泻法;肝肾两虚者加太溪、照海、复溜,用补法;瘀血内阻者加血海、地机,用泻法;痰湿困脾者加公孙、商丘,用泻法。每次取 6~7 个穴位,留针 30 分钟,期间行针 1 次,15 次为 1 个疗程。另外还可选用穴位注射法:复方丹参注射液 2 mL,实证选双侧丰隆、阳陵泉交替穴位注射,虚证选双侧三阴交、足三里交替穴位注射。也可选用穴位埋线法(将羊肠线埋入穴位,利用羊肠线对穴位的持续刺激作用治疗疾病)。9 号注射针针头做套管,28 号 2 寸长的毫针剪去针尖做针芯,00 号羊肠线。埋线多选肌肉比较丰满的部位的穴位,以背腰部及下肢穴位最常用。但取穴要精简,每次埋线 1~3 穴,可双侧取穴,可间隔 15~20 天治疗 1 次。

4.外治疗法

(1)行气消瘀膏:川芎 12 g,香附 10 g,柴胡、芍药、青皮、枳壳各 6 g。将上述药物研细末,调拌麻油或其他辅料贴于大包、期门、章门等穴位处,可消胁下积块,适用于肝大、脾大者。

(2)朱代群等采用 DSG-Ⅰ型生物信息电脑肝病治疗仪联合自拟中药(茵陈

蒿、栀子、大黄、丹参、虎杖、泽泻、垂盆草、陈皮等,白醋浸泡备用)和肝清解液湿巾,外敷照射区,将中药离子导入肝络治疗脂肪肝,取得了不错的疗效。

第三节　鼓　　胀

一、临床诊断

(一)临床表现

初起脘腹作胀,食后尤甚。继而腹部胀满如鼓,重者腹壁青筋显露,脐孔突起。

(二)伴随症状

常伴乏力、纳差、尿少及齿衄、鼻衄、皮肤紫斑等出血现象,可见面色萎黄、黄疸、手掌殷红、面颈及胸部红丝赤缕、血痣及蟹爪纹。

(三)病史

本病常有酒食不节、情志内伤、虫毒感染或黄疸、胁痛、癥积等病史。

腹腔穿刺液检查、血清病毒学相关指标检查、肝功能、B超、CT、MRI、腹腔镜、肝脏穿刺等检查有助于腹水原因的鉴别。

二、病证鉴别

(一)鼓胀与水肿相鉴别

水肿是指体内水液潴留,泛滥肌肤,引起头面、眼睑、四肢、腹背甚至全身水肿的一种病证。严重的水肿患者也可出现胸腔积液、腹水,因此需与鼓胀鉴别。

(二)鼓胀与肠覃相鉴别

肠覃是一种小腹内生长肿物,而月经又能按时来潮的病证,类似卵巢囊肿。肠覃重症也可表现为腹部胀大膨隆,故需鉴别。

三、病机转化

鼓胀的基本病理变化总属肝、脾、肾受损,气滞、血瘀、水停腹中。病变脏器主要在肝脾,久则及肾。喻嘉言曾概括为"胀病亦不外水裹、气结、血瘀"。气、血、水三者既各有侧重,又常相互为因,错杂同病。病理性质总属本虚标实。初起,肝脾先伤,肝失疏泄,脾失健运,两者互为影响,乃至气滞湿阻,清浊相混,此时以实为主;进而湿浊内蕴中焦,阻滞气机,既可郁而化热,而致水热蕴结,亦可因湿从寒化,出现水湿困脾;久则气血凝滞,隧道壅塞,瘀结水留更甚。肝脾日虚,病延及肾,肾火虚衰,不但无力温助脾阳,蒸化水湿,且开阖失司,气化不利,而致阳虚水盛;若阳伤及阴,或湿热耗伤阴津,则见肝肾阴虚,阳无以化,水津失布,故后期以虚为主。至此因肝、脾、肾三脏俱虚,运行蒸化水湿的功能更差,气滞、水停、血瘀三者错杂为患,壅结更甚,其胀日重,由于邪愈盛而正愈虚,故本虚标实,更为错综复杂,病势日益深重(见图5-1)。

图 5-1　鼓胀病机转化示意图

四、辨证论治

(一)治则治法

根据标本虚实的主次确定相应治法。标实为主者,按气、血、水的偏盛,分别采用行气、活血、祛湿利水,并可暂用攻逐之法,同时配以疏肝健脾;本虚为主者,根据阴阳的不同,分别采取温补脾肾或滋养肝肾法,同时配合行气活血利水。由于本病总属本虚标实错杂,故治当攻补兼施,补虚不忘泻实,泻实不忘补虚。

(二)分证论治

1.气滞湿阻证

(1)证候:腹部胀大,按之不坚,胁下胀满或疼痛,饮食减少,食后腹胀,嗳气后稍减,尿量减少,舌白腻,脉弦细。

(2)治则:疏肝理气,健脾利水。

(3)主方:柴胡疏肝散合胃苓汤。

(4)方药:柴胡、枳壳、芍药、川芎、香附、白术、茯苓、猪苓、泽泻、桂枝、苍术、厚朴、陈皮。

若苔腻微黄,口干口苦,脉弦数,为气郁化火,可酌加丹皮、栀子;若胁下刺痛不移,面青舌紫,脉弦涩,为气滞血瘀者,可加延胡索、丹参、莪术;若见头晕失眠,舌质红,脉弦细数者,可加制首乌、枸杞子、女贞子等。

2.寒湿困脾证

（1）证候：腹大胀满，按之如囊裹水，胸脘胀闷，得热则舒，周身困重，畏寒肢肿，面浮或下肢微肿，大便溏薄，小便短少，舌苔白腻水滑，脉弦迟。

（2）治则：温中健脾，行气利水。

（3）主方：实脾饮。

（4）方药：附子、干姜、白术、木瓜、槟榔、茯苓、厚朴、木香、草果、甘草、生姜、大枣。

水肿重者，可加桂枝、猪苓、泽泻；脘胁胀痛者，可加青皮、香附、延胡索、丹参；脘腹胀满者，可加郁金、枳壳、砂仁；气虚少气者，加黄芪、党参。

3.湿热蕴结证

（1）证候：腹大坚满，脘腹绷急，外坚内胀，拒按，烦热口苦，渴不欲饮，小便赤涩，大便秘结或溏垢，或有面目肌肤发黄，舌边尖红，苔黄腻或灰黑而润，脉弦数。

（2）治则：清热利湿，攻下逐水。

（3）主方：中满分消丸合茵陈蒿汤、舟车丸。

（4）方药：黄芩、黄连、知母、茯苓、猪苓、泽泻、厚朴、枳壳、半夏、陈皮、砂仁、姜黄、干姜、人参、白术、甘草（中满分消丸）。茵陈、栀子、大黄（茵陈蒿汤）。甘遂、大戟、芫花、大黄、牵牛子、青皮、陈皮、槟榔、木香、轻粉（舟车丸）。

湿热壅盛者，去人参、干姜、甘草，加栀子、虎杖。攻下逐水用舟车丸，视病情与服药反应调整服用剂量。

4.肝脾血瘀证

（1）证候：腹大坚满，按之不陷而硬，青筋怒张，胁腹刺痛拒按，面色晦暗，头颈胸臂等处可见红点赤缕，唇色紫褐，大便色黑，肌肤甲错，口干饮水不欲下咽，舌质紫暗或边有瘀斑，脉细涩。

（2）治则：活血化瘀，行气利水。

（3）主方：调营饮。

（4）方药：川芎、赤芍、大黄、莪术、延胡索、当归、瞿麦、槟榔、葶苈子、赤茯苓、桑白皮、大腹皮、陈皮、官桂、细辛、甘草。

大便色黑可加三七、侧柏叶；积块甚者加穿山甲、水蛭；瘀痰互结者，加白芥子、半夏等；水停过多，胀满过甚者，可用十枣汤以攻逐水饮。

5.脾肾阳虚证

（1）证候：腹大胀满，形如蛙腹，撑胀不甚，朝宽暮急，面色苍黄，胸脘满闷，食少便溏，畏寒肢冷，尿少腿肿，舌淡胖边有齿痕，苔厚腻水滑，脉沉弱。

（2）治则：温补脾肾，化气行水。

（3）主方：附子理中丸合五苓散、济生肾气丸。

（4）方药：附子、干姜、党参、白术、甘草（附子理中丸）。猪苓、茯苓、泽泻、白术、桂枝（五苓散）。附子、肉桂、熟地黄、山茱萸、山药、牛膝、茯苓、泽泻、车前子、丹皮（济生肾气丸）。偏于脾阳虚者可用附子理中丸合五苓散；偏于肾阳虚者用济生肾气丸，或与附子理中丸交替使用。

食少腹胀，食后尤甚，可加黄芪、山药、薏苡仁、白扁豆；畏寒神疲，面色青灰，脉弱无力者，酌加淫羊藿、巴戟天、仙茅；腹筋暴露者，稍加赤芍、泽兰、三棱、莪术等。

6. 肝肾阴虚证

（1）证候：腹大坚满，甚则腹部青筋暴露，形体反见消瘦，面色晦暗，口燥咽干，心烦失眠，时或衄血，小便短少，舌红绛少津，脉弦细数。

（2）治则：滋养肝肾，凉血化瘀。

（3）主方：六味地黄丸或一贯煎合膈下逐瘀汤。

（4）方药：熟地黄、山茱萸、山药、茯苓、泽泻、丹皮（六味地黄丸）。生地黄、沙参、麦冬、枸杞子、当归、川楝子（一贯煎）。五灵脂、赤芍、桃仁、红花、丹皮、川芎、乌药、延胡索、香附、枳壳、甘草（膈下逐瘀汤）。

偏肾阴虚以六味地黄丸为主，合用膈下逐瘀汤；偏肝阴虚以一贯煎为主，合用膈下逐瘀汤。

若津伤口干，加石斛、天花粉、芦根、知母；午后发热，酌加银柴胡、鳖甲、地骨皮、白薇、青蒿；齿鼻出血加栀子、芦根、藕节炭；肌肤发黄加茵陈、黄柏；若兼面赤颧红者，可加龟甲、鳖甲、牡蛎等。

7. 鼓胀出血证

（1）证候：轻者齿鼻出血，重者病势突变，大量吐血或便血，脘腹胀满，胃脘不适，吐血鲜红或大便油黑，舌红苔黄，脉弦数。

（2）治则：清胃泻火，化瘀止血。

（3）主方：泻心汤合十灰散。

（4）方药：大黄、黄连、黄芩。

十灰散凉血化瘀止血。酌加三七化瘀止血；若出血过多，气随血脱，汗出肢冷，可急用独参汤以扶正救脱。还应中西医结合抢救治疗。

8. 鼓胀神昏证

（1）证候：神志昏迷，高热烦躁，怒目狂叫，或手足抽搐，口臭便秘，尿短赤，舌红苔黄,脉弦数。

(2)治则:清心开窍。

(3)主方:安宫牛黄丸、紫雪丹、至宝丹或用醒脑静注射液。

上方皆为清心开窍之剂,皆适用于上述高热,神昏,抽风诸症,各有侧重,热势尤盛,内陷心包者,选用安宫牛黄丸;痰热内闭,昏迷较深者,选用至宝丹;抽搐痉厥较甚者,选用紫雪丹。可用醒脑静注射液静脉滴注。若症见神情淡漠呆滞,口中秽气,舌淡苔浊腻,脉弦细者,当治以化浊开窍,选用苏合香丸、玉枢丹等。若病情进一步恶化,症见昏睡不醒,汗出肢冷,双手撮空,不时抖动,脉微欲绝,此乃气阴耗竭,元气将绝的脱证,可依据病情急用生脉注射液静脉滴注及参附龙牡汤急煎,敛阴固脱。并应中西医结合积极抢救。

(三)临证备要

1.关于逐水法的应用

鼓胀患者病程较短,正气尚未过度消耗,而腹胀殊甚。腹水不退,尿少便秘,脉实有力者,可酌情使用逐水之法,以缓其苦急,主要适用于水热蕴结和水湿困脾证。常用逐水方药如牵牛子粉、舟车丸、控涎丹、十枣汤等。攻逐药物,一般以2~3天为1个疗程,必要时停3~5天后再用。临床应注意。①中病即止:在使用过程中,药物剂量不可过大,攻逐时间不可过久,遵循"衰其大半而止"的原则,以免损伤脾胃,引起昏迷、出血之变。②严密观察:服药时必须严密观察病情,注意药后反应,加强调护。一旦发现有严重呕吐、腹痛、腹泻者,即应停药,并做相应处理。③明确禁忌证:鼓胀日久,正虚体弱;或发热,黄疸日渐加深;或有消化道溃疡,曾并发消化道出血,或见出血倾向者,均不宜使用。

2.要注意祛邪与扶正的配合

本病患者腹胀腹大,气、血、水壅塞,治疗每用祛邪消胀诸法。若邪实而正虚,在使用行气、活血、利水、攻逐等法时,又常需配合扶正药物。临证还可根据病情采用先攻后补,或先补后攻,或攻补兼施等方法,扶助正气,调理脾胃,减少不良反应,增强疗效。

3.鼓胀"阳虚易治,阴虚难调"

水为阴邪,得阳则化,故阳虚患者使用温阳利水药物,腹水较易消退。若是阴虚型鼓胀,利水易伤阴,滋阴又助湿,治疗颇为棘手。临证可选用甘寒淡渗之品,以达到滋阴生津而不黏腻助湿的效果。亦可在滋阴药中少佐温化之品,既有助于通阳化气,又可防止滋腻太过。

4.腹水消退后仍须调治

经过治疗,腹水可能消退,但肝、脾、肾正气未复,气滞血络不畅,腹水仍然可能再起,此时必须抓紧时机,疏肝健脾,活血利水,培补正气,进行善后调理,以巩固疗效。

5.鼓胀危重症宜中西医结合

及时处理肝硬化后期腹水明显、伴有上消化道大出血、重度黄疸或感染,甚则肝昏迷者,病势重笃,应审察病情,配合有关西医抢救方法及时处理。

(四)常见变证的治疗

鼓胀后期,肝、脾、肾受损,水湿瘀热互结,正虚邪盛。若药食不当,或复感外邪,病情可迅速恶化,导致大出血、昏迷、虚脱多种危重证候。

由于本病虚实错综,先后演变发展阶段不同,故临床表现的证型不一,一般说来,气滞湿阻证多为腹水形成早期;水热蕴结证为水湿与邪热互结,湿热壅塞,且往往有合并感染存在,常易发生变证;水湿困脾与阳虚水盛,多为由标实转为本虚的两个相关证型;瘀结水留和阴虚水停两证最重,前者经脉瘀阻较著,应防并发大出血,后者为鼓胀之特殊证候,较其他证型更易诱发肝昏迷。

1.大出血

如见骤然大量呕血,血色鲜红,大便下血,暗红或油黑,多属瘀热互结,热迫血溢,治宜清热凉血,活血止血,方用犀角地黄汤加三七、仙鹤草、地榆炭、血余炭、大黄炭;若大出血之后,气随血脱,阳气衰微,汗出如油,四肢厥冷,呼吸低弱,脉细微欲绝,治宜扶正固脱,益气摄血,方用大剂独参汤加山茱萸或参附汤加味。

2.昏迷

如痰热内扰,蒙蔽心窍,症见神志昏迷,烦躁不安,四肢抽搐颤动,口臭、便秘,舌红苔黄,脉弦滑数,治当清热豁痰,开窍息风,方用安宫牛黄丸合龙胆泻肝汤加减,亦可用醒脑静注射液静脉滴注。若为痰浊壅盛,蒙蔽心窍,症见静卧嗜睡,语无伦次,神情淡漠,舌苔厚腻,治当化痰泄浊开窍,方用苏合香丸合菖蒲郁金汤加减。如病情继续恶化,昏迷加深,汗出肤冷,气促撮空,两手抖动,脉细微弱者,为气阴耗竭,正气衰败,急予生脉散、参附龙牡汤以敛阴回阳固脱。

(五)其他疗法

1.中成药疗法

(1)中满分消丸:健脾行气,利湿清热。适用于脾虚气滞,湿热郁结引起宿食蓄水,脘腹胀痛。

（2）济生肾气丸：温补肾阳，化气行水。适用于肾虚水肿，腰膝酸软，小便不利，畏寒肢冷。

（3）六味地黄丸：滋阴补肾。适用于肾阴亏损，头晕耳鸣，腰膝酸软，骨蒸潮热，盗汗遗精。

2.敷脐疗法

脐对应中医的神阙穴位，中药敷脐可促进肠道蠕动与气体排出，缓解胃肠静脉血瘀，改善内毒素血症，提高利尿效果。

3.中药煎出液灌肠疗法

可采用温补肾阳、益气活血、健脾利水、清热通腑之法。可选用基本方：补骨脂、桂枝、茯苓、赤芍、大腹皮、生大黄、生山楂等，伴肝性脑病者加栀子、石菖蒲。每剂中药浓煎至 150～200 mL，每天1剂，分两次给药。

4.穴位注射疗法

委中穴常规消毒，用注射针快速刺入，上下提插，得气后注入呋塞米 10～40 mg，出针后按压针孔，勿令出血。每天 1 次，左右两次委中穴交替注射。

还可在中药、西药内服的基础上，并以黄芪注射液、丹参注射液等量混合进行穴位注射，每穴1 mL，以双肝俞、脾俞、足三里与双胃俞、胆俞、足三里相交替，每周 3 次。

第四节　疟　疾

一、临床诊断

（1）临床症状为寒战、高热、出汗，周期性发作，每天或隔天或 3 天发作 1 次，间歇期症状消失，形同常人，伴有头痛身楚，恶心呕吐等症。

（2）多发于夏秋季节，居住或近期到过疟疾流行地区，或输入过疟疾患者的血液，反复发作后可出现脾大。

（3）典型疟疾发作时，血液涂片或骨髓片可找到疟原虫，血白细胞总数正常或偏低。外周血象、脑脊液、X 线检查、尿常规及中段尿检查、尿培养等有助于本病的鉴别诊断。

二、病证鉴别

疟疾需与风温发热、淋证发热鉴别(见表 5-1)。

表 5-1　疟疾与风温发热、淋证发热的鉴别要点

	疟疾	风温发热	淋证发热
主症	寒战、高热、出汗,周期性发作,每天或隔天或 3 天发作 1 次,间歇期症状消失,形同常人	风温初起,邪在卫分时,可见寒战发热	淋证初起,湿热蕴蒸,邪正相搏,亦常见寒战发热
兼症	伴有头痛身楚,恶心呕吐	多伴有咳嗽气急、胸痛等肺系症状	多兼小便频急,滴沥刺痛,腰部酸胀疼痛等症
病机	邪伏半表半里,邪正斗争	邪犯肺卫	湿热蕴蒸
鉴别要点	寒热往来,汗出热退,休作有时为特征	有肺系症状	小便频数,淋漓涩痛,小腹拘急引痛的泌尿系统症状

三、病机转化

疟疾的发生,主要是感受"疟邪",病机为疟邪侵入人体,伏于半表半里,出入营卫之间,邪正交争而发病。疟疾的病位总属少阳半表半里,故历来有"疟不离少阳"之说。病理性质以邪实为主。由于感受时邪不一或体质差异,可表现不同的病理变化。一般临床以寒热休作有时的正疟最多见。如素体阳虚寒盛,或感受寒湿诱发,则表现为寒多热少的寒疟。素体阳热偏盛,或感受暑热诱发,多表现为热多寒少之温疟。因感受山岚瘴毒之气而发者为瘴疟,可以出现神昏谵语、痉厥等危重症状,甚至发生内闭外脱。若疫毒热邪深重,内陷心肝,则为热瘴;因湿浊蒙蔽心神者,则为冷瘴。疟邪久留,屡发不已,气血耗伤,每遇劳累而发病,则形成劳疟。或久疟不愈,气血瘀滞,痰浊凝结,壅阻于左胁下而形成疟母,且常兼有气血亏虚之象,表现为邪实正虚(见图 5-2)。

四、辨证论治

(一)治则治法

疟疾的治疗以祛邪截疟为基本治则,应该区别寒与热的偏盛进行处理。正疟治以祛邪截疟,和解表里;温疟治以清热解表,和解祛邪;寒疟治以和解表里,温阳达邪;热瘴治以解毒除瘴,清热保津;冷瘴治以解毒除瘴,芳化湿浊;劳疟治以益气养血,扶正祛邪。如属疟母,又当祛瘀化痰软坚。

图 5-2　疟疾病机转化示意图

疟疾发作之后,遍身汗出,倦怠思睡,应及时更换内衣,注意休息。未发作之日,可在户外活动,但应避免过劳。对瘴疟则应密切观察,精心护理,及时发现病情变化,准备相应的急救措施。

(二)分证论治

正疟发作症状比较典型,常先有呵欠乏力,继则寒战鼓颔,寒罢则内外皆热,头痛面赤,口渴引饮,终则遍身汗出,热退身凉;温疟发作时热多寒少,汗出不畅,头痛,骨节酸痛,口渴引饮,便秘尿赤;寒疟发作时热少寒多,口不渴,胸闷脘痞,神疲体倦;热瘴发作热甚寒微,或壮热不寒,头痛,肢体烦疼,面红目赤,胸闷呕吐,烦渴喜饮,大便秘结,小便热赤,甚至神昏谵语;冷瘴发作寒甚热微,呕吐腹泻,甚则嗜睡不语,神志昏蒙;劳疟为迁延日久,每遇劳累易发作,发时寒热较轻,面色萎黄,倦怠乏力,短气懒言,纳少自汗为特征。

(三)临证备要

若久疟不愈,痰浊瘀血互结,左胁下形成痞块,为《金匮要略》所称之疟母。治宜软坚散结,祛瘀化痰,方用鳖甲煎丸。兼有气血亏虚者,配合八珍汤或十全大补汤。

据现代药理研究,青蒿具有确切抗疟原虫作用,用量应稍大,一般用量为50～80 g;配以具有和解少阳、抗疟疾的小柴胡汤以增加抗疟作用,辅以白虎汤退高热。民间常用单方验方,如马鞭草1～2两浓煎服;独头大蒜捣烂敷内关;酒炒常山、槟榔、草果仁煎服等。均为发作前2～3小时应用。

临床正疟可用小柴胡汤加减;瘴疟需清热、保津、截疟,常以生石膏、知母、玄参、麦冬、柴胡、常山,随症加减。久疟者需滋阴清热,扶养正气以化痰破瘀、软坚散结,常用青蒿鳖甲汤、何人饮、鳖甲煎丸等。

(四)其他疗法

1.中成药

(1)疟疾五神丹:祛邪截疟,和解表里。适用于疟疾正疟。

(2)牛黄清心丸:解毒除瘴,清热截疟。适用于疟疾热瘴。

(3)鳖甲煎丸:软坚散结,祛瘀化痰。适用于久疟不愈,痰浊瘀血互结,左胁下形成痞块之疟母。

2.针灸

取大椎、陶道、间使等穴位,于发前1~2小时针刺,用强刺激法。

第六章

肾 系 病 证

第一节 水　　肿

一、概说

体内水液潴留，泛滥肌肤，引起头面、目窠、四肢、腹部甚至全身水肿者，称为水肿。本病在《黄帝内经》称为"水"，《金匮要略》称为"水气"。究其致病之因，由于外感风邪水湿，或因内伤饮食劳倦，以致水液的正常运行发生障碍，遂泛滥而为肿。按人体内水液的运行，依靠肺气之通调，脾气之转输，肾气之开阖，而三焦司决渎之权，能使膀胱气化畅行，小便因而通利。故肺、脾、肾三脏功能的障碍，对于水肿的形成，实有重大的关系。

本病的分类，《黄帝内经》曾按证候分为风水、石水、涌水。《金匮要略》从病因脉证而分为风水、皮水、正水、石水；又按五脏的证候而分为心水、肝水、肺水、脾水、肾水。至元代朱丹溪总结前人的理论与经验，将水肿分为阴水与阳水两大类。后人根据朱氏之说，在阴水、阳水两大类的基础上加以分型，对辨证有进一步的认识。

本病的治疗，在汉唐以前，主要以攻逐、发汗、利小便等为大法。其后乃增入健脾、补肾、温阳以及攻补兼施等法，在治疗上有了很大的发展。

二、病因病机

(1)风邪外袭，肺气不宣。肺主一身之表，外合皮毛，如肺为风邪所袭，则肺气不能通调水道，下输膀胱，以致风遏水阻，风水相搏，流溢于肌肤，发为水肿。

(2)居处卑湿，或涉水冒雨，水湿之气内侵，或平素饮食不节，湿蕴于中，脾失健运,不能升清降浊,致水湿不得下行,泛于肌肤,而成水肿。如湿郁化热,湿热交蒸,而小便不利,亦可形成水肿。

(3)劳倦伤脾,兼之饥饱不调,致脾气日渐亏损。脾主为胃行其津液,散精于肺,以输布全身。今脾虚则水液不能蒸化,停聚不行,一旦土不制水,泛滥横溢,遂成水肿。

(4)房事不节,或精神过用,肾气内伤;肾虚则开阖不利,膀胱气化失常,水液停积,以至泛滥横溢,形成水肿。

综上所述,凡因风邪外侵(肺)、雨湿浸淫、饮食不节等因素而成水肿者,多为阳水;其因劳倦内伤、房事过度,致脾、肾虚而成水肿者,多为阴水。但阳水久延不退,致正气日衰,水邪日盛,亦可转为阴水。若阴水复感外邪,水肿增剧,标证占居主要地位时,又当急则治标,从阳水论治(与初起阳水实证治法,当然有所区别)。不但如此,在发病机制上,肺、脾、肾三者又是相互联系、相互影响的。正如张景岳说:"凡水肿等证,乃肺脾肾三脏相干之病。盖水为至阴,故其本在肾;水化于气,故其标在肺;水唯畏土,故其制在脾。今肺虚则气不化精而化水,脾虚则土不制水而反克,肾虚则水无所主而妄行。"从这段文字中,对本病说明在肺与肾的关系上是母子相传。如果肾水上泛,传入肺经,而使肺气不降,失去通调水道的功能,可促使肾气更虚,水邪更盛;相反,肺经受邪而传入肾经时,亦能引起同样的结果。他又说明在脾与肾的关系上是相制相助。如脾虚不能制水,水湿壅盛,必损其阳,故脾虚的进一步发展,必然导致肾阳亦衰;倘肾阳衰微,不能温养脾土,可使本病更加严重。因此,肺、脾、肾三脏之间的关系,以肾为本,以肺为标,而以脾为中流的砥柱,实为治疗本病的关键所在。

三、辨证施治

水肿初起,大都从目睑部开始,继则延及头面四肢以至全身。也有从下肢开始,然后及于全身的。如病势严重,可兼见腹满胸闷、气喘不得平卧等证。在治疗方法上,如《素问·汤液醪醴论》说:"平治于权衡,去菀陈莝……开鬼门,洁净府。"《金匮要略》也说:"诸有水者,腰以下肿,当利小便,腰以上肿,当发汗乃愈。"目前在临床上根据这些原则,主要有发汗、利尿、逐水,以及健脾益气、温肾降浊等法;而这几种方法,或一法独进,或数法合施,须视疾病的轻重和需要而选择应用。兹将阳水与阴水的分型证治,分别叙述如下。

(一)阳水

1.风水泛滥

(1)主证:目睑水肿,继则四肢及全身皆肿,来势迅速,肢节酸重。小便不利,多有恶寒、恶风、发热等证,或咳嗽而喘,舌苔薄白,脉浮紧。或喉关红肿,舌质红而脉浮数。

(2)证候分析:水气内停,风邪外袭,风为阳邪,其性上行,风水相搏,故其肿自上起而发展迅速。邪在肌表,壅遏经隧,故肢节酸重。膀胱气化失常,故小便不利,且有恶风、寒热等表证。风水上犯于肺,则咳嗽而喘。若风热交侵,亦有喉痛或喉蛾肿大者。苔薄白,脉浮紧,是风水偏寒;舌质红,脉浮数,则是风水兼热。

(3)治法:祛风行水。

(4)方药:越婢加术汤为主方。方中麻黄、石膏宣肺清热,白术健脾制水,使肺气得通,水湿得下,则风水自除。热不甚的去石膏,加鲜茅根以清热利小便,收效亦速。表邪甚而偏寒的,去石膏,加羌活、防风。咳喘可加杏仁、陈皮;甚者加桑白皮、葶苈子以泻肺气。如咽喉红肿疼痛,则加牛蒡、浙贝母、黄芩之类以清肺热。

若汗出恶风,身重而水肿不退,卫阳已虚者,则宜助卫气以行水湿之邪,用防己黄芪汤加味。

2.水湿浸渍

(1)主证:肢体水肿,按之没指,小便短少,身体重而困倦,舌苔白腻,脉沉缓。

(2)证候分析:水湿之邪,浸渍肌肤,壅阻不行,故肢体水肿。水湿内聚,三焦决渎失司,膀胱气化不行,所以小便不利。水湿日增而无出路,故肿势日甚,按之凹陷没指。身重而倦,脉沉缓,苔白腻,都是水湿内停、阳气不运的征象。

(3)治法:通阳利水。

(4)方药:五苓散合五皮饮为主方。五苓散温阳利水,五皮饮消肿行水,二方合用,利水消肿之力更大。如上半身肿甚而喘者,加麻黄、杏仁。舌苔白厚,口淡,神倦脘胀,下半身肿重难行者,去桑白皮,加厚朴、川椒目、防己以行气化湿;如怯寒肢冷,脉沉迟者,再加附子、干姜以助阳化气,而行水湿。

3.湿热壅盛

(1)主证:遍身水肿,皮色润泽光亮,胸腹痞闷,烦热,小便短赤,或大便干结,舌苔黄腻,脉沉数。

(2)证候分析:水湿之邪化热,壅于肌肤经隧之间,故身水肿而润泽光亮。湿热熏蒸,气机升降失常,故胸腹痞闷而烦热。湿热下注,膀胱输化无权,故小便短赤。湿热壅滞,肠失传导,故大便干结。苔黄腻,脉沉数,乃湿热壅盛,已属里实之征。

(3)治法:分利湿热。

（4）方药：疏凿饮子为主方。本方能攻逐水湿，具有上下表里分消之力，使蓄积之水从二便排去，水去热清，则肿势自退。此为治湿热水肿实证的一般泻剂。若腹满不减，大便秘结的，可合用己椒苈黄丸以助攻泻之力，使水从大便而下。若证势严重，兼见气粗喘满，倚息不得卧，脉弦数有力者，为水在胸中，上迫于肺，肺气不降，宜泻肺行水为主，可用五苓散、五皮饮等方，合葶苈大枣泻肺汤，以泻胸中的水气。

（二）阴水

1.脾阳不运

（1）主证：身肿腰以下为甚，按之凹陷不易恢复，脘闷腹胀，纳减便溏，面色萎黄，神倦肢冷，小便短少，舌质淡，苔白滑，脉沉缓。

（2）证候分析：由于中阳不足，气不化水，致下焦水邪泛滥，故身肿腰以下为甚，按之凹陷而不起。脾阳不振，运化无力，故脘闷纳减，腹胀便溏。脾虚则气不华色，阳不卫外，故面色萎黄，神倦肢冷。阳不化气，则水湿不行而小便短少。舌淡，苔白滑，脉沉缓，是脾虚水聚、阳气不运之征。

（3）治法：温运脾阳，以利水湿。

（4）方药：实脾饮为主方。方中有白术、茯苓、附子、干姜之温运脾阳，化气行水，为本方的主力。如水湿过重，可加入桂枝、猪苓、泽泻，以助膀胱之气化而利小便；便溏者，去大腹皮；气虚息短者，可加人参以补元气。

又有水肿一证，由于较长期的饮食失调，或营养不足，损及脾胃而起。症见遍身水肿，晨起则头面较甚，劳动则下肢肿胀，能食而疲软乏力，大便如常，小便反多，与上述水肿不同。舌苔薄腻，脉象软弱。由于脾虚生湿，气失舒展，郁滞为肿，治宜健脾化湿，不宜分利，可用参苓白术散为主方。或加黄芪、桂枝以益气通阳，或加附子、补骨脂以温肾助阳。并可用豆类、米糠等煮服，作为辅助治疗。

2.肾阳衰弱

（1）主证：面浮，腰以下肿甚，按之凹陷不起，阴下冷湿，腰痛酸重，尿量减少，四肢厥冷，怯寒神倦，面色灰暗，舌质胖，色淡苔白，脉沉细，尺弱。

（2）证候分析：腰膝以下，肾气主之。肾阳衰微，阴盛于下，故见腰以下肿及阴下冷湿等证。腰为肾之府，肾虚而水气内盛，故腰痛酸重。肾与膀胱相表里，肾气虚弱，致膀胱气化不利，故小便量少。肾阳不足，命门火衰，不能温养肢体，故四肢厥冷，怯寒神倦。面色灰暗无华，舌质淡而胖，苔白，脉沉细尺弱，均是肾阳虚衰、水湿内盛之象。

（3）治法：温暖肾阳，化气行水。

（4）方药：真武汤为主方。本方温肾利水，使阳气得复，寒水得化，小便得利，则肿自消退。如虚寒过甚，可加葫芦巴、巴戟天、肉桂心等以温补肾阳。如喘息自汗，不得卧，可加人参、炙甘草、五味子、煅牡蛎等以防喘脱。

3.兼证

（1）如果复感寒邪，寒水相搏，肿势转甚，恶寒无汗者，本方去白芍，暂加麻黄、细辛、甘草、大枣，以温经散寒。

（2）久病阳虚未复，又见阴虚之证，水肿反复发作，精神疲倦，头晕耳鸣，腰痛遗精，牙龈出血，为阳损及阴，阴虚不能敛阳，虚阳扰动所致。治宜扶元阳，滋阴液，兼利小便以去水邪，可用大补元煎，合济生肾气丸同时并进。

凡水肿病，宜戒忿怒，远酒色，适寒温，禁食盐、醋、虾、蟹及生冷等品。一般在肿退 3 个月后，可少盐进食，渐渐增加。

本病久而不愈，如见唇黑，脐突，足下平满，背平者，为五脏俱伤，乃属危候。又有屡次反复发作，致腹胀喘急，恶心呕吐，不思饮食，大便稀溏，或有下血者，是脾胃衰败，气不统血，亦为危重之候。

第二节　淋　　证

淋证是指小便频数短涩、滴沥刺痛，欲出未尽，小便拘急，或痛引腰腹的病症。

淋之病证名称，最早见于《黄帝内经》，《金匮要略》称淋秘。"淋"是小便涩痛，淋沥不爽；"秘"指小便秘涩难通，又曰："淋之为病，小便如粟状，小腹弦急，痛引脐中。"清·顾靖远《顾松园医镜》曰："淋者，欲尿而不能出，胀急痛甚，不欲尿而点滴淋沥。"对本病症状，做了形象的描述。

淋证的分类，在《中藏经》载有冷、热、气、血、劳、膏、虚、实 8 种。《备急千金要方》提出"五淋"之名。《外台秘要》指出五淋是石淋，气淋，膏淋，劳淋，热淋。后代医家沿用"五淋"之名，现代医家分为气淋，血淋，热淋，膏淋，石淋，劳淋 6 种。

一、病因病机

淋证病位在于膀胱和肾，且与肝脾有关。中医认为，肾与膀胱通过静脉互为络属,膀胱的贮尿和排尿功能依赖于肾阳的气化,肾气充足,则固肾有权,膀胱开合有度,反之肾的气化失常,固摄无权,则出现尿频尿急,尿痛或是小便不利等症。又肝主疏泄,有调畅气机,促进脾运化的功能。脾的运化水液功能减退,必致水液停滞在体内,产生湿浊等病理产物。

淋证的病因是以膀胱湿热为主,亦有因肾虚和气郁而发,其病机主要是湿热蕴结下焦,导致膀胱气化不利。

据临床所见,淋证以实证居多,若病延日久,又可从实转虚,或以虚实并见,多食辛辣肥甘之品,或嗜酒太过酿成湿热,影响膀胱的气化功能。若小便灼热刺痛者为热淋;若湿热蕴积,尿液受其煎熬,日积月累,尿中杂质凝结为砂石,则为石淋;若湿热蕴结于下,以致气化不利,无以分清泌浊,脂液随小便而去,小便如脂如膏,则为膏淋;若热盛伤络,迫血妄行,小便涩痛有血,或肾阴亏虚,虚火灼络,尿中夹血,则为血淋;若久淋不愈,湿热之邪,耗伤正气或年老久病,房劳等可致脾肾亏虚,遇劳即发者,为劳淋;恼怒伤肝,气郁化火,或气火郁于下焦,或中气不足,气虚下陷者,则为气淋;肾气亏虚,下元不固,不能制约脂液,尿液混浊则为膏淋。

淋证多见于现代医学的泌尿系统感染,肾结核,尿路结石,肾盂肾炎,膀胱癌,前列腺炎,老年前列腺肥大,前列腺癌及各种原因引起的乳糜尿等疾病。

二、辨证论治

(一)热淋

症状:小便短数,灼热刺痛,溺色黄赤,小腹拘急胀痛,或有寒热等,舌苔黄腻,脉滑数。

治法:清热利湿通淋。

方药:八正散加减。

处方:萹蓄,瞿麦,木通,车前子,滑石,大黄,山栀子,甘草梢,川楝子,土茯苓。

加减:大便秘结者,可重用生大黄,并加枳实以通腑泄热,小便涩痛剧烈,可配用琥珀,川牛膝,天台乌药,行气止痛。

(二)石淋

症状:尿中挟砂石,小便难涩,或突然中断,腰腹剧痛难忍,舌红,苔黄脉数。

治法:清热利湿,通淋排石。

方药:石韦散合三金汤。

处方:石韦、冬葵子、金钱草、鸡内金、瞿麦、滑石、海金沙、川楝子、延胡索等。

加减:若体壮者,可重用金钱草 50～80 g,如见尿中带血,可加小蓟,生地黄,藕节。

(三)气淋

症状:属肝郁气滞者,小便涩滞,淋沥不尽,少腹满痛,舌苔薄白,脉沉弦。

治法:利气疏导。

方药:可选用沉香散。

处方:沉香、石韦、滑石、当归、橘皮、白芍、王不留行,青皮等。

如属中气不足者,可用补中益气汤(黄芪、党参、白术、升麻、柴胡、大枣、川楝子、川牛膝等)。

(四)血淋

症状:属湿热下注者,小便热涩刺痛,尿涩深红,或排出血丝,血块,舌红苔黄腻,脉滑数。

方药:方选小蓟饮子合导赤散。

处方:生地黄、小蓟、通草、滑石、蒲黄、竹叶、甘草梢、当归、瞿麦、白茅根、木通、侧柏炭、茜草炭、车前草、炒栀子炭。

属阴虚火旺者,方药用知柏地黄汤加味。

属心脾两虚者,方药用归脾汤(黄芪,党参,白术,茯苓,桂圆肉,酸枣仁,木香,当归,大枣,远志,仙鹤草,茜草炭,侧柏炭)。

(五)膏淋

症状:属湿热下注者,小便混浊,如米泔水,尿道热涩疼痛,舌红,苔腻,脉滑数。治法:清热利湿,分清泌浊。

方药:萆薢分清饮加减。

处方:川萆薢,石菖蒲,黄柏,茯苓,丹参,泽泻,薏仁,益智仁,车前子,白术,莲子芯等。

属肾虚不固者,淋久不已,淋出如脂,涩痛虽见减轻,见形体日渐消瘦者。治以补肾固涩。方选都气丸加味(五味子,熟地黄,枣皮,山药,茯苓,泽泻,丹皮,芡实,金樱子,煅龙骨,煅牡蛎)。

(六)劳淋

症状:尿涩痛不甚明显,但淋沥不已,时作时止,遇劳即发,腰膝酸软,神疲乏力,舌质淡,脉虚弱。

治法:健脾益肾。

方药:无比山药丸加减。

处方:山药,茯苓,泽泻,熟地黄,枣皮,巴戟天,菟丝子,杜仲,怀牛膝,五味子,肉苁蓉,赤石脂等。

属肾阴不足者,用六味地黄丸。属肾气虚者,用菟丝子汤(丸)。兼见畏寒肢冷者为肾阳虚,用金匮肾气丸。

结语:淋证是多种原因引起的疾病。临床但见有小便淋漓而痛者,不论起病缓急,均可诊为淋病(证)。而六淋之症各有特殊。如石淋,以排出砂石为主;膏淋,排出小便混浊如米泔水,或滑利如晦膏;血淋,溺血而痛;气淋,则少腹胀满明显,尿有余沥;热淋,必见小便刺痛;劳淋,常遇劳复发,小便淋漓不已。淋证虽有六淋之分,但各淋之间,可互相转化,病情的转归亦有虚实相兼,故辨证论治上要分清虚实审查证候的标本缓急,并应注意以下几点。

(1)热淋多初起伴有发热恶寒,此为湿热熏蒸,邪正相搏所致,虽非外邪袭表,发汗解表自非所宜,况且热淋乃膀胱有热,阴液易耗,若妄投辛散发表之品,不仅不能退热,反有劫伤营阴之弊。故仲景曾告诫:"淋家不可发汗。"后世尚有"淋家忌补"之说。这是治疗淋证初起和虚实夹杂时,必须注意的。如若过早滥用温补,腻补,易造成湿热化燥,或寇邪留恋,使病情迁延难愈。若见本虚标实,也宜育阴清化,标本兼顾,方能奏效。

(2)淋证初起,多由下焦湿热引起,湿热交结,得热易发,故治疗剂量要足,要有连贯性,"祛邪务尽"。后期亦虚实夹杂居多,治疗应持续"祛邪扶正"法则,使之邪去正安。

(3)治疗气淋、石淋,可配用理气药,如沉香,木香,青皮,枳壳,乌药等。意在舒展宣通气机。另石淋兼有大便秘结者,可配用大黄、芒硝是取其通腑散结助排石之用。

(4)淋证在治疗期间,应嘱患者多饮开水,增加尿液使邪有出路。规劝患者饮食宜清淡,禁食肥腻,辛辣,香燥之品,防湿热内生,注意休息,节房事,防损肾气。保持外阴清洁,防外感以免病情反复影响治疗效果。

三、尿路感染的中医辨证论治

(一)概述

尿路感染统属于中医学"淋证"范畴。中医学对本病的定义为"小便频数短涩,滴沥刺痛,少腹拘急,痛引腰腹的病症"。"热"在本病发生发展中极为重要,或为湿热,或为郁热,或为虚热,总与"热"有关。因于此,《丹溪心法·淋》提出"淋有五,皆属乎热"的观点,为后人称道。

但是对于本病,我们不得不正视其容易反复发作的特性。因为此特性,致久病而伤正,导致虚实夹杂,治疗时需要祛邪扶正兼顾。这也是巢元方《诸病源候论·淋诸病》提出来"诸淋者,由肾虚而膀胱热故也"的原因。上述两种观点的有机结合也是现今治疗尿路感染的主要中医理论基石,临证不可不思。

(二)辨证论治

1.膀胱湿热型

(1)症状:小便频数,短涩刺痛,点滴而下,急迫灼热,溺色黄赤,少腹拘急胀痛,或发热恶寒,口苦呕恶,或腹痛拒按,大便秘结,舌红,苔黄腻,脉滑数。

(2)病机:多食辛辣肥甘之品,或嗜酒过度,酿成湿热,下注膀胱;或下阴不洁,湿热秽浊毒邪侵入膀胱,酿成湿热;或肝胆湿热下注皆可使湿热蕴结下焦,膀胱气化不利,发为淋证。甚至因湿热炽盛,可灼伤脉络,破血妄下,可导致血随尿出;另外湿热久蕴,煎熬尿液,日积月累,可结成砂石,同时湿热蕴结,膀胱气化不利,不能分清别浊,亦可导致脂液随小便而出。

(3)治法:清热解毒,利湿通淋。

(4)方药:八正散加减。

(5)基本方:通草 10 g,瞿麦 15 g,萹蓄 15 g,车前草 30 g,滑石 30 g(布包),炒山栀 10 g,制大黄 12 g,灯芯草 10 g,甘草 6 g。

(6)加减:如伴有砂石集聚,可加金钱草,海金沙,鸡内金各30 g以加强排石消坚,同时配合车前子,冬葵子,王不留行加强排石通淋。如伴有尿血滴沥,可加小蓟草,生地黄,生蒲黄,白茅根等加强清热凉血,止血;如伴有尿中如脂如膏,可加用萆薢,石菖蒲,黄柏,莲子心,茯苓等清利湿浊;如伴有少腹胀闷疼痛,可加用沉香,陈皮,小茴香利气,当归,白芍,柔肝,甚至可配合青皮,乌药,川楝子,槟榔加强理气止痛之力。

同时,大肠埃希菌仍是尿路感染主要的致病菌,按照现代药理学研究成果诸如红藤,败酱草,蒲公英等对此类细菌效果较好,临床亦可参照使用。

2.肝郁气滞型

(1)症状:小便涩痛,淋漓不尽,小腹胀满疼痛,苔薄白,脉多沉弦。兼虚者可表现为尿时涩滞,小便坠胀,尿有余沥,面色不华,舌质淡,脉虚细无力。

(2)病机:因情志失和,恼怒伤肝,肝失疏泄;或气郁于下焦,久郁化火,循经下注膀胱。均可导致肝气郁结,膀胱气化不利,发为本病。

(3)治法:实证宜利气疏导,虚证宜补中益气,实证用沉香散,虚证用补中益气汤。

(4)基本方1(无虚证):沉香5 g,橘皮10 g,当归10 g,白芍15 g,甘草6 g,石苇15 g,冬葵子15 g,滑石30 g(布包),王不留行15 g,胸闷肋胀者,可加青皮,乌药,小茴香以疏肝理气;日久气滞血瘀者,可加红花,赤芍,川牛膝以活血化瘀。

(5)基本方2(有虚证):生黄芪15 g,党参10 g,炙甘草6 g,白术15 g,当归10 g,陈皮10 g,升麻6 g,柴胡6 g,滑石30 g,车前草30 g,黄柏10 g,土茯苓30 g。

3.脾肾亏虚型

(1)症状:小便不甚赤涩,但淋沥不已,时感小便涩滞,时作时止,遇劳即发,腰膝酸软,神疲乏力,舌质淡,脉细弱。

(2)病机:久淋不愈,湿热耗伤正气;或劳累过度,房事不节或年老,久病,体弱,皆可致脾肾亏虚。脾虚而中气不足,气虚下陷;或肾虚而下元不固,肾失固摄,不能制约脂液,脂液下注,随尿而去;或肾虚而阴虚火旺,火热灼伤脉络,血随尿出;或病久伤正,遇劳即发者,发则为淋。

(3)治法:健脾补肾,佐以清化湿热。

(4)方药:知母地黄汤加减。

(5)基本方:知母10 g,黄柏10 g,生地黄15 g,山药15 g,枣皮10 g,丹皮12 g,茯苓15 g,泽泻12 g,金樱子30 g,车前子15 g(布包),滑石30 g(布包),玉米须15 g。

(6)加减:如伴有阴虚火旺,尿血明显者,加女贞子,旱莲草各20 g,如神疲乏力明显,气短自汗,加用生黄芪30 g,党参15 g,生薏苡仁30 g,竹叶10 g。

第三节 癃 闭

癃闭主要是由于肾和膀胱气化失司而导致尿量减少,排尿困难,甚则小便闭塞不通为主症的一种疾病。其中又以小便不利、点滴而短少、病势较缓者称为"癃";以小便闭塞、点滴不通,病势较急者称为"闭"。癃和闭虽有区别,但都是指排尿困难,只有程度上的不同,因此多合称为癃闭。

一、病因病机

本病的发生,除与肾、膀胱密切相关外,还和肺、脾、三焦有关。若肺失肃降,不能通调水道;脾失转输,不能升清降浊;肾失蒸化,关门开合不利;肝郁气滞、瘀血阻塞影响三焦的气化,均可导致癃闭的发生。

(一)湿热蕴结

过食辛辣厚味,酿湿生热,湿热不解,下注膀胱,或湿热素盛,肾热下移膀胱,膀胱湿热阻滞,气化不利,而为癃闭。

(二)肺热气壅

肺为水之上源,热壅于肺,肺气不能肃降,津液输布失常,水道通调不利,不能下输膀胱;又因热气过盛,下移膀胱,以致上焦、下焦均为热气闭阻,而成癃闭。

(三)脾气不升

劳倦伤脾,饮食不节,或久病体弱,导致脾虚而清气不能上升,则浊气难以下降,小便因而不利。

(四)肾元亏虚

年老体弱或久病体虚,肾阳不足,命门火衰,气不化水,是以"无阳则阴无以化",而致尿不得出;或因下焦积热,日久不愈,耗损津液,以致肾阴亏耗,水府枯竭而无尿。

(五)肝郁气滞

七情所伤,引起肝气郁结,疏泄不及,从而影响三焦水液的运化及气化功能,致使水道通调受阻,形成癃闭。且从经脉的分布来看,肝经绕阴器,抵少腹,这也是肝经有病,导致癃闭的原因。

(六)尿路阻塞

瘀血败精,或肿块结石,阻塞尿路,小便难以排出,因而形成癃闭。

二、辨证要点

(1)小便不利,点滴不畅,或小便闭塞不通,尿道无涩痛,小腹胀满。

(2)多见于老年男性,或产后妇女及手术后的患者。

三、类证鉴别

淋证以小便频数短涩,滴沥刺痛,欲出未尽为特征,其小便量少,排尿困难与癃闭相似,但淋证尿频而疼痛,每天排出小便的总量多正常。癃闭无排尿刺痛,每天小便总量少于正常,甚则无尿排出。

四、辨证论治

若尿热赤短涩、舌红、苔黄,脉数者属热;若口渴欲饮、咽干、气促者,为热壅于肺;若口渴不欲饮,小腹胀满者,为热积膀胱;若时欲小便而不得出、神疲乏力者,属虚;若年老排尿无力,腰膝酸冷,为肾虚命门火衰;若小便不利兼有少腹坠胀,肛门下坠者,为脾虚中气不足;若尿线变细或排尿中断、腰腹疼痛、舌质紫暗者,属浊瘀阻滞。

辨别虚实的主要依据:若起病较急,病程较短,体质较好,尿流窘迫,赤热或短涩,苔黄腻或薄黄,脉弦涩或数,属于实证;若起病较缓,病程较长,体质较差,尿流无力,精神疲乏,舌质淡,脉沉细弱,属于虚证。

治疗原则:癃闭的治疗应根据"腑以通为用"的原则,着眼于通。实证治宜清湿热、散瘀结、利气机而通水道;虚证治宜补脾肾、助气化,使气化得行,小便自通。此外,根据"上窍开则下窍自通"的理论,尚可应用开提肺气的治法,开上以通下,即所谓"提壶揭盖"之法治疗。若小腹胀急,小便点滴不下,内服药物缓不济急,应配合导尿或针灸以急通小便。

(一)实证

1.膀胱湿热

(1)症状:小便点滴不通,或量少而短赤灼热、小腹胀满。口苦口黏,或口渴不欲饮或大便不畅。舌苔根黄腻,舌质红,脉濡数。

(2)治法:清热利湿,通利小便。

(3)方药:八正散加减。若兼心烦,口舌生疮糜烂者,可合导赤散。若湿热久恋下焦,又可导致肾阴灼伤,可改用滋肾通关丸加生地黄、车前子、牛膝等,以滋肾阴,清湿热而助气化;若因湿热蕴结日久,三焦气化不利,小便量极少或无尿,面色晦滞,胸闷烦躁,恶心呕吐,口中尿臭,甚则神昏谵语,舌暗红、有瘀点、瘀斑等,治宜降浊和胃,清热化湿,方用黄连温胆汤加大黄、丹参、车前子、白茅根、泽兰叶等。

2.肺热壅盛

(1)症状:小便不畅或点滴不通、呼吸急促或咳嗽,咽干,烦渴欲饮。舌苔薄黄,脉滑数。

(2)治法:清肺热,利水道。

(3)方药:清肺饮。

3.肝郁气滞

(1)症状:小便不通或通而不爽、胁腹胀满,多烦善怒。舌苔薄黄,舌红,脉弦。

(2)治法:疏调气机,通利小便。

(3)方药:沉香散加减。可合六磨汤加减。

4.尿道阻塞

(1)症状:小便点滴而下,或尿如细线,甚则阻塞不通,小腹胀满疼痛,舌紫暗或有瘀点、瘀斑,脉细涩。

(2)治法:行瘀散结,通利水道。

(3)方药:代抵当丸。

(二)虚证

1.脾气不升

(1)症状:时欲小便而不得出,或尿量少而不爽利,小腹坠胀。气短,语声低微,精神疲乏,食欲缺乏,舌质淡,舌边有齿痕,脉细弱。

(2)治法:升清降浊,化气利尿。

(3)方药:补中益气汤合春泽汤。若气虚及阴,脾阴不足,清气不升,气阴两虚,症见舌质红者,可改用补阴益气煎;若脾虚及肾,而见肾虚证候者,可加用济生肾气丸,以温补脾肾,化气利尿。

2.肾阳衰惫

(1)症状:小便不通或点滴不爽,排出无力,畏寒怕冷,腰膝冷而酸软无力。面色㿠白,神气怯弱,舌质淡,苔白,脉沉细尺弱。

(2)治法:温补肾阳,化气利尿。

(3)方药:济生肾气丸为主方。若兼有脾虚证候者,可合补中益气汤或春泽汤同用。若因肾阳衰惫,命火式微,致三焦气化无权,浊阴内蕴,症见小便量少,甚至无尿、呕吐、烦躁、神昏者,治宜温脾汤合吴茱萸汤,以温补脾肾,和胃降浊。

第四节　阳　痿

阳痿是指性交时阴茎不能勃起,或勃起不能维持,以致不能完成性交全过程的一种病证。多由于虚损、惊恐或湿热等原因致使宗筋失养而弛纵,引起阴茎萎弱不起,临房举而不坚。古代又称"阴痿""筋痿""阴器不用""不起"等。

明代《周慎斋遗书》始见阳痿病名,此后该病名逐渐被后世医家所沿用。勃起障碍亦是阳痿的同义词。

现存最早的中医文献《马王堆医书》,已对阳痿有了初步的认识。竹简《十问》认为生殖器官"与身俱生而先身死"的原因为"其使甚多,而无宽礼"。竹简《天下至道谈》指出性功能早衰的原因是"卒而暴用,不待其壮,不忍两热,是故亟伤"。这是对阳痿最早的病因学认识。帛书《养生方》和竹简《天下至道谈》认为勃起"不大""不坚""不热"的病机为肌(肤)、筋、气三者不至,而正常须"三至乃入"。这是对阳痿病机的最早论述。

阳痿一病,《黄帝内经》称为"阴痿"(《灵枢·邪气脏腑病形》)、"阴器不用"(《灵枢·经筋》),或"宗筋弛纵"(《素问·痿论篇》)。《黄帝内经》把阳痿的成因,归之于"气大衰而不起不用"(《素问·五常政大论》)、"热则筋弛纵不收,阴痿不用"(《灵枢·经筋》),认识到虚衰和邪热均可引起本病。《黄帝内经》认识到阳痿的发病与肝关系密切,为后世医家从肝论治阳痿提供了理论依据。其肾气理论,对补肾法治疗阳痿理论的形成有一定影响。

隋唐诸家多从劳伤、肾虚立论。如《诸病源候论·虚劳阴痿候》说:"若劳伤于肾,肾虚不能荣于阴器,故萎弱也。"孙思邈特别注重男子的阳气,认为阳气在男子性功能活动中,起着至关重要的作用,指出:"男子者,众阳所归,常居于燥,阳气游动,强力施泄,便成劳损损伤之病。"其治阳痿,多从温肾壮阳入手,并注重固护阴精,在其所列的约30首治阳痿方中,如五补丸、肾气丸、天雄丸、石硫黄散等,均以补肾壮阳药为主。《外台秘要·虚劳阴痿方七首》说:"《病源》肾开窍于阴,若劳伤于肾,肾虚不能荣于阴气,故痿弱也""五劳七伤阴痿,十年阳不起,皆緣少小房多损阳。"认识到阳痿是虚劳的一种病机反应,起于房劳伤肾,肾中精气亏损,阳气不足所致。故《外台秘要》在治疗上多选用菟丝子、蛇床子、肉苁蓉、续断、巴戟天等温肾壮阳、填精补髓之品。

宋明诸家对阳痿的理法方药大有发挥。《济生方·虚损论治》说:"五劳七伤,真阳衰惫……阳事不举。"进一步确认阳痿是虚劳所致。张景岳认为"肾者主水,受五脏六腑之精而藏之",倡"阳非有余,真阴不足"论,提出"壮水之主,以制阳光;益火之源,以消阴翳",在"六味""八味"启发下,创"阴中求阳""阳中求阴"之左归、右归,以峻补肾阴肾阳治疗阳痿,提出"凡男子阳痿不起,多由命门火衰,精气虚冷……但火衰者十居七八,而火盛者仅有之耳"的著名论断。然而,亦有医家从肾虚论治阳痿之外另立法门,王纶在《明医杂著》中指出:"男子阳痿不起,古方多云命门火衰,精气虚冷,固有之矣。然亦有郁火甚而致痿者。"并主张肝经湿热和肝经燥热分别用龙胆泻肝汤和六味地黄丸治疗。

　　清代医家对阳痿的研究各有补充。《杂病源流犀烛·前阴后阴病源流》指出"又有精出非法，或强忍房事，有伤宗筋……又有失志之人，抑郁伤肝，肝木不能疏达，亦致阴痿不起。"《类证治裁·阳痿》提出"先天精弱者"也可引起阳痿的观点。这些论述表明对阳痿成因的认识，越来越深入。《辨证录》主张阳痿应治心，创制"心包火大动"之莲心清火汤，治"君火先衰，不能自主"之起阴汤，治"心火抑郁而不开"之宣志汤、启阳娱心丹，治"心包火衰"之救阳汤，善用莲子、远志、柏子仁、石菖蒲、酸酸枣仁、茯神等治疗阳痿。《临证指南医案》将阳痿分为6种证候，并分列治法，少壮及中年患此，色欲伤及肝肾，用峻补真元、兼血肉温润之品缓调之；恐惧伤肾，治宜固肾，稍佐升阳；思虑烦劳而成者，心脾肾兼治；郁损生阳者，必从胆治；湿热为患者，治用苦味坚阴，淡渗去湿，湿去热清而病退；阳明虚宗筋纵者，通补阳明。韩善征《阳痿论》重视辨证，以虚实论阳痿，反对滥用燥烈温补，指出"独怪世之医家，一遇阳痿，不问虚实内外，概与温补燥热。若系阳虚，幸而偶中，遂自以为切病；凡遇阴虚及他因者，皆施此法，每用阴茎反见强硬，流精不止，而为强中者；且有坐受温热之酷烈，而精枯液涸以死者。"说明古代医家已经认识到不问病机，但求温肾壮阳之危害。至此，阳痿的理法方药已具有相当丰富的内容。

　　西医学的功能性勃起功能障碍，血管、神经、内分泌等因素引起的器质性勃起功能障碍和某些慢性疾病表现有阳痿症状者，可参考本节内容进行辨证施治。

一、病因病机

　　阳痿乃宗筋失养而弛纵。有由于恣情纵欲，耗伤真元，命门火衰，宗筋失于温煦而致；有因先天禀弱或后天食少，禀赋不足而引起；有由于忧思气结，伤及肝脾，精微失布，宗筋失养而引起；有因湿热侵袭，或内蕴湿热，循肝经下注宗筋，宗筋弛纵而引起；还有因瘀血阻塞阳道而致者。上述种种原因均可导致阳痿，其病机各有特点。

(一)命门火衰

　　多由房劳过度，或少年误犯手淫，以致精气虚损，命门火衰引起阳事不举。《诸病源候论·虚劳阴痿候》说："劳伤于肾，肾虚不能荣于阴器，故萎弱也。"

(二)抑郁伤肝

　　情志不遂，所愿不得，或悲伤过度，郁郁寡欢，致肝气郁结；暴怒气逆，肝疏泄太过，均可致肝失条达，气血不畅，宗筋失充，致阳痿不举。《素问·痿论》曰："思想无穷,所愿不得,意淫于外,入房太甚,宗筋弛纵,发为筋痿,乃为白淫。"《杂病源流犀烛·前阴后阴病源流》曰:"又有失志之人,抑郁伤肝,肝木不能舒达,亦致阴痿不起。"

(三)湿热下注

水道失畅,水湿留滞经络,郁久变生湿热;过食肥甘,嗜酒过度,亦可变生湿热,浸淫肝经,下注宗筋,而致阳痿。《灵枢·经筋》曰:"热则筋弛纵不收,阴痿不用。"《临证指南医案·阳痿》曰:"更有湿热为患者,宗筋必弛纵而不坚举。"《类证治裁》曰:"亦有湿热下注,宗筋弛纵,而致阳痿者。"

(四)阳明受损

思虑忧郁,损伤心脾,则病及阳明、冲脉。且脾胃为水谷之海,生化之源,脾胃虚必致气血不足,宗筋失养,而导致阳痿。《素问·痿论》曰:"阳明者,五脏六腑之海,主润宗筋。"《景岳全书·阳痿》曰:"凡思虑、焦劳、忧郁太过者,多致阳痿,盖阳明总宗筋之会……若以忧思太过,抑损心脾,则病及阳明冲脉……气血亏而阳道斯不振矣。"

(五)血脉瘀滞

无论何种病因形成的瘀血,均可导致阳痿,因瘀血阻于络脉,宗筋失养,难以充盈,致阴器不用。《证治概要》曰:"阴茎以筋为体,宗筋亦赖气煦血濡,而后自强劲有力。"清代韩善征《阳痿论》曰:"盖跌仆则血妄行,每有瘀滞精窍,真阳之气难达阴茎,势遂不举。"

二、诊断与鉴别诊断

(一)诊断

凡男子阴茎痿弱不起,临房不举,或举而不坚,不能完成性事者,均可诊断为阳痿。

(二)鉴别诊断

1.老年生理性阳痿

此为正常的生理现象,应与病理性阳痿相鉴别。

2.勃起不坚

通常是指在性交时,射精之前阴茎勃起不坚硬,但可完成性交过程。往往因性交勃起不坚硬求诊,与阳痿患者之阴茎不能纳入阴道或性交过程中因勃起不坚硬、勃起难以维持以致不能完成性交过程不同。

三、辨证

(一)辨证要点

1.辨别有火无火

阳痿而兼见面色㿠白、畏寒肢冷、舌淡苔白、脉沉细者,是为无火;阳痿而兼见烦躁易怒、小便黄赤、苔黄腻、脉濡数或弦数者,是为有火。其中辨证的依据,以脉象、舌苔为主。

2.分清虚实

由于恣情纵欲、思虑、抑郁、惊恐所伤者,多为脾肾亏虚,命门火衰,属于虚证;由于肝郁化火,湿热下注,瘀血阻络致宗筋弛纵者,属于实证。青壮年多实证,老年人多虚证。

3.明辨病位

因病因涉及的部位不同,阳痿的病位亦不同。因郁、怒等情志所伤者,病位在肝;湿热外袭者,病位多在肝经;内蕴湿热者,往往先犯脾,后侮肝;房事劳伤、命门火衰者,则病在肾。临床上有时单一脏腑发病,亦可累及多个脏腑经络。

此外,阳痿尚有虚寒和虚热证者。阳痿虚寒证,多表现为命门火衰,临床可兼见腰膝酸冷、肢体畏寒、夜尿频作、小便清长、舌质淡、脉沉细迟。阳痿虚热证,多表现为肾阴亏虚、阴虚火旺,临床可兼见五心烦热、潮热盗汗、舌质红、舌苔薄黄或剥脱、脉象细数。

(二)证候

1.命门火衰

症状:阳事不举,精薄清冷,头晕耳鸣,面色㿠白,精神萎靡,腰膝酸软,畏寒肢冷。舌淡苔白,脉沉细。

病机分析:恣情纵欲,斫丧太过,精气亏虚,命门火衰,故见阳事不举,精薄清冷;肾精亏耗,髓海空虚,故见头晕耳鸣,五脏之精气不能上荣于面,故见面色㿠白;腰为肾之府,精气亏乏,故见腰膝酸软;精神萎靡、畏寒肢冷、舌淡苔白、脉沉细,均为命门火衰之象。

2.抑郁伤肝

症状:阳痿伴见胸胁胀满,或窜痛,善太息,情志抑郁,咽部如物梗阻。舌淡少苔,脉弦。

病机分析:肝主宗筋,肝气抑郁可致阳痿;肝主疏泄,疏泄不及则为肝气郁结,情志抑郁不畅;肝为刚脏,其性躁烈,肝气郁结,气机紊乱则胸胁窜痛或胀满;气机不畅,阻于咽部则为梅核气;脉弦为肝气郁结的表现。阳痿之肝气郁结证患者,往往平素多疑善虑,性情懦弱,难以抵制外界之情志刺激。

3.湿热下注

症状:阴茎痿软,阴囊潮湿、臊臭,下肢酸困,小便黄赤。苔黄腻,脉濡数。

病机分析:湿热下注,宗筋弛纵,故见阴茎痿软;湿阻下焦,故见阴囊潮湿、下肢酸困;热蕴于内,故见小便黄赤、阴囊臊臭;苔黄腻、脉濡数,均为湿热内阻之征。

4.阳明受损

症状:阳事不举,面色欠华,纳少腹胀,少气懒言。舌淡苔白,脉缓弱。

病机分析:阳明主胃,胃为水谷之海,主化营卫而润宗筋,饮食劳倦或思虑过度伤及脾胃,气血生化受损,宗筋失润,故"阳道外衰";脾主运化,运化失职则纳少、腹胀,饭后尤甚;脾虚精微无以敷布,则面色萎黄或㿠白;舌淡苔白、脉缓弱,均为脾胃气虚之征象。

5.血脉瘀滞

症状:阳痿不举,面色黧黑,阴茎色泽紫暗发凉或睾丸刺痛。舌紫暗或有瘀斑,舌下静脉怒张,脉涩。

病机分析:跌打损伤,或强力入房,久病伤络,气血运行不畅,瘀血阻滞阴茎脉络,不能充盈宗筋,宗筋失其润养而难振;经络不通,瘀血阻于睾丸,则阳痿伴见睾丸刺痛;舌质紫暗或有瘀斑、瘀点、脉涩是瘀血阻络典型的征象。

四、治疗

(一)治疗原则

阳痿属虚者宜补,属实者宜泻,有火者宜清,无火者宜温。命门火衰者,阳气既虚,真阴多损,且肾恶燥,故温补之法,忌纯用刚热燥涩之剂,宜血肉温润之品。肝气郁结者,应以疏达肝气为主。湿热下注者,治用苦味坚阴,淡渗祛湿,即《黄帝内经》所谓"肾欲坚,急食苦以坚之"的原则。瘀血阻络者,以活血通络为治。

阳痿单纯由命门火衰所致者,临床上并不多见。若阳痿他证误用温肾壮火治疗,则可导致复杂的变证。如肝气郁结误用壮阳,则可肝郁化火,抑或徒伤肝肾之阴;肝经湿热误用壮阳,犹如火上加炭,使肝木焦萎;瘀血阻络误用壮阳,则伤津耗血,血液黏稠,血行更加不畅,反加重阳痿,临床尤应注意。

(二)治法方药

1.命门火衰

治法:温补下元。

方药:可选用右归丸、赞育丹、扶命生火丹、壮火丹等。诸方中既有温肾壮阳的药物,如鹿角胶、菟丝子、淫羊藿、肉苁蓉、韭菜子、蛇床子、杜仲、附子、肉桂、仙茅、巴戟天、鹿茸、补骨脂等,又配伍养血滋阴的药物,如熟地黄、当归、枸杞子、山茱萸、五味子等,以达到阴阳相济的目的,所谓"阳得阴助而生化无穷"。若火不甚衰,只因气血薄弱者,治宜左归丸、全鹿丸、火土既济丹等。

2.抑郁伤肝

治法:疏肝解郁。

方药:逍遥散合四逆散加白蒺藜、紫梢花、川楝子、醋延胡索。方中柴胡、枳实、薄荷疏肝解郁;当归、白芍柔肝养阴;炙甘草缓肝之急;白蒺藜入肝经,通阳气;紫梢花入肝经,专治阳痿;川楝子、醋延胡索一入气分,一入血分,可疏肝解郁止痛。诸药合用,共奏疏肝理气治疗阳痿之功。

3.湿热下注

治法:清化湿热。

方药:龙胆泻肝汤加减。方中龙胆草、黄芩、栀子清肝泻火,柴胡疏肝达郁,木通、车前、泽泻清利湿热;当归、生地黄养阴、活血、凉血,与清热泻火药物配伍,泻中有补,使泻火之药不致苦燥伤阴。若症见梦中举阳,举则遗精,寐则盗汗,五心烦热,腰膝酸软,舌红少津,脉弦细数,为肝肾阴伤,虚火妄动,治宜滋阴降火,方用知柏地黄丸合大补阴丸加减。若症见阴囊潮湿,阳事不举,腰膝沉重,或腰冷而重,尿清便溏,舌苔白腻,脉濡缓,为阴湿伤阳,治用九仙灵应散外洗。

4.阳明受损

治法:补气、健脾、和胃。

方药:九香长春饮加减。方中九香虫为君药,健脾益胃,善治阳痿;露蜂房、人参健脾益气起痿;黄芪、白术、茯苓、泽泻运脾治湿,为臣药;山药、白芍药补脾益阴,防诸药之过,为佐药;桂枝醒脾通络,引药直达病所,炙甘草健脾和胃,调和诸药,为使药。诸药配伍,共奏治疗中焦气虚之阳痿的功效。

5.血脉瘀滞

治法:活血化瘀通络。

方药:蜈蚣达络汤加减。方中蜈蚣为君药,通瘀达络,走窜之力最强;川芎、丹参、赤芍、水蛭、九香虫、白僵蚕为臣药,助蜈蚣达络之力;柴胡理气、黄芪补气、紫梢花理气壮阳,共为佐药;牛膝引药下行为使药。诸药配伍,共奏理气活血、通瘀达络以治阳痿之效。亦可用血府逐瘀汤加水蛭、地龙、路路通。方中水蛭、地龙、路路通活血入络脉;当归、牛膝、红花、桃仁、赤芍、川芎养血活血化瘀;生地黄滋阴,柴胡疏肝理气;枳壳、桔梗、甘草宣利肺气,通利血脉。统观全方,共奏益气、和血、通络之功效。

(三)其他治法

1.单方验方

抗痿灵:蜈蚣 18 g,当归、白芍、甘草各 60 g,共研细末,分成 40 包,每服半包至 1 包,早晚各 1 次,空腹白酒或黄酒送服。15 天为 1 个疗程。

2.针灸

针灸对本病有较好的疗效,可以同时配合应用。常用的穴位有关元、中极、命门、三阴交等。

五、转归及预后

阳痿属功能性病变者,经过适宜的治疗后,大多数可以治愈或改善,预后良好。器质性阳痿的预后差异较大。

内分泌性阳痿,一旦确认系某种疾病所致(除先天性因素外),经相应治疗,其原发病改善后,阳痿也会得到纠正。血管性阳痿采用保守治疗,原发病得到妥善治疗后,预后会更好一些。药物性阳痿,在找出某种药物所致之后,根据病情程度,停药或换药后,性能力通常也会迅速恢复起来。

六、预防和护理

(一)舒情怀

青壮年阳痿多与精神情志有密切关系,因此,立志向,舒情怀,防郁怒,是预防阳痿的重要一环。情绪要开朗,清心寡欲,注意生活调摄,加强锻炼,以增强体质,提高抗病能力。

(二)调饮食

要饮食有节,起居有常,不可酒为浆,过食肥甘。以免湿热内生,酿成此患。

(三)节房劳

性生活是人类生活的一部分,不可无,亦不可过。切勿恣情纵欲,或手淫过度。在感到情绪不快、身体不适或性能力下降时,应暂时避免性的刺激,停止性生活一段时间,以保证性中枢和性器官得以调节和休息。

(四)积极治疗原发疾病

积极治疗可能引致阳痿的各种疾病。避免服用可能引起阳痿的药物。与此同时,配合妻子良好的精神护理,女方要体贴、谅解男方,帮助男方树立战胜疾病的勇气。

参 考 文 献

[1] 刘晓枫.现代中医辨证基础与临床[M].北京:科学技术文献出版社,2020.

[2] 马宁.现代中医内科诊疗进展[M].长春:吉林科学技术出版社,2020.

[3] 李玉实.中医疾病诊治思路与辨证[M].天津:天津科学技术出版社,2020.

[4] 倪青,王祥生.实用现代中医内科学[M].北京:中国科学技术出版社,2019.

[5] 张素芳.常见病中医特色辨证治疗[M].北京:科学技术文献出版社,2020.

[6] 毛德西.中医诊断与常见病治疗[M].郑州:河南科学技术出版社,2020.

[7] 代丽娟.实用中医疾病综合治疗集锦[M].昆明:云南科技出版社,2020.

[8] 任健.中医诊断学[M].济南:山东科学技术出版社,2020.

[9] 周幸来.常见病舌象辨证与中医治疗[M].郑州:河南科学技术出版社,2019.

[10] 张永兴,何临香.明明白白学中医[M].北京:中国医药科技出版社,2020.

[11] 王喜梅.实用中医治疗精粹[M].天津:天津科学技术出版社,2019.

[12] 王少英.临床中医诊疗精粹[M].北京:中国纺织出版社,2020.

[13] 谢和平.新编中医治疗策略[M].北京:科学技术文献出版社,2019.

[14] 王东新.现代中医内科辨证精要[M].哈尔滨:黑龙江科学技术出版社,2019.

[15] 王士军.新编临床中医治疗学[M].天津:天津科学技术出版社,2019.

[16] 许宏霞.临床中医内科诊疗研究[M].北京:科学技术文献出版社,2019.

[17] 刘泽萍.现代中医诊断与治疗[M].汕头:汕头大学出版社,2019.

[18] 宋海燕.现代常见病中医诊断与治疗[M].天津:天津科学技术出版社,2020.

[19] 赵璐.现代中医辨证治疗精粹[M].上海:上海交通大学出版社,2019.

[20] 王玉光,史锁芳.中医内科学[M].北京:人民卫生出版社,2020.

[21] 石代瑜.传统中医诊断治疗学[M].上海:上海交通大学出版社,2019.

[22] 陈晨.临床中医常见病治疗思路[M].北京:中国纺织出版社,2020.

[23] 宋五香.常见病症中医内科诊疗实践[M].北京:科学技术文献出版社,2020.

［24］陈勇.实用中医临床治疗要点［M］.北京:科学技术文献出版社,2019.

［25］何清邻.现代中医临床［M］.长春:吉林科学技术出版社,2019.

［26］乔珍梅.精编中医内科治疗学［M］.上海:上海交通大学出版社,2019.

［27］刘善军.实用中医内科基础与临床［M］.北京:科学技术文献出版社,2020.

［28］王冬.现代中医内科辨证治疗学［M］.天津:天津科学技术出版社,2019.

［29］王学工.实用中医内科辨证诊疗［M］.北京:科学技术文献出版社,2019.

［30］张富刚.中医特色疗法与专科病治疗［M］.上海:上海交通大学出版社,2019.

［31］过建春.现代中医专科疾病治疗学［M］.昆明:云南科技出版社,2019.

［32］郑世章.中医内科疾病诊治思维［M］.北京:科学技术文献出版社,2019.

［33］方宣琼.现代中医常见病临床诊断治疗学［M］.开封:河南大学出版社,2019.

［34］马英锋.中医临床科研思路与方法［M］.北京:中国中医药出版社,2019.

［35］刘洪超.临床常见疾病的中医诊治［M］.沈阳:沈阳出版社,2020.

［36］朱文浩,刘宝殊,王红霞,等.基于证候要素的中风辨证论治［J］.中国中医药
现代远程教育,2020,18(6):98-100.

［37］蒋希成,段芳芳,姜德友.胸痹心痛治法源流撷要［J］.中国中医急症,2020,
29(1):150-153.

［38］董楠.黄芪汤加减治疗溃脓期肺痈的临床观察［J］.内蒙古中医药,2020,39
(10):27-28.

［39］胡小花,黄纤寰,段小林.胃痛的中医辨证与相关生化指标研究进展［J］.蛇
志,2019,31(3):417-419.

［40］史建慧,任国华.眩晕病中医辨证论治的研究进展［J］.世界最新医学信息文
摘,2019,19(39):34-35＋46.